Hospital Internal Control
CONSTRUCTION PRACTICES
AND CASES ANALYSIS

医院内部控制
建设实务与案例解析

罗胜强 主编

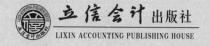

立信会计出版社
LIXIN ACCOUNTING PUBLISHING HOUSE

图书在版编目（CIP）数据

医院内部控制建设实务与案例解析 / 罗胜强主编
. —上海：立信会计出版社，2023.1
ISBN 978-7-5429-7243-9

Ⅰ.①医… Ⅱ.①罗… Ⅲ.①医院—管理体制—研究
—中国 Ⅳ.① R197.32

中国版本图书馆 CIP 数据核字（2023）第 019558 号

责任编辑　蔡伟莉

医院内部控制建设实务与案例解析
YIYUAN NEIBU KONGZHI JIANSHE SHIWU YU ANLI JIEXI

出版发行	立信会计出版社	
地　　址	上海市中山西路 2230 号	邮政编码　200235
电　　话	（021）64411389	传　　真　（021）64411325
网　　址	www.lixinaph.com	电子邮箱　lixinaph2019@126.com
网上书店	http://lixin.jd.com	http://lxkjcbs.tmall.com
经　　销	各地新华书店	

印　　刷	北京鑫海金澳胶印有限公司
开　　本	710 毫米 ×1000 毫米　1/16
印　　张	24
字　　数	443 千字
版　　次	2023 年 1 月第 1 版
印　　次	2023 年 1 月第 1 次
书　　号	ISBN 978-7-5429-7243-9 /R
定　　价	80.00 元

如有印订差错，请与本社联系调换

编委会名单

主 编　罗胜强　北京玖康玖利管理咨询有限公司总裁

前　言

　　内部控制一直是实务界，尤其是会计界关注的热门话题。资本市场的一系列财务造假舞弊丑闻不仅严重打击了广大投资者的投资信心，而且充分暴露了上市公司在内部控制方面存在的严重问题。在此背景下，2002 年，美国颁布实施了《萨班斯—奥克斯利法案》，该法案规定了企业管理层对内部控制应承担的责任以及注册会计师对内部控制的审计要求，注册会计师必须就上市公司的内部控制系统和管理层评估过程出具审计意见，所有上市公司必须在年报中提供内部控制报告和内部控制评价报告。2004 年，美国 COSO 发布了《企业风险管理——整合框架》，为内部控制的研究与发展提供了重要的文献基础。2013 年 5 月，COSO 又适时更新了《内部控制——整合框架》，以使企业在外部环境不断变化中提升内部控制的有效性。同时，我国政府也一直致力于内部控制体系的建立和完善。2008 年，我国财政部、证监会、审计署、银监会、保监会联合发布了《企业内部控制基本规范》（以下简称《基本规范》）。2010 年，我国财政部、证监会、审计署、银监会、保监会五部委联合发布了《企业内部控制应用指引》《企业内部控制评价指引》以及《企业内部控制审计指引》，作为实施《基本规范》的具体指南，并要求境内外同时上市的公司自 2011 年 1 月 1 日起施行，上海证券交易所、深圳证券交易所主板上市公司自 2012 年 1 月 1 日起施行，中小板和创业板上市公司择机施行，鼓励非上市大中型企业提前执行。

　　为了进一步提高行政事业单位内部管理水平，规范内部控制，加强廉政风险防控机制建设，我国财政部于 2012 年 11 月 29 日发布了《行政事业单位内部控制规范（试行）》，自 2014 年 1 月 1 日起施行。该规范明确了行政事业单位内部控制是指通过制定制度、实施措施和执行程序，实现对行政事业单位经济活动风险的防范和管控，包括对其预算管理、收支管理、政府采购管理、资产管理、建设项目管理以及合同管理等主要经济活动的风险控制。在此背景下，为了规范我国公立医院经济活动及其相关业务活动，有效防范和管控内部运营风险，建立健全科学有效的内部制约机制，国家卫生健康委和国家中医药管理局组织制定了《公立医院内部控制管理办法》（国卫财务发〔2020〕31 号，以下简称《管理办法》）。

该《管理办法》明确提出了风险评估是公立医院内部控制建设中重点关注的内容，要求公立医院至少每年进行一次风险评估工作，并从单位层面和业务层面来加强医院内部控制建设。在单位层面，风险评估应重点关注组织、机制、制度、流程及队伍五个方面的建设情况；而业务层面，风险评估应重点关注的内容较多，主要是围绕预算、收支、采购、资产、合同、业务、信息系统等方面的管理情况，目的是强化医院风险管控，帮助公立医院有效应对各类风险。

基于上述背景，为了增进对《管理办法》的理解，便于《管理办法》的有效实施和落地，我们特组织编写了本书。本书以《行政事业单位内部控制规范（试行）》和《管理办法》为基础，并充分借鉴企业内部控制建设和实施的经验，力求有所创新，具有以下特点：①强调以风险为导向的内部控制，并试图梳理单位层面和各业务层面的主要风险点；②以风险为导向的内部控制已从传统的财务报告目标扩展至业务目标和战略目标，并在介绍以风险为导向的内部控制时融入业财融合的思想与方法；③内部控制与业务流程密不可分，本书也侧重对医院业务流程的分析与梳理，案例部分涉及了大量业务流程基于风险管理的优化建议。

本书的作者来自理论界和实务界，具有丰富的理论知识和实践经验。本书总体框架设计、总纂及审定由罗胜强博士负责。具体编写工作分工如下：

罗胜强博士负责第一章和第二章；兰海涛负责第三章；刘用铨博士和罗胜强博士分别负责第四章各节；李文菊负责第五章。操礼庆和戴小喆承担了全书的校对和复核工作。在本书编写过程中，我们参阅和引用了大量他人可供借鉴的研究成果，在此对他们表示衷心的感谢。

　　本书可用作广大医院财务管理实务工作者学习、贯彻和执行《行政事业单位内部控制规范（试行）》和《管理办法》的参考书，也可作为大专院校会计、审计、财务、资产评估和企业管理及相关专业学生、教师和科研工作者学习和研究内部控制的参考资料。

　　本书在结构设置、内容安排、写作体例和行文风格等方面进行了初步创新并进行了多次审核，力求便于读者阅读和受益。由于水平所限，本书难免存在一些问题，恳请读者不吝指正。如有相关意见或建议，请与我们联系，邮箱为：luoshengqiang@126.com。

编者

2022 年 12 月

目 录

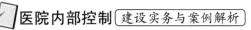

第一章
公立医院内部控制建设概述

我国财政部于 2012 年颁布了《行政事业单位内部控制规范（试行）》（财会〔2012〕21 号），并于 2015 年、2016 年和 2017 年连续三年先后发布了《关于全面推进行政事业单位内部控制建设的指导意见》（财会〔2015〕24 号）、《关于开展行政事业单位内部控制基础性评价工作的通知》（财会〔2016〕11 号）和《行政事业单位内部控制报告管理制度（试行）》（财会〔2017〕1 号）三个文件，推进行政事业单位落实内部控制建设的要求。为了规范公立医院经济活动及相关业务活动，有效防范和管控内部运营风险，建立健全科学有效的内部制约机制，国家卫生健康委和国家中医药管理局组织制定了《公立医院内部控制管理办法》（国卫财务发〔2020〕31 号，以下简称《管理办法》）。

该《管理办法》的颁布与实施，既是对现代医院管理制度、各项医改政策和行业监管相关要求的有效落实，也是解决公立医院自身精益化管理、高质量发展中面临的突出问题的重要工作抓手。加强公立医院内部控制建设，消除管理隐患，对风险评估、制度制定、业务流程再造和优化、基于业财融合的信息化手段的落地实施、内部控制再评价等活动实施闭环管理，将成为我国公立医院未来经济运营管理工作水平提升的重要方法论，并最终服从服务于各项医改工作的顺利实施和公立医院自身的发展战略。

一、企业内部控制的概念

迄今为止，在国际上最具影响力的内部控制概念是 COSO 在 1992 年发布的《内部控制——整体框架》中提出的："内部控制是公司的董事会、管理层及其他人士为实现以下目标提供合理保证而实施的程序：运营的效益和效率、财务报告的可靠性和遵守适用的法律法规。"我国《企业内部控制基本规范》中对内部控制的定义是"由企业董事会、监事会、经理层和全体员工实施的、旨在实现控制目标的过程"。

二、行政事业单位内部控制的内涵及其目标

《行政事业单位内部控制规范（试行）》（以下简称《内部控制规范》）第三条规定，行政事业单位内部控制，是指单位为实现控制目标，通过制定制度、实施措施和执行程序，对经济活动的风险进行防范和管控。该定义与企业内部控制略有不同，两者都认为内部控制是一个为实现控制目标通过自我约束和规范并不断优化完善的过程；行政事业单位内部控制侧重于防范和控制经济活动的风险，企业的内部控制更侧重于实现战略目标和运营目标。

行政事业单位内部控制目标是行政事业单位建立和实施内部控制要达到的目的，总体上看，该内部控制目标应当与行政事业单位总体目标一致，但行政事业单位总体目标往往过于远大，而内部控制主要着眼于行政事业单位的经济活动，侧重于具体的工作，因此，有必要进一步细化行政事业单位总体目标，将内部控制目标分层次进行表达，最低层次是遵守法律法规的要求，最高层次是行政事业单位战略目标实现的要求。结合我国行政事业单位的实际情况，《内部控制规范》提出行政事业单位内部控制的目标包括以下五个层次。

1. 合理保证单位经济活动合法合规

行政事业单位经济活动合法合规是最基本的目标，也是其他目标存在的前提和基础。该目标要求行政事业单位经济活动在法律法规允许的范围内进行，行政事业单位一旦违反法律法规，轻则遭警告、罚款，重则有存续性的威胁。因此，行政事业单位不能超越法定界限开展经营活动，更不能从事违法活动。

2. 资产安全和使用有效

资产是行政事业单位正常运转的物质基础和财力保障，资产不安全和使用效率低下都会影响行政事业单位的正常工作。当前，我国行政事业单位普遍存在资金、资产安全问题，行政事业单位的货币资金存在被挪用、贪污、盗窃的风险，实物资产则存在重购置轻管理、资产丢失浪费、使用效率低下的现象。财政资金严重浪费给国家财政造成压力，也给行政事业单位的形象带来不良影响，因此，合理保证行政事业单位资产安全和使用有效是内部控制的重要目标。

3. 财务信息真实完整

行政事业单位的财务信息是对行政事业单位经济活动情况客观、总括的反映。提供真实、可靠的财务信息也是对行政事业单位的基本要求，对可能出现的行政事业单位领导授意编造虚假财务信息、财务制度滞后于外部环境的变化、行政事业单位会计人员的专业素质低等问题，行政事业单位应当采取一系列的内部控制措施以实现合理保证财务信息真实完整的目标。

4. 有效防范舞弊和预防腐败

我国行政事业单位掌握着大量的公共资源，在资源分配过程中，由于缺乏对权力的有效制约和监督，贪污腐败行为时有发生，造成对社会资源的极大浪费和分配不公，因此，防范舞弊和预防腐败是现阶段行政事业单位内部控制尤为重要的一个目标。这一目标的设定，相对于企业内部控制规范和国外内部控制标准而言，是一大特色，具有很强的现实针对性。

5. 提高公共服务的效率和效果

在我国，行政事业单位的职责是管理公共事务和提供公共服务，提高公共服务的效率和效果是行政事业单位内部控制的最高目标，也是行政事业单位业务活动的总体目标。

三、公立医院内部控制的内涵

（一）公立医院的内涵及特点

医院是指为医疗服务对象提供特定的医疗服务的机构。对于公立医院的概念，从不同的角度具有不同的界定，可以从产权结构、社会职能等方面对其进行界定。政府成为医院资金链条中的主导者，医院的资金消耗被纳入国家财政预算体系中，由国家出资建设的医院就是公立医院。因此，公立医院具有公益性质，其职能是公共医疗。对于公立医院而言，其公益性是以公平和普及为基本表现方式的。首先，公立医院是政府主办的，资产归属为政府和人民，在资源配置的时候呈现出平等性，全体人民都享有享受对应医疗服务的权利；其次，公立医院的医疗服务是全体群众都可以享受的，在价格方面是普及大众的，其主要目标是实现医疗服务的满足。

公立医院具有以下特点。

1. 公益性

公立医院是由政府出资建设的，将其归为我国卫生事业发展的促进者、我国医疗服务体系的构建者，这是其基本的价值定位。中共的十七大和十八大报告中对公共卫生服务组织机构的公益性提出了更高的要求：树立预防医疗价值观；倡导处理好农村公共卫生服务和城市公共卫生服务之间的关系；兼顾中医和西医之间的关系；保证行政对于医疗服务的干预处于合理的状态；处理好营利性和非营利性之间的关系；参与到公共卫生服务体系、医疗服务体系、医疗保障体系的构建中去，使得人民群众享受到更加理想的医疗卫生服务。当然，也需要认识到：公益性与医院高效化运作之间是不矛盾的，要在提升公益性的同时，使公立医院的运作效率朝着更高的方向发展。

2.非营利性

公立医院除了遵循公益性质、强化政府责任和投入外，还要正确定位自己。公立医院的社会定位是非营利性，简而言之，对于公立医院而言，社会效益才是其应该首先思考的问题，营利并不是其最终的落脚点，不要过度地关注医疗服务的经济效益。当前部分公立医院追逐经济效益的意识在不断强化，提供医疗服务的时候，更多地站在医院经济效益的角度，这是忽视公立医院非营利性的集中体现。公立医院应该在提供更加低廉、更加优质医疗服务的基础上，实现创收。为群众创建更好的医疗卫生条件和场所，才是其需要关注的问题。

3.多层次性

公立医院的规模是多样化的，其归属的层次也存在很大差异，多数时候我们会从医疗技术服务水平的角度对其级别进行划分，将医院分为一级医院、二级医院、三级医院。一级医院是基层医院，是初级卫生保健机构，可以直接为社区提供医疗、预防、保健、康复等综合服务，其主要功能是直接对人群提供一级预防，其主要牵涉农村乡镇地区的卫生所、卫生站、卫生院，地级市中的区域医院或者职工医院。二级医院是地区性医院，也是地区性医疗预防的技术中心，可以跨几个社区提供医疗卫生服务，其主要功能是参与和指导高危人群的监测，指导一级医院的业务技术。主要包括各市或者省区域的医院。三级医院在医疗服务、医疗教学、医疗科研方面都是比较先进的，其服务范围比较广泛，功能也比较齐全，对于各种疑难杂症的医疗解决方案也比较多样化，其主要牵涉城市大医院、医学院附属医院等。由于公立医院层次不同、规模不同，各公立医院的功能定位也各不相同。

4.医疗服务性

世界卫生组织对于医院的界定，是从社会学和医学角度来阐述的，认为其功能在于提供完善的健康服务，其工作内容有医疗服务和预防服务。对于我国公立医院而言，其服务性质是十分明显的，以治病防病为主要目标，服务对象为病人，其医疗服务性就体现在为病人提供全方位的医疗健康服务。

（二）公立医院内部控制的内涵

根据《管理办法》的规定，公立医院内部控制，是指在坚持公益性原则的前提下，为了实现合法合规、风险可控、高质高效和可持续发展的运营目标，医院内部建立的一种相互制约、相互监督的业务组织形式和职责分工制度；是通过制定制度、实施措施和执行程序，对经济活动及相关业务活动的运营风险进行有效防范和管控的一系列方法和手段的总称。

公立医院的内部控制过程是一个不断完善的动态改进过程。由于公立医院具有公益性的特点，因此，与其他事业单位相比，公立医院内部控制强调公益性原则。医院内部控制应当覆盖医疗教学科研等业务活动和经济活动，要把内部控制要求融入单位制度体系和业务流程，贯穿内部权力运行的决策、执行和监督全过程，形成内部控制监管合力。

医院内部控制应当以规范经济活动及相关业务活动有序开展为主线，以内部控制量化评价为导向，以信息化为支撑，突出规范重点领域、重要事项、关键岗位的流程管控和制约机制，建立与本行业和本单位治理体系和治理能力相适应的、权责一致、制衡有效、运行顺畅、执行有力的内部控制体系，规范内部权力运行、促进依法办事、推进廉政建设、保障事业发展。

四、公立医院内部控制的目标

内部控制实施的核心是制定好内部控制目标，其确定了内部控制的运行方向和运行方式。根据《管理办法》的规定，公立医院内部控制的目标主要包括以下几点。

1. 保证医院经济活动合法合规

公立医院日常的经济活动，必须在法律法规允许的范围内进行，严禁一切违法违规的行为发生。为保障各项经济活动的长远发展，医院应建立符合实情的各项规章制度，明确各项经济活动的范围和程序。

2. 资产安全和使用有效

公立医院的资产归国家所有，作为国有资产的管理者和使用者，公立医院需要保证其财产的安全和有效使用，从货币资金、药品、医疗设备、采购物资到工程材料，都必须保证其不被流失和非法占用。

3. 财务信息真实完整

该目标强调公立医院提供真实、准确、完整的会计报告和相关信息，这需要提高公立医院财务系统的信息质量，确保其能够有效记录日常经济业务，保证财务信息的真实可靠，客观反映医院预算执行情况和运行管理情况，为管理层的决策提供真实有效的依据。

4. 有效防范舞弊和预防腐败

在新医改的背景下，在新旧体制衔接的转轨时期，公立医院某些管理人员和医务人员受到社会上一些不良价值观的影响，出现理想、信念、价值观方面的偏离，在受到各种诱惑后，利用手中的职位权力和执业权力为自己牟取私利，最后走向犯罪的深渊。该目标强调公立医院可以通过加强内部控制建设有效地防范舞弊，并能预防行业腐败。

5. 提高资源配置和使用效益

在我国，公立医院在提高医疗服务水平的同时也要提升资源配置效率，提高资源的使用效益。

五、公立医院内部控制的要素

1. 控制环境

公立医院的控制环境是指一切制约和影响医院内部控制执行效率和效果的各种因素，包括医院的机构设置、职能部门（尤其是医疗科室和行政部门）权责分配、医院的人力资源、医院的文化和内部审计等。控制环境也是建立与实施内部控制的基础，没有良好的控制环境，内部控制将无法发挥应有的成效。公立医院营造良好的控制环境的关键在于优化公立医院的治理结构，确保和协调医院与政府部门之间、医院与医院之间、医院与患者之间的相关关系，维护和兼顾公立医院的各利益相关者的利益。

2. 风险评估

公立医院的风险评估主要是指医院管理层识别和量化测评经营风险、医疗风险等内外部风险及其影响的过程。风险管理则是医院通过明确的目标设定、准确的风险识别、充分的风险分析和有效的应变措施将风险降至最低的管理过程。明确的目标设定包括总体目标和分解目标，是合理设置医院风险承受度和风险偏好的基础。风险分析的方法分为定性分析法和定量分析法，前者是通过对风险的调查研究做出逻辑判断，后者是通过系统论方法，将各相互依赖的风险因素抽象成理论模型，运用概率论和数理统计的方法计算出最优的解决方案。在实践中应做到两者结合，从而对医院的风险水平有较为准确的把控。基本的风险应对策略包括风险降低、风险规避、风险分担和风险承受四种。医院往往根据自身的风险偏好和承受度对应对策略做出选择。

3. 控制活动

公立医院的控制活动是指医院为保证方针政策的实现，依据风险评估结果采取具体控制措施的过程。控制活动是医院实现经营目标过程中一个极其重要的组成部分，也是实现内部控制的重要手段。控制活动可采用的方法有很多，例如职责分工控制、预算控制、授权审批控制等。这些控制活动不是独立存在的，一般来说，健全的控制活动是多种控制方法的综合运用。

4. 信息与沟通

公立医院内部控制的信息与沟通是指与内部控制相关的信息被准确及时地搜集，并在医院内部、外部有效传递的过程。沟通形式主要分为横向沟通和纵向沟通，前者又称为平行沟通，是同级之间的信息传递和交流，后者又分为上行沟通和下行沟通。沟通可采取政策手册、布告通知、录像录音和口头沟通等形式，也可表现为管理层在指导下级工作时的言行。

5. 监督

公立医院的监督是指对医院内部控制制度的建立和实施进行监督审查，定期评估内部控制的有效性，同时，通过分析控制制度执行失败的情况发现制度中的设计缺陷，究其原因，及时改进，不断提升内部控制制度的质量和其与医院的契合程度。监督是实施控制的重要保证，一般分为两种：一是持续性的监督。该监督主要植根于医院的日常活动中，能够实时、动态地应对不断变化的环境；二是独立的评估。这是一项事后行为，虽不能及时发现问题，但其力度更大、对问题的发掘和评估也更为系统。

六、公立医院内部控制建设的基本原则

公立医院内部控制是否有效取决于内部控制设计是否科学合理，因此，在建立内部控制体系时应充分考虑以下几个原则。

1. 全面性原则

全面性原则是指内部控制应当贯穿公立医院经济活动的始终，实现全面的、全过程的控制的原则。由于公立医院内部控制最终都是需要靠人去建立和实施的，因此，内部控制在层次上应当涵盖各个层级的人员，包括所有相关工作人员和单位负责人。公立医院内部控制的对象是业务活动和经济活动，因此，内部控制在对象上应当覆盖公立医院的各项业务和事项，包括预算业务、收支业务、采购业务、资产业务、基本建设业务、合同业务、医疗业务、科研业务、教学业务、互联网医疗业务、医联体业务和信息化建设业务等。从流程设计上看，内部控制应当渗透到决策、执行和监督等各个环节，避免内部控制出现空白和漏洞。

2. 重要性原则

在全面控制的基础上，公立医院应当突出重点，针对重要业务活动和经济活动的重大风险领域采取更为严格的内部控制措施，确保内部控制的建立不存在重大缺漏。公立医院在开展内部控制建设时，应当重点关注经济活动过程中面临的各项风险，采取有效的内部控制措施，将风险降低到公立医院可承受的合理水平，以应对内外部环境的变化。

3. 制衡性原则

制衡性原则是指公立医院在议事决策机制、部门岗位设置、权责分配、业务流程等方面形成相互制约、相互监督的机制，确保不同部门、岗位之间的权责分配符合内部牵制的基本要求的原则。从横向关系看，完成某项任务需由两个或两个以上平行且相互独立的部门或人员共同协作完成；从纵向关

系看，完成某项任务需要经过互不隶属的两个或两个以上的岗位或环节，形成下级受上级监督、上级受下级牵制的监督制约机制，且任何人不得有凌驾于内部控制之上的权力。

4. 适应性原则

内部控制应当与公立医院的性质、业务范围和特点、风险水平及所处的具体环境相适应，并根据内外部环境的变化及时加以调整。为达到理想的内部控制效果，公立医院内部控制制度、程序和措施应当与所处环境相适应，并根据新的变化和要求，及时完善制度、调整程序、改进措施，不断修订和完善公立医院内部控制体系。

七、公立医院内部控制建设的具体方法

公立医院内部控制的核心是控制活动，控制活动是公立医院把风险评估结果与风险应对措施相结合，实现内部控制目标的策略和方法。公立医院要想把风险控制在可承受范围内，必须根据风险评估结果，通过手动、自动控制相配合，预防性、发现性控制相结合的办法，制定出相应的控制措施并严格执行。

1. 不相容岗位相互分离控制

合理设置内部控制关键岗位，明确划分职责权限，实施相应的分离措施，形成相互制约、相互监督的工作机制。不相容岗位相互分离是指该类岗位不能由一个部门或者人员兼任，必须实施相互分离，由两个或者两个以上的部门或者人员分别实施或者执行。这些岗位人员各司其职、相互制约，其核心是内部牵制。此外，对于重要的岗位还必须接受定期独立的监督检查。公立医院应当通过内设机构或岗位分设的方法，实现不相容岗位相互分离。一般来说，不相容岗位包括授权审批与业务执行、业务执行与监督检查、业务执行与会计记录、财产保管与会计记录、授权审批与监督检查。

2. 内部授权审批控制

明确各岗位办理业务和事项的权限范围、审批程序和相关责任，建立重大事项集体决策和会签制度。相关工作人员应当在授权范围内行使职权、办理业务并承担责任。公立医院应当全面梳理各项经济活动的审批权限，明确、合理设置院内机构或岗位办理经济活动事项的审批权限、审批程序、审批依据和相应责任，编制经济活动权限清单，规范审批流程。内部授权审批控制要求公立医院各级人员必须经过适当授权才能执行有关经济业务，未经授权不能行使相应权力。这种授权包括一般授权与特别授权。一般授权通过设定岗位职责，建立相关制度予以规定。特别授权是指公立医院在特殊情况、特定条件下进行的授权，该授权必须对范围、权限、程序和责任四个方面做出严格规定。其中，"三重一大"（即重大事项决策、重要干部任免、重大项

目投资决策和大额资金使用）必须建立集体决策审批或者联签制度，任何个人不得单独进行决策或者擅自改变集体决策。

3. 归口管理控制

归口管理是在不相容岗位相互分离和内部授权审批控制的原则下，强调同类经济业务或者事项交由一个部门或岗位进行规范管理，体现的是一种集中管理方式和专业属性。公立医院应当按照权责对等、各司其职的原则，采取成立联合工作组并确定牵头部门或牵头人员等方式，对有关经济活动实行统一归口管理。

4. 预算控制

强化对经济活动的预算约束，使预算管理贯穿单位经济活动的全过程。公立医院应当实行全面预算管理制度，编制部门预算并分解落实到医院内部各部门，预算要覆盖公立医院内部各层级单位，覆盖各项经济活动及经济活动的全过程。明确医院各部门在预算管理中的职责权限，规范预算的编制、审定、下达和执行程序。预算控制要突出医院预算对于经济活动的约束作用，强调突出预算管理贯穿医院经济业务活动的全过程。公立医院应定期检查预算执行情况，编制决算报表，并对预算执行结果进行绩效评价，真正发挥预算对于医院经济业务活动的指导和控制作用。

5. 财产保护控制

财产保护是指医院在资产的购置、配置、使用和处置过程中对资产进行保护，从而确保资产的安全和使用高效。建立健全资产日常管理和定期清查机制，通过采取资产记录、实物保管、定期盘点、账实核对等措施确保资产安全完整。严格限制未经授权的人员接触和处置财产。

6. 会计控制

会计控制要求公立医院通过建立健全财会管理制度、加强会计机构建设、提高会计人员业务水平、强化会计人员岗位责任制、规范会计基础工作、加强会计档案管理、明确会计凭证、会计账簿和财务会计报告处理程序来保证会计资料的真实完整，提高会计信息质量，确保各项法律法规和规章制度的贯彻执行。公立医院应当严格执行国家统一的医院会计制度，依法设置会计机构和配备会计从业人员，加强会计基础工作，明确会计凭证、会计账簿和财务报告的处理程序，保证会计资料真实完整。

7. 单据控制

单据控制要求公立医院根据国家有关规定和医院的经济活动业务流程，在内部管理制度中明确界定各项经济活动涉及的表单和票据，要求相关工作人员按照规定填制、审核、归档、保管单据。单据控制主要涉及财务部门，体现在财务核算过程中。按照规定设置票据专管员，建立票据台账，对各类票据的申领、启用、核销、销毁进行序时登记。为了保障单据填写的规范性，公立医院要在各部门内部设立专门人员负责与财务部门对接，负责单据填写等工作，以专业化推动单据管理规范化。

8. 内部报告控制

内部报告主要包括：例行报告、实时报告、专题报告、综合报告。公立医院的内部报告是否健全需要按照国家相关规定进行判断，公立医院在建立该控制活动时，需要收集、分析很多信息，这样才能够选出自己业务需要的信息。通过这些信息对经济活动进行观察，以使医院的运营管理更加及时和有效。

9. 信息内部公开

信息内部公开要求根据公立医院内部控制体系实施情况和国家有关规定，建立健全经济活动相关信息内部公开制度，并确定信息内部公开的内容、范围、方式和程序，以保证医院职工知情权和提高经济业务活动的透明度。

10. 经济活动分析控制

该种控制的核心内容是分析医院运营管理活动。公立医院在运营管理过程中，需要使用多种方法对其运营管理活动进行分析，例如，因素分析、对比分析、趋势分析等方法，如此才能分析和解决问题。

11. 绩效考评控制

绩效考评控制要求公立医院建立和实施经济活动绩效考评制度，科学设置考核指标体系，对涉及经济活动的部门和岗位进行定期考核评价。通过绩效考评，发现内部控制运行过程中存在的问题，并通过修正策略，跟踪行动计划和绩效结果，从而保证内部控制的有效运行。

12. 信息技术控制

信息技术控制要求公立医院建立信息系统并使之安全、有效运行。医院建立信息化控制流程，必须与自身经营管理业务相适应。综合考虑医院实际情况和计算机信息技术的应用程度，提高业务处理效率，将人为操纵因素降到最低，实现对计算机信息系统开发与维护的控制，保障好数据信息安全。

八、公立医院内部控制的组织建设

（一）内部控制框架与三道防线的关系 ①

2015 年国际内部审计师协会发表的了立场公告《有效风险管理和控制的三道防线》，旨在通过将 COSO 内部控制——整合框架与三道防线模型相结合，为组织明确内部控制的基本角色和职责提供有益指导，以改善组织整体治理结构，有效落实内部控制机制，帮助实现组织目标。

---

① 这部分主要参考：王兵，杜杨. 在风险管理和控制的三道防线中运用 COSO 内部控制［J］. 中国内部审计，2016（4）.

每个组织在实现目标的过程中，都可能遇到各种不利事项和因素，组织必须识别和应对这些潜在事和因素可能造成的风险。而 COSO 内部控制整合框架概括了一个组织通过实施内部控制以有效管理风险的基本目标、要素和原则。但是在由谁来负责履行框架中所述的具体职责这个问题上，内部控制框架并没有做出进一步说明。三道防线模型恰好弥补了这一不足。该模型详细阐述了与风险管理和内部控制相关的具体职责在组织内究竟应该如何分配和协调，并强调了组织的确认活动——内部审计及其与其他监控活动的区别和联系。

内部控制框架与三道防线模型具有一致的最终目标：内部控制框架制定管理和控制风险的基本原理和方法，即如何进行控制，而三道防线模型则进一步细化了风险管理和控制程序的职责分工，即谁来执行控制。完善合理的内部控制体系有利于明确各道防线的职能分工，三道防线的设立与有效动迁则有助于落实内部控制机制，二者相辅相成，共同致力于解决组织风险，从而实现组织目标。

（二）三道防线及相关主体的职能分工

在三道防线模型实施的过程中，除了三道防线内各职能部门的参与，董事会、高管层和其他外部主体也发挥着重要作用。

1. 董事会和高级管理层的关键角色

在构建三道防线之前，董事会和高级管理层应共同负责设立组织目标，控制实现这些目标的发展战略，并建立良好的治理结构以及有效管理和控制风险；需要明确界定相关的风险和控制职能，做出最优的组织结构安排；负责统筹管理三道防线的运行，对三道防线的活动负有最终责任。因此，董事会和高级管理层的参与是三道防线模型成功实施的基本前提。

2. 第一道防线

第一道防线为运营管理部门。第一道防线的实施部门主要是负责日常运营管理和风险管理控制的前线和中线业务部门。一般由运营部门主管来制定和实施组织的风险管理政策和程序，其具体职责包括：设计内部控制程序以识别、评估和控制组织的重大风险，按计划执行控制措施、发现流程和控制缺陷、解决内部控制失效问题，并与活动中的关键利益相关者进行沟通。组织的日常经营活动经常面临各种风险，因此，运营管理部门需要设计和执行相应的控制措施来承担和管理风险，维护有效的内部控制，以确保各项活动符合组织目标。只有将风险管理和内部控制程序融入运营部门的各项制度和流程中，并加强对程序执行的管理和监督，才能建立好防范风险的第一道防线。

3. 第二道防线

第二道防线为风险管理内部控制职责部门。管理层下设不同的风险管理和内部控制部门，以确保第一道防线的控制措施设计合理并得到有效运行。第二道防线的总体职能一般包括协助第一道防线的运营管理部门制定各项控制策略、提供风险方面的专业知识、实施政策和程序、收集相关信息、创建组织层面的整体风险控制观等，具体涉及风险管理、合规、信息安全、财务控制、实物安全、质量控制、健康和安全、法律、环境保护和供应链等职能部门。他们一般不直接参与组织的日常运营活动，而是负责对具体的风险管理和控制程序进行持续性监控。第二道防线本质上履行的是一种管理或监督职能，其监控范围涵盖内部控制框架中的所有三类目标，即运营、报告和合规目标。尽管第二道防线内的职能部门在某种程度上独立于第一道防线，但其本身作为管理职能，可以直接参与建立和改进内部控制和风险管理的过程，因此，严格意义上说，第二道防线无法针对风险管理和内部控制向治理机构提供真正独立的分析。

4. 第三道防线

第三道防线为内部审计。内部审计对组织治理、风险管理和内部控制的有效性向董事会和高级管理层提供独立确认。同时，内部审计也需要对第一和第二道防线的活动进行审查，以判断其是否符合董事会和高级管理层的期望。与其他两道防线相比，内部审计最突出的特点是它具有高度的组织独立性和客观性。内部审计人员通常不负责内部控制程序的设计与实施，也不负责组织日常运营管理活动。在大多数组织中，这种独立性通过内部审计与治理机构之间的直接报告关系而得到进一步强化。内部审计提供确认的范围涵盖组织经营活动的所有方面：一是广泛的目标，包括经营效率与效果、资产安全、财务报告可靠性以及法律政策遵循。二是风险管理和内部控制框架的所有组成要素，包括控制环境、风险管理框架的构成要素（即风险识别、风险评估和风险应对）、控制活动、信息与沟通以及监督。三是整体机构、部门和分支机构、运营单位及职能部门，具体包含业务流程（如销售、生产、营销、安全、客户等职能）以及支持性职能部门（比如会计、人力资源、采购、预算、基础设施、资产管理、存货及信息技术）。每个组织应该建立和维护一个独立、客观、专业、胜任的内部审计团队，其成员可以向组织中适当的高层管理者和治理机构直接报告以独立履行其职责，并按照公认的国际内部审计专业实务标准来操作，以确保有效发挥内部审计职能。

5. 外部审计、监管部门和其他外部主体

外部主体不是三道防线的组成部分，但其对于组织整体治理和控制架构扮演着重要角色。比如，监管部门制定强化组织治理和控制的标准。外部审计就组织对财务报告和有关风险的控制提供重要观察和评价。当各种外部主体有效协作时，可视为组织风险管理和内部控制的另一道防线，他们向组织的关键利益相关者提供重要信息。但是与组织内部的三道防线相比，他们的工作目标和范围较为集中和狭窄，而三道防线致力于解决整体组织面临的一系列经营、报告和合规风险，其职能无法被外部主体替代。

（三）公立医院内部控制建设的职责分工

基于三道防线的上述基本原理，并根据《管理办法》的规定，公立医院在内部控制建设中的职责分工具体如下。

（1）医院党委要发挥在医院内部控制建设中的领导作用；主要负责人是内部控制建设的首要责任人，对内部控制的建立健全和有效实施负责；医院领导班子其他成员要抓好各自分管领域的内部控制建设工作。

（2）医院应当设立内部控制领导小组，主要负责人任组长。领导小组主要职责包括：①建立健全内部控制建设组织体系，审议内部控制组织机构设置及其职责；②审议内部控制规章制度、建设方案、工作计划、工作报告等；③组织内部控制文化培育，推动内部控制建设常态化。

（3）医院应当明确本单位内部控制建设职能部门或确定牵头部门，组织落实本单位内部控制建设工作，包括研究建立内部控制制度体系，编订内部控制手册；组织编制年度内部控制工作计划并实施；推动内部控制信息化建设；组织编写内部控制报告等。

（4）医院由内部审计部门或确定其他部门牵头负责本单位风险评估和内部控制评价工作，制定相关制度；组织开展风险评估；制定内部控制评价方案并实施，编写评价报告等。

（5）医院内部纪检监察部门负责本单位廉政风险防控工作，建立廉政风险防控机制，开展内部权力运行监控；建立重点人员、重要岗位和关键环节廉政风险信息收集和评估等制度。

（6）医院医务管理部门负责本单位医疗业务相关的内部控制工作，加强临床科室在药品、医用耗材、医疗设备的引进和使用过程中的管理，规范医疗服务行为，防范相关内涵经济活动的医疗业务（即实施该医疗业务可以获取收入或消耗人财物等资源）风险，及时纠正存在的问题等。

（7）医院内部各部门（含科室）是本部门内部控制建设和实施的责任主体，部门负责人对本部门的内部控制建设和实施的有效性负责，应对相关业务和事项进行梳理，确定主要风险、关键环节和关键控制点，制定相应的控制措施，持续改进内部控制缺陷。

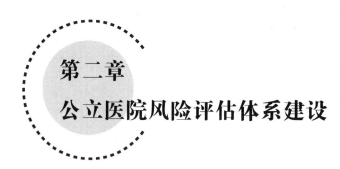

第二章
公立医院风险评估体系建设

第一节　风险管理概述

一、风险管理概述

2004 年，COSO 对企业风险管理做了如下定义：企业风险管理是企业的董事会、管理层和其他员工共同参与的一个过程，应用于企业的战略制定和企业的各个部门和各项经营活动，用于确认可能影响企业的潜在事项并在其风险偏好范围内管理风险，对企业目标的实现提供合理的保证。

风险管理的定义反映了一些基本概念：①风险管理是持续开展、贯穿整个组织的一种流程；②由组织内各级人员执行；③在战略制定中实行的；④在整个组织范围内，也就是在组织的每个层面和每个单元中予以实行，包括从整个组织角度即组合的角度来审视风险；⑤旨在识别可能会对组织产生影响的潜在事件，把风险控制在组织的承受能力之内；⑥能够为组织管理层和董事会提供合理保证；⑦目的是实现一个类别或多个分立而交叠的类别中的目标——只是"实现目标的一种手段，其本身并不是目标"。

《管理办法》规定，风险评估是指医院全面、系统和客观地识别、分析本单位经济活动及相关业务活动存在的风险，确定相应的风险承受度和风险应对策略的过程。公立医院的风险管理是一个过程，医院每一个员工必须积极地参与到这个过程中，通过控制风险来保证目标的实现，从而确保医院实现整体的战略目标。

二、风险管理的基本原理

医院进行风险管理，一般应遵循以下原则：

（1）合规性原则。医院风险管理应符合相关政策的要求和监管制度的规定。

（2）融合性原则。医院风险管理应与医院的战略设定、经营管理和业务流程相结合。

（3）全面性原则。医院风险管理应覆盖医院所有的风险类型、业务流程、操作环节、管理层级与环节。

（4）重要性原则。医院应对风险进行评价，确定需要进行重点管理的风险，并有针对性地实施重点风险监测，及时识别、应对。

（5）平衡性原则。医院应权衡风险与业绩、风险管理成本与风险管理收益之间的关系。

三、公立医院风险管理的基本流程

（一）目标设定

目标设定是有效进行事项识别、风险评估和风险应对的前提。在目标设定阶段，医院需要收集各个层面的信息，从业务活动到经济活动；梳理一系列从高到低的相关目标，在战略目标的指导下，细化每个部门的执行目标，且目标的设定必须合理合据，不能脱离医院的战略目标和实际情况，从医院的整体利益出发，确保医院在将来不会出现大的不确定性因素。

（二）风险识别

风险识别是在风险事件发生之前，公立医院管理者运用各种方法和手段，系统地、连续地识别整个医院运营管理过程中所有风险的过程。

（三）风险评估

风险评估是医院管理者对识别出的内部和外部的风险，从发生的可能性和影响程度两个方面进行评估，从而确定和分析影响目标实现的重大风险的过程。

（四）重大风险应对

重大风险应对是医院管理者在对风险概率和风险影响程度进行分析的基础上，根据风险性质和医院对风险的承受能力而采取的回避、承受、降低和分担风险的风险应对措施。

四、风险管理流程存在的主要风险

风险管理流程存在的主要风险包括以下几方面：

（1）公立医院没有制度战略目标、战略规划与业务计划，无法通过管理与控制措施，保证目标的实现。

（2）公立医院没有建立风险识别机制以对内部与外部风险因素进行预期与识别，无法对识别的风险因素采取适当的应对措施。

（3）公立医院在法律事务的管理方面没有体现风险防范的意识，无法保证法律法规的遵循。

（4）公立医院缺乏一套程序，无法保证采用恰当的会计准则和会计制度，从而避免财务报告方面的风险。

第二节　目标设定的内部控制建设

一、目标设定的含义

目标设定是指设定战略层次的目标，为经营目标、财务报告目标和合规性目标奠定基础。每个医院都面临着来自外部和内部的一系列风险，设定目标是有效进行事项识别、风险评估和风险应对的前提。目标设定应与医院的风险偏好相协调，后者决定了医院的风险承受度。

（一）战略目标

战略目标是医院高层次的目标，它与医院的使命、愿景相协调，并支持使命和愿景。战略目标反映了医院管理层就医院如何努力为其利益相关者创造价值所做出的选择，医院管理层要识别与此选择相关的风险点，并考虑它们对医院可能产生的影响。

（二）其他目标

在战略目标的基础上考虑其他目标。尽管不同单位的其他目标有所不同，但大致上可以分为经营目标、报告目标和合规性目标。

1. 经营目标

经营目标与医院经营的效率和效果有关，包括业绩和盈利目标以及保护资产不受损失等。经营目标需要反映医院所处的特定的市场、行业和外部环境。

2. 报告目标

报告目标与报告的可靠性有关，包括内部和外部报告，并且可能涉及财务与非财务信息。

3. 合规性目标

合规性目标与符合相关法律和法规有关，取决于外部因素。在一些情况下，合规性目标对所有医院而言都很类似，而在另一些情况下，则在一个行业内有共性。

一项行动计划有助于实现多个控制目标。一般来说，报告目标和合规性目标相对比较容易实现，在医院的控制范围之内。而经营目标比较难以实现，是否能够实现很大程度上取决于外部因素：①外部竞争对手的状况；②环境因素；③政治因素；④法律因素。内部控制有助于减轻外部因素的影响。

（三）风险偏好与风险承受度

与目标设定相关的两个概念非常重要：风险偏好与风险承受度。

1. 风险偏好

从广义上看，风险偏好是指医院在实现其目标的过程中愿意接受的风险的数量。风险偏好的概念是建立在风险承受度概念基础上的。

医院的风险偏好与医院战略直接相关，医院在制定战略时，应考虑将该战略的既定收益与医院风险偏好结合起来，目的要帮助医院管理者在不同战略间选择与医院风险偏好一致的战略。在战略制定过程中运用风险管理方法，有助于医院管理层选择一个符合自身风险偏好的医院战略。

2. 风险承受度

风险承受度是相对于目标的实现而言所能接受的偏离程度。风险承受度与医院目标相关，是相对于实现一项具体目标而言可接受的偏离程度。风险承受度有两重含义：作为风险偏好的边界和医院采取行动的指标。在风险偏好以外，医院可以设置若干承受度指标，以显示不同的警示级别。

值得注意的是，风险偏好和风险承受度是针对医院重大风险制定的，医院非重大风险的风险偏好和风险承受度不一定要十分明确，甚至可以先不提出，医院风险偏好依赖医院风险评估的结果。由于医院风险不断变化，医院需要持续进行风险评估，并调整自己的风险偏好。

二、目标设定的风险管控

目标设定子要素的控制目标是为医院设定恰当目标，并进行沟通。风险评估的前提条件是设立目标，只有先确立了目标，医院管理层才能针对目标确定风险并采取必要的行动来管理风险。医院的目标可以分为医院层面目标和业务活动层面目标，医院层面目标是指医院总目标和相关战略计划，与高层次资源的分配和优先利用相关。业务活动层面的目标是总目标的子目标，是针对医院业务活动的更加专门化的目标。目标设定的关键控制点包括但不限于以下几方面。

1.制订医院战略目标、战略规划与业务计划，并在医院范围内进行充分沟通

管理层制订了医院层面战略目标（包括经营目标、财务报告目标和遵循性目标）、战略规划（包括 IT 战略规划）及相应的业务计划。

在确定医院目标过程中，需要充分沟通，比如，通过"两上两下"预算目标编制程序确定年度预算目标；通过预算质询会，获得管理层和医院员工对医院目标的反馈信息。

医院经营目标在医院内部进行充分的沟通，比如，医院与各部门之间签订任务书，明确各部门的业务计划与任务；预算目标确定后以业绩合同等形式下发。

2.保持医院战略目标、战略规划与业务计划的一致性

医院通过编制 3—5 年规划和按年滚动调整的方式，保持医院战略计划与战略目标的一致性。通过调整，保持业务计划、预算目标与医院战略及经营环境的一致性，如预算调整。成立内部控制和风险管理机构，进行风险管理和评估。

3.定期评估医院目标与业务计划，更新的医院目标与业务计划需获得适当医院管理层的复核与批准

管理层定期召开会议对医院战略和年度发展规划的执行情况进行评估，关注医院经营环境和增长模式的变化，并根据评估的情况对战略规划进行更新，更新的医院目标与业务计划需获得管理层的复核与审批。

管理层通过年度预算质询会的方式评估年度预算，重新调整后的预算目标经过审批后下发至各责任单位。

管理层通过定期经营分析会对医院目标与业务计划进行讨论，对医院经营计划和预算的执行情况进行评估与更新，为各级管理层决策提供支持。

第三节　风险识别的内部控制建设

一、风险识别概述

风险识别是指在风险事件发生之前，纵观医院各项运营活动的发展过程、医院管理的各个环节，运用各种方法系统地、连续地发现风险和不确定性的过程。其任务是认识和了解医院存在的各种风险因素及其可能带来的严重后果。风险识别需要研究和回答的问题包括：①现在的和潜在的风险有哪些；

②哪些风险应予研究；③引起风险事件的主要原因是什么；④这些风险引起的后果如何；⑤识别风险的各种管理措施是否到位。在识别风险时，医院应当考虑在整个医院范围内的各种可能产生风险和机会的内部与外部因素。

1. 事项

事项是源于外部或内部的、影响医院实现目标的事故或事件。医院要识别影响战略执行或目标实现的潜在事项。这些事项可能具有正面或负面影响，或者两者兼而有之。对于实现重要目标影响很大的事项，即使发生的可能性很小，也应当予以考虑。

2. 风险识别方法

（1）用感知、判断或归类的方式对现实的和潜在的风险进行鉴别。

（2）存在于人们周围的风险是多样的，既有当前的也有潜在于未来的，既有内部的也有外部的，既有静态的也有动态的，等等。风险识别的任务就是要从错综复杂的环境中找出经济主体面临的主要风险。

（3）风险识别一方面可以通过感性认识和历史经验来判断，另一方面也可以通过对各种客观资料和风险事故记录的分析、归纳和整理，以及必要的专家访问，找出各种明显和潜在的风险及其损失规律。风险具有可变性，因而风险识别是一项持续性和系统性的工作，要求风险管理者密切注意原有风险的变化，并随时发现新的风险。

3. 事项相互依赖性

事项通常不是孤立发生的。一个事项可能引发另一个事项，事项也可能同时发生。在识别风险的过程中，医院管理层应当了解事项彼此之间的关系，通过评估这种关系，可以确定采取的风险应对的最佳方向。

4. 区分风险与机会

事项如果发生，可能具有负面影响，也可能具有正面影响，或者两者兼而有之。具有负面影响的事项代表风险，需要医院进行评估与应付。具有正面影响或抵消负面影响的事项代表机会。机会是一个事项将发生并对实现目标和创造价值产生正面影响的可能性。医院应当把代表机会的事项引入其战略或目标制定的过程中，通过明确的行动计划抓住这些机会。

5. 风险识别的分析框架

在风险识别时，医院需要有一个框架来优化并集结这些信息。这个框架必须能广泛地涵盖风险的所有来源与分类，它必须撒一个大网，使它成为一个有用的发现并优先化风险的工具。阿瑟·安德森公司就为我们提供了一个很好的范例。这个框架从医院经营的外部环境、内部流程和信息决策角度，将不确定性分为环境风险、过程风险、决策所需信息风险三大类（图2-1）。

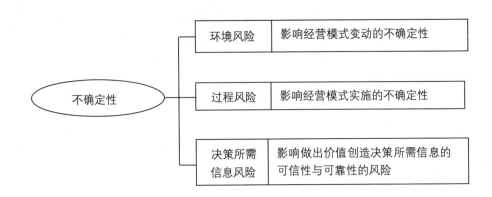

图 2-1 阿瑟·安德森公司的业务风险模型

（1）环境风险。当外部力量影响到医院的绩效，或者影响到医院的战略、运营、与患者和供应商关系、组织结构时，就出现了环境风险。这些外部力量包括竞争对手和监管部门的行为、市场价格的变动、技术创新、产业基础的变化、市场资金供应状况等医院无法直接控制的外部因素。

（2）过程风险。当业务过程未能实现医院经营的预计目标时，就产生了过程风险。例如，各种降低过程绩效的因素，包括：①业务过程与医院层面的经营目标和战略没有很好地结合起来；②未能有效地满足患者要求；③运营效率低下；④未能使医院的实物、患者、员工／供应商、知识与信息资产免受意外损失和风险，或免遭误用和滥用。

（3）决策所需信息风险。当医院据以制定决策的信息不充分、不及时、不正确或者与决策制定过程不相关时，就出现了这种信息风险。

二、风险识别的基本方法

风险管理主体凭借经验和一般知识便可识别和分析其面临的常见风险。但对于新的、潜在的风险，其识别和分析难度较大，需要采用一定的方法，在必要时还要借助外部力量来进行识别与分析。风险识别的主要方法包括情景分析法、历史事件分析法、流程分析法、风险问卷法和财务报表法。

1. 情景分析法

情景分析法常常以头脑风暴的形式，来发现一系列主要的与经济、政治、技术、文化等相关的影响医院业绩的风险因素。这种方法可以识别将来发展的趋势。一旦某种趋势被识别后，就要分析这种趋势对医院将会产生怎样的影响，然后发现一系列存在的或潜在的风险因素。

从战略层次来看，情景分析法对于识别由于新技术的出现、产业结构变化以及经济状况的变化等这些宏观环境变化导致的风险特别有效。情景分析法也能被用在偏策略的层次来发现一些现存的风险因素，以及这些风险因素产生的影响。

2. 历史事件分析法

历史事件分析法是指通过分析历史风险事件来总结经验，进而识别将来可能发生的潜在风险的方法。一般情况下，先收集一些产生不良后果的历史事件案例，然后分析总结导致这些事件发生的风险因素。而且这个分析过程也包括对那些在实际中没导致损失却暗示着潜在危机的事件的分析。

历史事件分析法的缺点是重大风险事件是很少发生的，实务中并不存在足够的风险事例用来分析。历史事件分析法的另一个问题是它只能识别那些导致已经发生过的事件的风险因素，容易忽视一些新的还没有出现过的重要风险因素，特别是那些与技术更新、行业实践、产业动态相关而从没出现过的风险因素。

3. 流程分析法

医院风险因素也可以通过分析业务流程来识别。使用这种方法时，先绘制出展现不同业务功能的业务流程图，而且这个流程图必须足够详尽，包括从起点到终点的可供分析的整个业务流程。这个流程图里的每一步都代表一个独立的业务流程，要弄清楚关于这个流程的细节，包括它的目的、如何进行、由谁来进行以及所有可能出现的失误。业务流程图完成后，它就可以被用来分析并发现控制缺陷、潜在失效环节以及其他的薄弱环节。要特别留意那些不同的部门或组织的交接处可能产生的潜在风险。这个分析可以识别出那些并没有展示在现有流程中的被遗漏的控制程序。另外，它还可以识别出那些被错置的任务和职责，而它们可能导致流程错误或失控。

流程分析法对于识别那些与不良执行相关的风险因素特别有效。与历史事件分析法不同，流程分析法可以在损失实际发生之前就识别出那些潜在的风险，也可以帮助弄清这些潜在风险将会对整个医院运营产生的影响的大小。不同的风险识别方法适合识别不同层次的风险。流程分析法和历史事件分析法可以用来识别操作层的风险。市场风险几乎都是通过历史事件分析法来识别的。另外，虽然历史事件分析法可能难以用来识别像名誉风险这样的无形风险，但它可以估计出风险事件的频度和量度。最后，情景分析法可以被灵活地使用，识别战略层次的各种主要风险。

4. 风险问卷法

风险问卷又称为风险因素分析调查表。风险问卷法是指以系统论的观点和方法来设计问卷，并由医院内部各类员工填写，从他们的角度来回答本单位面临的风险和风险因素的方法。一般来说，各医院基层员工亲自参与医院运作的各环节，他们熟悉业务运作的细节情况，对医院的风险影响因素和薄弱环节最为了解，可以为风险管理者提供许多有价值的、细节的有关局部的信息，帮助风险管理者系统地识别风险，准确地分析各类风险。

5.财务报表法

财务报表法就是指根据医院的财务资料来识别和分析医院每项财产和经营活动可能遭遇的风险的方法。财务报表法是医院使用最普遍，也最有效的风险识别与分析方法，因为医院的各种业务流程、经营的好坏最终体现在医院资金流上，风险发生的损失和医院实行风险管理的各种费用都会作为负面结果在财务报表上表现出来。因此，医院资产负债表、利润表、现金流量表和各种详细附录就可以成为识别和分析各种风险的工具。

风险识别是一个动态的过程，医院应该定期评估它们的风险管理机制。医院所在的行业或者总体经济情况等影响医院风险的外部因素都可能导致医院面临风险的变化。新技术、竞争、法律法规都会产生新的风险。医院引进新的技术、实施新的流程和政策，都会导致原来的风险管理机制失效。

三、医院风险的分类

（一）医院风险按性质的分类

按风险的性质分，医院风险可以分为纯粹风险和投机风险。纯粹风险是指不含盈利的可能性，如疾病、火灾、失窃等自然灾害或意外事故；投机风险是指盈利与损失并存的风险，比如股权投资风险。

（二）医院风险按来源的分类

根据风险的来源，医院风险可以分为外部风险和内部风险。外部风险来自医院经济活动的外部环境，如法律政策风险、经济风险、自然环境风险等；内部风险来自医院的管理和经济活动，如安全风险、财务风险等。

（三）医院风险按管理层级的分类

按风险的管理层级，医院风险可以分为单位层面风险和业务层面风险。单位层面风险主要包括组织机构风险、信息技术风险、决策议事风险、会计系统风险等；业务层面风险包括收支管理风险、采购风险、基建风险、医疗风险等。2013年财政部出台的《行政事业单位内部控制规范（试行）》将风险分为单位层面的风险和经济活动业务层面的风险。

（四）公立医院的特殊风险

公立医院不同于其他行政事业单位，它面临的内外部风险具有很强的特殊性和专业性。主要的特殊风险包括以下几方面：

（1）医疗风险。医院最主要的业务活动是对病患进行医疗救治，保障病患的生命安全，因此，每个业务环节都是不容有失的。但是，个体的差异性、疾病的不可预测性以及现有医疗水平的局限性，可能导致不同程度的医疗事故发生。此外，当病患及家属的主观愿望与现实产生差距，或由于道德缺失而趁机医闹勒索时，也会对医护人员的人身安全造成一定的威胁。因此，医疗风险是存在于整个医疗服务过程中的，公立医院应正确认知和积极防范医疗风险，这对解除医院和医务人员的后顾之忧、缓解医患关系都有着至关重要的作用。

（2）知识技能和科技风险。医学是一门日新月异的自然科学，每一项研究成果和重大发现都可能对现有的医疗技术产生巨大的影响。然而，由于工作繁重，很少会有医护人员能够第一时间学习并运用前沿知识。同时，这些科研成果将推动大型医疗器械的不断革新，使得医院现有资产失去先进性和高价值，这也对固定资产的后续管理和会计处理提出了不小的挑战。

（3）价格风险。新医改意见提出，要有效减轻居民就医费用负担，切实解决居民"看病难、看病贵"现状。近年来，政府部门严格掌控医院挂号、化验等服务收费和药品价格，取消药价加成，使得医院缺乏自主定价的能力，完全依赖政府政策的变动。

四、风险识别的风险管控

风险识别的控制目标是建立风险识别机制，对影响医院经营目标实现的风险因素进行预期与识别。风险识别需要考虑所有可能发生的风险，并且需要考虑医院和相关外界之间的所有重大相互影响。风险识别需要关注的主要问题有：存在哪些风险，哪些风险应予以考虑，引起风险的原因是什么，这些风险引起的后果及严重程度，风险识别的方法有哪些等。风险的识别应当以一种系统方法来进行，以确保组织的所有主要活动及其风险都被囊括进来，并进行有效的分类。风险识别也是一个重复的过程，需要根据环境的变化持续进行。有效的风险识别应当形成一个风险清单或风险库，列明医院面临的各种主要风险。

针对上述主要风险，风险识别的关键控制点包括但不限于存在风险识别机制对医院内部与外部风险因素进行预期与识别。医院应定期或不定期查找和发现各业务单元、各项重要经营活动及业务流程中的风险，收集与医院战略发展、市场环境、业务运营、财务管理、法律合规等相关的各类风险信息，以及历史数据，并进行未来预测。建立风险评估机制对医院面临的风险因素重要性程度和风险发生的可能性进行分析。医院应明确风险管理职能，根据管理活动和经营特点，对风险的发生可能性和风险发生的影响程度进行评价。

医院在识别内部风险时应当关注下列因素：

（1）理事会成员、高级管理人员的职业操守、员工专业胜任能力等人力资源因素。

（2）组织机构、经营方式、资产管理、业务流程等管理因素。

（3）研究开发、技术投入、信息技术运用等自主创新因素。

（4）财务状况、经营成果、现金流量等财务因素。

（5）营运安全、员工健康、环境保护等安全环保因素。

（6）其他有关内部风险因素。

医院在识别外部风险时应当关注下列因素：

（1）经济形势、产业政策、融资环境、市场竞争、资源供给等经济因素。

（2）法律法规、监管要求等法律因素。

（3）安全稳定、文化传统、社会信用、教育水平、消费者行为等社会因素。

（4）技术进步、工艺改进等科学技术因素。

（5）自然灾害、环境状况等自然环境因素。

（6）其他有关外部风险因素。

第四节　风险评估的内部控制建设

一、风险评估概述

每家公立医院都面对各种不同的内部和外部的风险，必须对这些风险进行评估。风险评估就是确定和分析医院实现其目标的过程中的相关风险。风险评估的一个前提条件就是医院已确立目标，这些目标在各个层次上相互关联并且在医院内部是一致的。

1. 风险评估的背景

医院在评估风险时会考虑预期事项和非预期事项，大部分事项具有常规性和重复性，并且已经在医院的经营计划中体现，但有些事项则是非预期的。医院应当评估可能对医院有重大影响的非预期的潜在事项及风险。

2. 固有风险和剩余风险

医院既要在固有风险的基础上对风险进行评估，又要在剩余风险的基础上对风险进行评估。固有风险是在医院管理层没有采取任何措施改变风险的可能性或影响程度的情况下，一家医院面临的风险。剩余风险是在医院管理层应对风险之后，医院仍然存在的风险。一旦风险应对已经就绪，医院管理层就应当考虑剩余风险了。

3. 发生的可能性和影响程度

从发生的可能性和影响程度两个维度对医院的风险进行评估。影响程度维度又可细分为四个方面，分别是对医院目标与运营的影响、财务影响、对医院声誉的影响以及对安全健康环保的影响。需要注意的是，评估风险所采用的时间范围应当与医院战略和目标的时间范围保持一致。

4. 风险评估技术

对风险进行评估的技术包括定性技术和定量技术。在不要求进行量化的地方，或者在定量评估所需要的充分可靠数据实际上无法取得或获取和分析数据不具有成本效益时，医院可以采用定性评估技术。定量评估技术能带来更高的精确度，通常应用在更加复杂的活动中，以便对定性技术加以补充。

二、公立医院单位层面的风险评估关注的重点

单位层面的风险评估应当重点关注以下几方面：

（1）内部控制组织建设情况。包括是否建立领导小组，是否确定内部控制职能部门或牵头部门；是否建立部门之间的内部控制沟通协调和联动机制等。

（2）内部控制机制建设情况。包括经济活动的决策、执行、监督是否实现有效分离；权责是否对等；是否建立健全议事决策机制、岗位责任制、内部监督等机制。

（3）内部控制制度建设情况。包括内部管理制度是否健全；内部管理制度是否体现内部控制要求；相关制度是否有效执行等。

（4）内部控制队伍建设情况。包括关键岗位人员是否具备相应的资格和能力；是否建立相关工作人员评价、轮岗等机制；是否组织内部控制相关培训等。

（5）内部控制流程建设情况。包括是否建立经济活动和相关业务活动的内部控制流程；是否将科学规范有效的内部控制流程嵌入相关信息化系统；内部控制方法的应用是否完整有效等。

（6）其他需要关注的内容。

三、公立医院业务层面的风险评估关注的重点

业务层面的风险评估应当重点关注以下几方面：

（1）预算管理情况。这种情况包括在预算编制过程中医院内部各部门之间沟通协调是否充分；预算编制是否符合本单位战略目标和年度工作计划；

预算编制与资产配置是否相结合、与具体工作是否相对应；是否按照批复的额度和开支范围执行预算，进度是否合理，是否存在无预算、超预算支出等问题；决算编报是否真实、完整、准确、及时等。

（2）收支管理情况。这种情况包括收入来源是否合法合规，是否符合价格和收费管理相关规定，是否实现归口管理，是否按照规定及时提供有关凭据，是否按照规定保管和使用印章和票据等；发生支出事项时是否按照规定程序审核审批，是否审核各类凭据的真实性、合法性，是否存在使用虚假票据套取资金的情形等。

（3）政府采购管理情况。这种情况包括是否实现政府采购业务归口管理；是否按照预算和计划组织政府采购业务；是否按照规定组织政府采购活动和执行验收程序；是否按照规定保管政府采购业务相关档案等。

（4）资产管理情况。这种情况包括是否实现资产归口管理并明确使用责任；是否定期对资产进行清查盘点，对账实不符的情况是否及时处理；是否按照规定处置资产等。

（5）建设项目管理情况。这种情况包括是否实行建设项目归口管理；是否按照概算投资实施基本建设项目；是否严格履行审核审批程序；是否建立有效的招投标控制机制；是否存在截留、挤占、挪用、套取建设项目资金的情形；是否按照规定保存建设项目相关档案并及时办理移交手续等。

（6）合同管理情况。这种情况包括是否实现合同归口管理；是否建立并执行合同签订的审核机制；是否明确应当签订合同的经济活动范围和条件；是否有效监控合同履行情况，是否建立合同纠纷协调机制等。

（7）医疗业务管理情况。这种情况包括医院是否执行临床诊疗规范；是否建立合理检查、合理用药管控机制；是否建立按规定引进和使用药品、耗材、医疗设备的规则；是否落实医疗服务项目规范；是否定期检查与强制性医疗安全卫生健康标准的相符性；是否对存在问题及时整改等。

（8）科研项目和临床试验项目管理情况。这种情况包括是否实现科研或临床试验项目归口管理；是否建立项目立项管理程序，项目立项论证是否充分；是否按照批复的预算和合同约定使用科研或临床试验资金；是否采取有效措施保护技术成果；是否建立科研档案管理规定等。

（9）教学管理情况。这种情况包括是否实现教学业务归口管理；是否制定教学相关管理制度；是否按批复预算使用教学资金，是否专款专用等。

（10）互联网诊疗管理情况。这种情况包括实现互联网诊疗业务归口管理；是否取得互联网诊疗业务准入资格；开展的互联网诊疗项目是否经有关部门核准；是否建立信息安全管理制度；电子病历和处方等是否符合相关规定等。

（11）医联体管理情况。这种情况包括是否实现医联体业务归口管理；是否明确内部责任分工；是否建立内部协调协作机制等。

（12）信息系统管理情况。这种情况包括是否实现信息化建设归口管理；是否制定信息系统建设总体规划；是否符合信息化建设相关标准规范；是否将内部控制流程和要求嵌入信息系统，是否实现各主要信息系统之间的互联互通、信息共享和业务协同；是否采取有效措施强化信息系统安全等。

四、风险矩阵详解

（一）风险矩阵的含义

风险矩阵（也称风险热度图、风险坐标图等），是指按照风险发生的可能性和风险发生后果的严重程度，将风险绘制在矩阵图中，展示风险及其重要性等级的风险管理工具。风险矩阵的基本原理是根据医院风险偏好，判断并度量风险发生可能性和后果严重程度，计算风险值，以此作为主要依据，在矩阵中描绘出风险重要性等级。

医院应用风险矩阵，应明确应用主体（医院整体或者所属部门），确定所要识别的风险，定义风险发生可能性和后果严重程度的标准，以及定义风险重要性等级及其表示形式。

风险矩阵的主要优点有：一是为医院确定各项风险重要性等级提供了流程化、规范化、可视化的工具，增强风险沟通和报告效果，有利于医院采取有效的监管预警措施和及时应对；二是简便明了、直观易懂，列示形式灵活多样，适用于各类医院不同类型和不同层级的风险管理责任部门。

风险矩阵的主要缺点有：一是需要对风险重要性等级标准、风险发生可能性、后果严重程度等做出主观判断，可能影响使用的准确性；二是应用风险矩阵确定的风险重要性等级是通过相互比较确定的，因而无法将列示的个别风险重要性等级通过数学运算得到总体风险的重要性等级。

（二）风险矩阵的应用环境

（1）医院应用风险矩阵时，应综合考虑所处的外部环境、医院内部的财务和业务情况以及医院风险管理目标、风险偏好、风险容忍度、风险管理能力等。

（2）医院应用风险矩阵时，应由承担风险管理责任的职能部门和业务部门负责具体实施。医院风险管理专职部门负责风险矩阵应用的培训、组织、协调、指导，并根据承担风险管理责任的部门绘制的风险矩阵列示的风险重要性等级，汇总编制医院整体的风险矩阵。

（3）必要时，医院可以组织风险管理专家组，以便对风险发生的可能性和后果严重程度做出客观、全面的分析和评价。

（三）风险矩阵的应用程序

医院应用风险矩阵，一般按照绘制风险矩阵坐标图、制定风险重要性等级标准、分析与评价各项风险、在风险矩阵中描绘出风险点、对风险矩阵展示的风险信息进行沟通报告和持续修订等流程进行。

1.绘制风险矩阵坐标图

医院应以风险后果严重程度为横坐标、以风险发生可能性为纵坐标，绘制风险矩阵图。医院可根据风险管理精度的需要，确定定性、半定量或定量指标来描述风险后果严重程度和风险发生可能性。表示风险后果严重程度的横坐标等级可定性描述为"微小、较小、较大和重大"（也可采用1、2、3、4四个半定量分值），表示风险发生可能性的纵坐标等级可定性描述为"不太可能、偶尔可能、可能、很可能"（也可采用1、2、3、4四个半定量分值），从而形成16个（4×4）方格的空白风险矩阵图（图2-2）。还可以根据需要，通过定量指标更精确地描述风险后果严重程度和风险发生可能性。

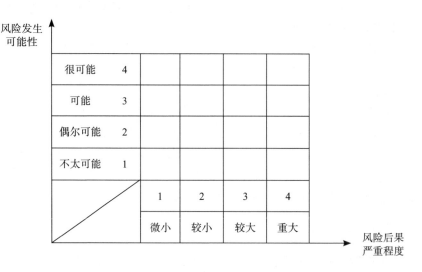

图 2-2　风险矩阵图

2.制定风险重要性等级标准

医院在确定风险重要性等级时，应综合考虑风险后果严重程度和发生可能性以及医院的风险偏好，将风险重要性等级划分为可忽视、可接受、要关注和重大四个级别。对于使用半定量和定量指标描绘的矩阵，医院可将风险后果严重程度和发生可能性等级的乘积（即风险值）划分为与风险重要性等级相匹配的区间（表2-1）。

表2-1　风险重要性等级判断参考标准

风险值	风险等级代码	风险级别描述	等级含义
1 ~ 4	Ⅰ	可忽视的风险	无须采取控制措施
5 ~ 8	Ⅱ	可接受的风险	可考虑建立规章制度，定期检查
9 ~ 12	Ⅲ	要关注的风险	采取明确的预警监控和应对措施
13 ~ 16	Ⅳ	重大的风险	需配置资源，积极应对

3．分析与评价各项风险

医院在逐项分析和评价需要在风险矩阵中展示的风险时，注意考虑各风险的性质和医院对该风险的应对能力，对单个风险后果严重程度的量化应注重参考相关历史财务数据。该过程可以通过相关问卷或表单辅助进行。综合各方专家意见后，得到每一风险发生可能性和后果严重程度的评分结果。

4．在风险矩阵中描绘出风险点

医院应将每一风险发生的可能性和后果严重程度的评分结果组成的唯一坐标点标注在建立好的空白风险矩阵图中，标明各点的含义并给风险矩阵命名，完成风险矩阵的绘制。

5．对风险矩阵展示的风险信息进行沟通报告

医院应将绘制完成的风险矩阵及时传递给医院管理层、各职能部门和业务部门。医院还可将风险矩阵纳入医院风险管理报告，以切实指导风险预警措施和应对活动，提高风险管理效果。

6．持续修订

医院应根据风险管理的需要或医院管理层的要求，定期或不定期地更新风险矩阵展示的各类风险及其重要性等级。

五、风险评估的风险管控

风险评估的控制目标是从发生的可能性和影响程度两个方面对识别出的风险进行评估。识别风险后，需要采用定量或定性的方法对风险进行评估，评估的内容主要有：①估计风险的重要性程度及产生的影响；②评估风险发生的可能性（或频率、概率）。

风险评估的关键控制点包括但不限于：①风险评估至少每年进行一次；

外部环境、业务活动、经济活动或管理要求等发生重大变化的，应当及时对经济活动及相关业务活动的风险进行重新评估。②医院应当根据本单位设定的内部控制目标和建设规划，有针对性地选择风险评估对象。风险评估对象可以是整个单位或某个部门（科室），也可以是某项业务、某个项目或具体事项。③医院内部审计部门或确定的牵头部门应当自行或聘请具有相应资质的第三方机构开展风险评估工作，风险评估结果应当形成书面报告，作为完善内部控制的依据。④风险评估过程得到完整记录，并被恰当地反馈给相关责任人。⑤医院管理层对风险评估过程建立风险评估的反馈和信息沟通机制。

六、基于风险矩阵的医疗设备采购风险评估 ①

（一）医疗设备采购风险识别

从采购风险的来源，可以把常见的医疗设备采购风险划分为内因型风险和外因型风险两大类。

1. 内因型风险

内因型风险一般是指由采购主体自身原因或采购管理内部因素引起的风险。它主要包括以下几方面：

（1）计划风险。由于医疗机构对设备的购置计划考虑不全面或未对计划采购的设备进行全面的论证和考查，在缺乏对拟采购设备的效益分析的情况下购买设备而引发的风险。

（2）验收风险。医学设备的验收包括设备验收、技术验收、培训验收、档案验收等环节。医疗设备从到货安装到正式投入使用前应进行测试，以确保医疗设备各项电气安全指标和技术性能指标达到采购招标书要求的技术指标，防止设备临床应用中发生医疗事故。

（3）管理风险。由于设备部门管理水平落后或责任心不强产生的风险，这类风险贯穿整个采购、验收、试运行等过程中，包括由于采购人员假公济私、收受回扣、牟取私利而引起的刑事责任，这是特别值得防范的重点风险。

（4）制度风险。医院采购流程设计得不合理、制度复杂，造成设备供应出现延时，不能满足临床的使用需求而引发的风险。

2. 外因型风险

外因型风险主要来源于供应商以及采购主体自身难以避免的风险因素。它主要包括以下几方面。

---

① 本案例改编自：杨林，王雪元. 基于风险矩阵的医疗设备采购风险评估［J］. 中国医疗设备，2013，28（9）.

（1）价格风险。价格风险可能存在于：①经销商操纵招标过程，恶意提高价格，使医疗机构遭受损失；②现代科技的迅速发展导致的功能性贬值使得刚采购的设备出现跌价而引起价格风险。

（2）合同风险。表现为经销商为了获取非法利益，歪曲、掩盖真实情况或故意捏造虚假事实，诱使采购人进入认识误区，在违背真实意图的情况下进行签约而产生的风险。通常包括伪造票据、越权代理、虚假证件等情况。

（3）产品风险。由于经销商在设备供货中提供的设备不能满足医疗机构的需求而导致医疗事故的发生，给患者或医务人员造成损害的可能性。

（4）技术进步风险。医疗设备采购过程中存在的技术进步风险有：①诊治新方法的出现，导致该设备的应用需求减少或被其他诊治方法替代；②设备更新快、开发周期短，新型号的同类设备出现而造成采购损失的风险。

（5）不可抗风险。在设备采购过程中，由于自然力的影响，如台风暴雨、雪灾、地震等或意外事故，如政治事件、交通事故等因素造成的风险。

（二）风险矩阵方法

风险矩阵法应用于采购项目风险评估一般包括 4 个步骤。

（1）将风险分为 5 个风险影响级别。这个过程需要先评估不同风险对采购的影响程度，各个风险影响级别的区分见表 2-2。

表 2-2 风险影响级别的区分

风险影响级别	定义或说明
关键	如果发生风险事件，采购任务即失败，无法满足临床需求
严重	如果发生风险事件，采购费用或进度将大幅增加，可能影响临床的效益或需求
中等	如果发生风险事件，采购费用或进度增加，但仍然能满足采购项目的重要要求
微小	如果发生风险事件，采购费用增加，但进度影响较小，项目各项指标基本可以满足
极小	如果发生风险事件，对采购任务基本无影响

（2）需要进一步区分 5 个级别的风险发生概率。对 5 个风险概率级别的解释性说明见表 2-3。

表 2-3　风险发生概率的解释性说明

风险概率	定义
0 ～ 10%	基本不会
11% ～ 40%	一般不会
41% ～ 60%	偶然性
61% ～ 90%	可能会
91% ～ 100%	非常可能会

（3）在完成风险影响级别和风险概率级别的划分之后，结合表 2-2 和表 2-3 的定义，建立一个二维坐标系，得到各个风险的级别。风险级别对照表见表 2-4。

表 2-4　风险级别对照表

风险概率	关键	严重	中等	微小	极小
0 ～ 10%	中	中	低	低	低
11% ～ 40%	高	中	中	低	低
41% ～ 60%	高	中	中	中	低
61% ～ 90%	高	中	中	中	中
91% ～ 100%	高	高	高	高	中

表 2-4 中只是给出了高、中、低 3 个直观的风险等级，但是在同一等级的风险中，各个风险的重要性程度实际上并不完全一致，因此，采购者仍难以直观地判断这些风险因素的优先处理顺序。

（4）对同一风险级别中风险顺序的确定问题，采用了 Borda 序值方法（具体方法的介绍省略）。

（三）应用举例

下面以某医院的大型设备采购为例，来说明风险矩阵在采购风险评估中的应用。

首先，采购人员根据历史记录以及行业、产品的特点进行分析，确定在本次采购中主要面临的 7 种风险及其对采购成功的影响（表 2-5），并对各类风险发生的概率进行了预测（表 2-5 的第 4 列）。

表 2-5　某医疗设备采购风险分析

序号	风险事件	风险影响	风险概率	风险等级	Borda 序值
1	配置不全	严重	61% ~ 90%	中	3
2	性能不合格	严重	61% ~ 90%	中	3
3	送货延误	微小	90% ~ 100%	高	1
4	耗材积压	极小	0 ~ 10%	低	6
5	合同欺诈	关键	11% ~ 40%	高	0
6	价格波动	微小	11% ~ 40%	低	5
7	技术进步	中等	90% ~ 100%	高	2

其次，在确定了风险事件、风险影响和发生概率之后，根据风险级别表（表 2-4），即可确定各个风险所处的等级（表 2-5 中的第 5 列）。从表 2-5 中可以看出，送货延误、合同欺诈和技术进步处于高风险等级，配置不全和性能不合格处于中风险等级，耗材积压和价格波动处于低风险等级。

在完成风险级别的划分后，医院可以组织其他专业人员和内部其他部门专业人员根据 Borda 排序法按照确定的统一准则对高风险级别中的 3 个风险做进一步评估分析和排序，确定各个风险的 Borda 序值，从而区分出该采购项目中的关键风险次序。在本次评估排序中，Borda 序值填入表 2-5 中的第 6 列，其中，风险 5 合同欺诈的 Borda 序值为 0，表明合同欺诈是该采购项目的首要风险，其次是送货延误和技术进步。对于中低风险级别的处理原理与以上分析步骤相同，表 2-5 中 Borda 序值就是对所有采购风险评估排序的结果。如果存在两种风险序数值相同的情况，如表 2-5 中风险 1 和风险 2，此时，医院可以用其他方法，如专家评估法、历史经验法等再次判断哪一种风险更为关键。

最后，在完成风险分析后，最重要的是根据分析结果加强对关键风险的控制和管理。比如，在本次采购中，合同欺诈被认为是最大的风险，就应该在订立合同时认真确定合同条款，在设备验收时依照合同进行验收测试。如果认为供应商存在较为严重的欺诈可能性，应该加强供应商的资质审核，甚至可以要求供应商提供担保，确保医院的利益。

第五节 风险应对的内部控制建设

一、风险应对概述

风险应对是指在确定了决策主体经营活动中存在的风险，并分析出风险概率及其风险影响程度的基础上，根据风险性质和决策主体针对风险的承受能力而制定的回避、承受、降低或者分担风险的相应防范计划。制定风险应对策略主要考虑四个方面的因素：可规避性、可转移性、可缓解性、可接受性。医院应当根据医院风险偏好、潜在风险应对措施的成本效益来评价各种风险应对措施，以及各种风险应对措施可以在多大程度上降低风险影响程度和 / 或发生可能性。

风险应对主要包括以下几种方式。

1. 风险规避

风险规避是指对超出风险容忍度的风险，通过放弃或者停止与该风险相关的业务活动以避免和减轻损失的策略。这是控制风险的一种最彻底、最有力的措施，它与其他控制风险方法不同，是在风险事故发生之前，将所有风险因素完全消除，从而彻底排除某一特定风险事故发生的可能性。这也是一种消极的风险应对措施，因为选择这一策略也就放弃了可能从风险中获得的收益。任何医院应对风险时，首先考虑规避风险。凡是风险造成的损失不能由该项目可能获得利润予以抵销时，规避风险是最可行的简单方法。规避方法包括根本不从事可能产生某种特定风险的经营活动或者中途放弃可能产生某种特定风险的经营活动等，通常情况下可以采用多种方法来规避风险。

规避风险的实际做法包括：①退出某一市场以避免激烈的竞争；②拒绝与信用不好的交易对手进行交易；③外包某项对工人健康安全风险较高的工作；④停止生产可能有潜在客户安全隐患的产品；⑤回避政治动荡的地区；⑥禁止各业务单位在金融市场进行投机，只准套期保值；⑦不准员工访问某些网站或下载某些内容。

规避风险策略的局限性在于：①只有风险可以规避的情况下，规避风险才有效果；②有些风险无法规避；③有些风险可以规避，但成本过大；④消极地规避风险，只能使医院安于现状，不求进取。

2. 风险转移

风险转移是指医院通过合同将风险转移到第三方，医院对转移后的风险不再拥有所有权。对于风险大、单方不可控制、损失成本过高以及影响大的风险采取风险转移策略。

风险转移的实际做法包括：①保险。保险合同规定保险公司为预定的损失支付补偿，作为交换，在合同开始时，投保人要向保险公司支付保险费。②非保险型的风险转移。将风险可能导致的财务损失负担转移给非保险机构。例如服务保证书等。③风险证券化。通过证券化保险风险构造的保险连接证券（ILS）。这种债券的利息支付和本金偿还取决于某个风险事件的发生或严重程度。

3. 风险控制

风险控制是指控制风险事件发生的动因、环境、条件等，来达到减轻风险事件发生时的损失或降低风险事件发生概率的目的。风险控制的基本方法包括建立内部控制系统、内部审计、建立作业流程等多种控制活动。风险控制的实际做法包括：①全面预算管理；②大额采购的招标制度；③固定资产的定期盘点；④关键绩效定期报告。

4. 风险接受

风险接受是指医院对面临的风险采取被动接受的态度，从而承担风险带来的后果。对未能辨识出的风险，医院只能采用风险承担的方式。对辨识出的风险医院也可能缺乏能力进行主动管理，对这部分风险只能采用风险承担的方式。例如，对于不可预见的风险、不可抗力或者在风险规避、风险转移或者风险减轻不可行，或者上述活动执行成本超过接受风险的情况下，只能采用风险接受策略。对医院的重大风险，即影响医院目标实现的风险，医院一般不应采用风险承担。

医院在评估可能的风险应对策略时，应当考虑这些风险应对策略对风险发生可能性和影响程度的效果，使剩余风险水平与医院的风险承受度相协调，如图 2-3 所示。

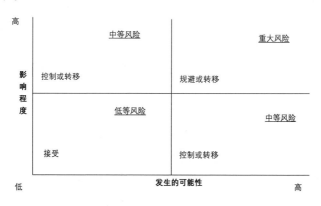

图 2-3　风险应对策略与风险坐标

在评估了各种备选风险应对策略的效果之后，医院应当决定如何管理这些风险应对组合，以使风险发生的可能性和影响程度处于医院的风险承受度之内。

二、风险应对的风险管控

风险应对的控制目标是医院对所识别的风险采取有效的应对措施。在评估了相关风险之后，管理层需要确定如何应对风险，制定风险应对方案。在考虑做出风险应对的过程中，管理层评估风险应对实施后风险发生的可能性和影响的效应以及成本和收益进行评估，并选择一种可以使剩余风险维持在预期风险容忍度范围内的风险应对方案。管理层应识别任何可以利用的机遇，评估医院总体的风险应对组合，确定总体剩余风险是否保持在医院的风险偏好范围内。

在确定具体的风险应对方案时，应考虑以下因素：①风险应对方案对风险发生的可能性和风险程度的影响，风险应对方案是否与风险容忍度一致；②对方案的成本与收益进行比较；③对方案中可能的机遇与相关的风险进行比较；④充分考虑多种风险应对方案的组合；⑤合理分析、准确掌握医院管理层、关键岗位员工的风险偏好，采取适当的控制措施，避免因个人风险偏好给医院运营带来重大损失。

风险应对的关键控制点包括不限于以下几点：

（1）建立政策与程序对在日常经营活动中识别的风险因素采取适当的应对措施。医院管理层通过经营分析会的形式，识别经营过程中的风险及存在的问题和困难，并提出改进措施。每次经营分析会议议定的事项，承办单位或部门必须在要求时限内落实，并由医院相关部门负责督办。

（2）建立政策与程序对识别的重大风险因素和例外事项采取适当的应对措施。建立对重大例外事项的报告和处理程序，如对经济环境、竞争环境、法律法规、客户需求及资源供应等外部因素和舞弊因素、信息系统、财务（融资风险）、员工关系（包括薪酬在行业内的竞争性）等内部风险因素建立适当的管理程序。

（3）医院管理层对风险应对措施进行检查和监控，并建立报告渠道。医院管理层通过督办等方式实现对风险应对措施的检查和监控，如对市场风险的应对、法律事项等；医院法律部门或法律顾问出席讨论重大的法律诉讼、如对道德规范的违反及其调查结果。对医院有重大影响的变化及重大风险应对措施应向医院管理层汇报。

三、风险应对的基本步骤

风险应对即在一定阶段内采取措施降低或消除各种可能出现的风险，其主要步骤如下：

（1）建立风险动态应对体系。根据风险识别与评估结果确定项目风险应对的目标，制定相关的流程、制度、体系以及确定要采用的各种工具，从而实现全生命周期内的风险控制。

（2）明确风险因素。在对每一个风险因素发生概率和后果严重程度进行评估分析的基础上，以风险识别和评估结果为依据，在全部项目风险因素中找出需要重点控制的风险。

（3）明确风险应对义务。明确各个职能部门、各个员工的责任与义务，通过责任的有效划分来深入开展风险应对工作。只有将风险应对的工作划分到具体的部门和个人，才能保障风险应对计划的实施，最大限度地降低风险发生概率。

（4）确定风险应对时间。在明确风险发生阶段的基础上，应针对每个风险发生的阶段和特点，合理安排风险管理的时间，用最小成本达到最好的管理效果。

（5）制定风险应对方案。经过讨论和研究制定风险管理的应急预案，评估风险应对方案的有效性和合理性，如果有不合理的地方，则进行修正。

（6）落实风险应对方案。根据实际情况逐条落实各项风险管理措施，确保各项风险管理方法能够落地，以实现好的效果。风险应对方案是风险应对的指导性文件，编制时应经过充分的论证和讨论，避免出现理论和实际脱离的问题。

（7）收集风险应对结果。在风险应对方案实施的过程中，应注意实时监控方案的执行情况。对于结果和实际有偏差的，要深度分析造成偏差的原因并制定纠偏措施，促进风险应对方案与方法的顺利实施。

第三章
公立医院单位层面内部控制建设

公立医院内部控制分为单位层面内部控制和业务层面内部控制。本章重点对公立医院的单位层面内部控制进行阐述，包括建立内部控制的组织架构、建立内部控制的工作机制、对内部控制关键岗位工作人员的要求、编报财务信息的要求和运用现代科技手段加强内部控制。

第一节　公立医院单位层面内部控制概述

一、单位层面内部控制的含义

单位层面内部控制是指对单位组织架构、三权分立、决策机制、关键岗位控制、人员资质和能力、现代科技手段的应用等方面提出的总体控制思想和内容。

从各个单位的内部控制实践来看，凡是内部控制建立和实施情况良好、成效明显的单位，一般都有以下几个特点：一是单位领导非常重视，积极支持有关部门开展内部控制；二是组织机构和人员队伍比较健全，岗位职责明确，并形成了工作合力；三是制度建设比较完备，议事决策机制、岗位责任制等制衡机制比较完善，注重构建一系列相互配合相互支撑的制度体系；四是善于总结经验，开拓创新，利用信息化手段提升管控效能。也就是说，这些单位有着良好的内部控制环境，为业务层面内部控制的建立和实施提供了基础性的保障。因此，推进行政事业单位的内部控制建设，不仅要从经济活动的业务流程入手，加强业务层面的管控，也要重视业务层面内部控制所依存的内部环境，加强单位层面内部控制建设，做到单位层面和业务层面的内部控制并重。

二、单位层面内部控制在内部控制体系建设中的地位

单位层面内部控制建设从整体上把握内部控制工作，具有基础性和全局

性。单位层面内部控制建设为业务层面内部控制的开展提供基础，单位层面的机构设置，关键岗位控制、制度控制等都为业务层面内部控制工作的开展提供便利。没有完善的单位层面内部控制建设，很难实现有效的业务层面内部控制建设。单位层面内部控制是从单位整体进行控制，全面把握单位的风险点，综合考虑单位的整体情况开展控制工作。

三、公立医院单位层面内部控制建设的主要内容

公立医院单位层面内部控制建设主要包括：单位决策机制，内部管理机构设置及职责分工，决策和执行的制衡机制；内部管理制度的健全，关键岗位管理和信息化建设等。

第二节 公立医院组织架构内部控制建设

一、公立医院组织架构的内涵

组织架构主要涉及公立医院内部机构的设置和职责权限的分配，单位内部机构的设置应该从决策、执行、监督三个方面进行，并明确三者的职责权限，通过机构的设置来建立公立医院的自我约束机制。组织架构作为公立医院内部环境的有机组成部分，在医院内部控制体系中处于重要地位，是促进医院内部控制有效运行、保证内部控制功能发挥的前提和基础。医院内部控制领导小组每年至少召开一次会议，研究本单位内部控制管理工作。

二、确定内部控制建设的归口管理部门

公立医院内部控制覆盖医院的各个业务领域，涉及医院的各个部门，是一项与医院运行息息相关的工作。确定内部控制建设的归口管理部门，使这一部门全面负责内部控制建设工作，带动其他部门内部控制工作的开展，确保内部控制工作在单位内部得以落实。内部控制职能归口管理部门的主要工作涉及研究医院内部控制的建设方案、提出医院重大事项的控制手段、协调跨部门的风险评估工作、协调医院内部控制的整改落实工作、负责内部控制日常工作等。内部控制职能归口管理部门主要做好以下工作：

（1）负责组织协调单位内部控制日常工作。

（2）研究提出单位内部控制体系建设方案和规划。

（3）研究提出单位内部跨部门的重大决策、重大风险、重大事件和重要

业务流程的内部控制工作。

（4）组织协调单位内部跨部门的重大风险评估工作。

（5）研究提出风险管理策略和跨部门的重大风险管理解决方案，并负责方案的组织实施和对风险的日常监控。

（6）组织协调相关部门和岗位落实内部控制的整改计划和措施。

（7）组织协调单位内部控制的其他有关工作。

三、充分发挥各相关部门或岗位的作用

内部控制的建立与实施，应当建立各部门或岗位之间的沟通协调机制，充分发挥各相关部门或岗位的作用。相关部门或岗位应做好以下工作：积极配合内部控制职能归口管理部门对单位业务活动进行的风险评估和流程梳理、主动参与单位特别是本部门的内部控制建设工作、认真落实单位的内部控制制度、强化对于本部门内部控制工作的监督管理、对部门存在的问题积极地改进完善等。

《管理办法》规定，充分发挥医务、教学、科研、预防、资产（药品、设备、耗材等）、医保、财务、人事、内部审计、纪检监察、采购、基建、后勤、信息等部门在内部控制中的作用。这些部门应当积极配合内部控制职能归口管理部门做好以下工作：

（1）配合内部控制职能归口管理部门对本部门相关的经济活动进行流程梳理和风险评估。

（2）对本部门的内部控制建设提出意见和建议，积极参与医院经济活动内部控制管理制度体系的建设。

（3）认真执行单位内部控制管理制度，落实内部控制的相关要求。

（4）加强对本部门实施内部控制的日常监控。

（5）做好内部控制执行的其他有关工作。

四、内部审计和纪检监察部门认真履行职能

恰当的内部监督有利于及时发现内部控制建立和实施中的问题和薄弱环节，并及时加以改进，确保内部控制体系得以有效运行。公立医院内部审计部门和纪检监察部门是内部监督的主要力量，所以，内部控制的建立和实施也离不开单位内部审计部门和纪检监察部门的参与和支持。

上述部门在内部控制中应当做好以下工作：

（1）研究制定监督内部管理制度。

（2）组织实施对内部控制的建立与执行情况及有效性的监督检查和自我评价，并提出改进意见和建议。

（3）督促相关部门落实内部控制的整改计划和措施。

（4）做好内部控制监督检查和自我评价的其他有关工作。

第三节 公立医院议事决策内部控制建设

内部控制的核心在于制衡，议事决策机制的设置是建立内部控制体系的核心内容。从单位整体层面来看，公立医院应当设置议事决策机制、岗位责任制、关键岗位轮岗机制等制衡机制，并确保医院业务活动的决策、执行和监督相互分离。单位的领导层通常是单位决策的制定者。任何一项决策的做出都应该按照规定的程序公开、透明、有序地进行。决策的任何环节都应该实现信息公开，决策必须由集体讨论，依据单位的实际情况做出。

一、医院经济活动的决策、执行和监督应当相互分离

行政事业单位经济活动的决策、执行和监督相互分离，是建设现代政府的客观要求，也是有效防范舞弊和预防腐败的制衡机制。

在医院单位层面的内部控制中，决策、执行和监督相互分离侧重于两个方面。首先是过程的分离，即决策过程、执行过程和监督过程是相互分离、相互独立、相互影响和相互制约的。在医院的经济活动中，决策过程实为授权审批过程。在办理经济活动的业务和事项之前，应当经过适当的授权审批，重大事项，如大型采购、基建以及与之相关的大额资金支付业务，还需要经过集体决策和会签制度，任何个人不得单独进行决策或者擅自改变集体决策的意见。执行过程是按照审批的结果和适当的权限办理业务的过程。办理业务是一个广义的概念，不仅包括办理预算编制业务、资金收支业务、政府采购业务和基建业务，也包括依职责保管资产、进行信息统计和会计处理。办理业务的前提是得到恰当的授权和经过了既定的审批程序，业务执行情况应当及时反馈给决策者。在行政事业单位，监督过程主要是通过对决策过程、执行过程的合规性以及执行效果的检查评价，来确保经济活动的各业务和事项都经过了适当的授权审批，确保经办人员按照授权的要求和审批的结果办理业务。因此，决策是执行的前置程序，执行是决策的具体落实，监督影响和制约着决策和执行，这三个过程既相互分离又相互制约。

其次是岗位的分离，即不相容岗位相互分离。决策审批与执行、执行与监督检查、决策与监督检查等岗位应当相互分离，负责执行业务的岗位无权

自行决策，而负责监督的岗位独立于决策与执行岗位，以确保其监督的成效。岗位分离避免了既当"运动员"又当"裁判员"的情况发生，降低了舞弊和腐败的风险。

二、决策、执行和监督相互分离的机制建设应当适应单位的实际情况

公立医院在根据决策、执行和监督相互分离的原则进行组织架构和岗位设置时，应当符合单位的实际情况。既要服从本单位的"三定"规定的要求，在现有编制内按照内部控制的要求设计工作机制，又可以从经济活动的特点出发，建立联合工作机制。例如，成立由单位领导、财会部门等内部相关部门的负责人组成的预算管理委员会，负责对预算和资金使用方面的重要事项进行决策。成立由单位领导、政府采购归口管理部门、财会部门和相关业务部门负责人组成的政府采购工作领导小组，负责对单位的政府采购事项进行决策，政府采购归口部门负责具体执行政府采购业务。成立由单位负责人、内部审计部门、纪检监察部门等相关部门负责人组成的内部监督领导小组，负责统一领导对内部控制的监督检查和自我评价。

预算管理委员会、政府采购工作领导小组、内部监督领导小组等虽然不是按照"三定"规定设置的常设机构，但单位的预算业务、政府采购业务、内部监督有了明确的决策主体、审批权限归属，在经济活动的风险管控中能够发挥重要的不可替代的作用。

三、建立健全议事决策机制

经济活动决策事关公立医院经济资源的优化配置，议事决策机制是医院经济活动科学决策、民主决策的重要保障。按照"内部控制规范"的规定，单位应当建立健全集体研究、专家论证和技术咨询相结合的议事决策机制。重大经济事项的内部决策，应当由单位领导班子集体研究决定。重大经济事项的认定标准应当根据有关规定和本单位实际情况确定，一经确定，不得随意变更。议事决策机制通常包括以下几个方面内容。

1. 建立健全议事决策制度

议事决策制度具体体现为议事决策规则，包括确定议事成员构成，决策事项范围，投票表决规则，决策纪要的撰写、流转和保存，对决策事项的贯彻落实和监督程序等。特别需要明确实行单位领导班子集体决策的重大经济事项的范围。

与其他行政事业单位一样，医院的重大经济事项一般包括大额资金使用、

大宗资产采购、基建项目、重大外包业务、对外投资和融资业务（如果国家相关规定允许）、重要资产处置、信息化建设以及预算调整等。由于每家医院的情况不同，每个单位都可以根据国家有关规定和本单位的实际情况确定哪些事项属于重大经济事项，一经确定，不得随意变更。

2. 集体研究、专家论证和技术咨询相结合

公立医院经济活动的重大决策一般实行领导班子集体研究决定，单位领导班子由党委、行政和纪检的主要领导组成，单位领导班子集体决定应当坚持民主集中原则，防范"一言堂"或者"一支笔"造成的决策风险和腐败风险。

对于业务复杂、专业性强的经济活动，特别是基建项目和政府采购业务，技术要求和业务流程都比较复杂，而且存在国家强制性的标准和程序，如果没有专家的参与和必要的技术支持，难以保障决策的合法合规和科学合理。因此，对此类业务，应当听取专家的意见，必要时可以组织技术咨询；对于关系公共利益、公众权益、需要广泛知晓的事项和社会关切的事项，要认真听取人民群众的意见和建议。提供专家论证和技术咨询的，可以是本单位的专业人员，也可以是从外部聘请的专业机构和专家。不论是本单位的专业人员，还是外部专家，在参与论证和提供技术咨询的过程中，都应当保持独立、客观、公正，而且对论证结果和咨询服务质量负责。

3. 做好决策纪要的记录、流转和保存工作

对重大经济事项的内部决策，应当形成书面决策纪要，如实反映议事过程和每一位议事成员的意见。将不同的意见记录在案，有利于分清责任。同时，在做好记录的基础上，要求议事成员进行核实、签字认可，并将决策纪要及时归档、妥善保管。

4. 加强对决策执行的追踪问效

公立医院应当注重决策的落实，对决策执行的效率和效果实行跟踪，避免决策走过场，失去权威性。医院还应当建立决策问责制度，对经济活动中出现的重大决策失误、未履行集体决策程序和不按决策执行业务的人员，应当追究相应的责任。

四、加强内部控制制度建设

制度是活动的指南，医院进行任何一项活动都要有制度的指引，任何活动都要有章可循，有理可依。完善医院内部控制制度，使单位活动能够在制度的框架内进行。

《管理办法》规定，医院应当建立健全内部管理制度，包括运营管理制度、组织决策制度、人事管理制度、财务资产管理制度、内部审计制度、安全管理制度等，并将权力制衡机制嵌入各项内部管理制度。

第四节　公立医院关键岗位内部控制建设

一、公立医院关键岗位内部控制建设的重要性

行政事业单位内部控制建设的具体控制方法包含不相容岗位分离、授权审批、归口等，其中不相容岗位分离控制方法排在首位，可见其重要性。该方法要求合理设置内部控制关键岗位，明确划分职责权限，实施相应的分离措施，形成相互制约、相互监督的工作机制。

内部控制关键岗位轮岗制度的目标和单位的总体目标、内部控制目标是一致的。关键岗位不安排定期轮岗，导致单位的经济业务活动出现违法违规风险的可能性增大，单位的货币资金和其他资产会出现以白条抵库、盗窃、贪污的风险，资产配置不合理、资产损失浪费、使用效率低下的风险，舞弊和贪污腐败的风险，社会资源分配不公、浪费的风险，损害社会公共利益的风险，降低公共服务的效率效果的风险等。因此，内部控制关键岗位轮岗制度有其必要性和重要性。

二、建立健全医院内部控制的关键岗位责任制

医院应当建立健全内部控制关键岗位责任制，明确岗位职责及分工。内部控制关键岗位主要包括预算业务管理、收支业务管理、政府采购业务管理、资产管理、建设项目管理、合同管理以及内部监督等经济活动的关键岗位。《管理办法》规定，医院内部控制关键岗位主要包括运营管理、预算管理、收支管理、采购管理、医保结算管理、资产管理、基建项目管理、合同管理、绩效奖金核算管理、人力资源与薪酬管理、医教研防业务管理以及内部监督管理等。

单位应当以岗位责任书或其他相关文件的书面形式规定内部控制关键岗位专业胜任能力和职业道德的相关要求，明确岗位的职责、权力以及其他岗位与外界的关系，并将上述具体要求落实到人员配置和相关人员的岗位设置中。从源头上把握人员的素质，把好用人关，要明确医院的任用标准，包括任职资格标准和职业道德标准。医院任用的关键岗位工作人员必须经过严格的考核，确保其能够胜任单位的日常工作。任用人员的资格和能力，包括知识、技能、专业背景和从业资格等。

公立医院可以通过制定内部控制关键岗位职业道德准则等方式，明确规定可接受的行为与不可接受的行为，以及遇到不当行为或发生利益冲突时应采取什么措施。明确岗位职业道德的要求，提高工作人员对职业道德的重视

程度。要定期检查关键岗位工作人员对职业道德要求的执行情况，对发现的不符合职业道德的行为及时加以惩戒。

医院面临的外部环境处于不断变化中，相关政策和医院的经济活动都会发生变化，这就要求关键岗位人员的素质和能力必须能够满足变化的需求。与医院相关的法律法规政策具有规定多、更新快、要求高的特点，医院相关岗位人员如果不能及时、全面、准确地掌握国家有关法律法规政策及其变动，就有可能导致经济活动不合法不合规、资产不安全、财务信息不真实不完整，甚至出现舞弊和腐败现象，最终影响医院公益服务的效率和效果。因此，加强对工作人员的业务培训和后续教育就成为一种必然。通过进行业务培训和后续教育来提升工作人员的岗位胜任能力，引导工作人员不断学习，自主学习。

三、加强医院内部控制关键岗位的轮岗制度

首先，医院应当合理地、科学地设置单位内部控制关键岗位，确保不相容岗位相互分离、相互制约和相互监督。通常要求单位经济业务活动的决策、执行、监督形成相互分离、相互制约的状态，即经济业务活动的申请与其审核审批、其审核审批与具体经济活动执行、经济活动执行与其信息记录、经济活动的审批、执行与其内部监督的岗位相互分离。

其次，公立医院应当实行内部控制关键岗位轮岗制度，明确轮岗周期。不相容岗位分离能够规范业务流程，形成权力的制衡，一方面提高医院业务运营的效率，增强运营效果，另一方面也有利于预防腐败问题的产生。规范医院的不相容岗位分离，一方面要完善单位内部的岗位设置，避免一人多岗，保障岗位人员的独立性，另一方面要明确不相容的岗位范围。业务活动方面，要将业务活动的不同环节分属不同岗位或人员管理，授权与执行要分离，执行与监督要分离等。资产的记录与保管方面，会计与出纳岗位要分离，制单与审核人员要分离。

第五节 公立医院会计系统内部控制建设

会计体系在行政单位的内部控制中处于核心地位，多数单位的内部控制建设工作由财务部门来牵头，而单位内部控制主要针对经济活动展开。单位财务信息的重点在于保证财务报告信息是真实的、准确的、完整的。

一、会计系统控制的内涵

会计系统控制是指通过会计核算和监督系统进行的控制，可以分成两部

分：会计核算系统和会计监督系统，主要包括会计凭证控制、复式记账控制、会计账簿控制、会计报表控制及其财务成果控制。

会计系统控制的主要内容包括以下几方面：

（1）统一内部会计科目。

（2）完善内部会计政策。

（3）建立健全内部会计管理规范和监督制度，以此相互制约。

（4）规范会计凭证、账簿、财务报告的处理程序。

会计系统控制在单位内部管理系统中主要体现在两个方面：一方面，会计系统中所反映的会计信息可为单位决策者提供决策性依据；另一方面，系统可记录和报告单位经济业务，使单位财务状况、预算执行情况、现金流量状况得以充分反映。因此，单位必须健全内部控制制度，以保证会计信息的真实性和完整性。

二、公立医院在会计系统控制中的关键控制措施

公立医院可以从以下几个方面做好会计系统控制工作。

（一）控制会计系统的合规性风险

各项会计工作必须依法、依规进行，例如，依法设置会计机构并配备合格人员，合格人员应具备良好的职业道德操守和业务胜任能力。会计机构负责人应具备会计师以上专业技术职务资格。大中型医院应设置总会计师。设置总会计师的单位，不得设置与其职权重叠的副职。会计人员工作调动或因故离职，必须依法办理工作交接，没有办清交接手续的，不得调动或离职。接替人员应认真接管移交工作，并继续办理移交的未了事项。

公立医院应严格执行国家统一的会计准则，制定适合本单位的会计制度，加强会计基础工作，明确会计凭证、会计账簿和财务报告的处理程序，规范会计政策的选用标准和审批程序，依据会计制度进行会计确认、计量、记录和报告，确保会计职业判断符合会计准则，保证会计核算合法合规，充分发挥会计系统的控制职能。

（二）控制会计系统的报告风险

会计作为一个信息系统，其主要功能是遵循会计准则和相关法规将会计数据加工成会计信息，会计信息要满足信息使用者的需求，必须具备相关、及时和如实反映的质量要求。因此，会计系统控制要做好报告风险的控制工作，确保医院会计资料和财务报告真实、可靠和完整。如果医院领导授意、

强令或指使会计人员编报虚假会计信息，会计人员有权拒绝，并阐明这样做的后果和责任，必要时可依法向有关部门进行报告。

（三）财产保护是会计系统控制的重要方面

资产安全完整和有效利用是医院运营的基础，很多医院资产管理不善、资产流失、价值毁损、利用效率低下等问题突出。资产目标是内部控制的重要目标，会计系统控制对于保护资产的安全完整、保值增值等具有重要意义。财产保护控制，要求医院限制未经授权的人员对财产的直接接触和处置，采取财产记录、实物保管、定期盘点、账实核对、财产保险等措施，确保财产的安全完整和保值增值。财产保护控制是财务部门的重要职责，主要由相关资产保管或使用部门配合财务部门来实施。

（四）依法开展会计监督

各医院应当建立健全本单位内部会计监督制度。会计人员应依法开展会计监督，确保各项经济活动和财务收支合法合规。医院负责人应保证会计机构、会计人员依法履行职责，不得授意、指使、强令会计机构、会计人员违法违规办理会计事项。

会计机构、会计人员对违法违规交易或事项，有权拒绝办理或按职权予以纠正。会计监督应重点关注以下几方面：各类财产、资金的安全完整与有效使用；各项财务收支的合规性；各项经济活动的科学性与合理性；各项成本费用的合理性与经济性；各项收入确认与计量的真实性与合规性；盈余分配计算的真实性与合规性。

（五）建立和完善以会计档案为核心的档案保管控制

文件记录和档案保管是记载、汇集、追溯和验证交易与事项的媒介，具有重要的信息传递、案件查证、决策支持、真相还原和风险控制功能。会计档案是记录和反映单位经济业务的重要史料和证据。各单位应建立和完善以会计档案为核心的档案保管控制，加强对档案管理工作的领导，建立档案的立卷、归档、保管、查阅和销毁等管理制度，保证档案资料妥善保管、有序存放、方便查阅，严防毁损、散失和泄密。

（六）为其他控制活动提供信息支持

会计系统是医院开展管理活动和实施内部控制的基础，会计信息是最重要的经济信息，被广泛地应用在医院内部控制和风险管理的方方面面。因此，会计系统控制要求充分利用会计系统的信息优势，为各项日常活动和风险管理提供信息支持。例如，开展运营分析和绩效考评需要的数据主要来自会计信息系统；再如，公立医院可利用财务数据等信息建立风险监控指标，并设定预警线进行风险预警。

第六节　公立医院信息系统内部控制建设

伴随着科学技术的不断发展，信息技术手段已经渗透到各个领域，在内部控制建设方面也不例外。完善的信息技术控制使得信息的时效性和准确性大大增强，信息化固化了业务流程，减少了人为因素的影响，提高了不相容职务分离控制的执行力，提高了授权审批的控制效力，为单位提供了更加有利的沟通环境。

加强信息化控制，一方面要通过完善计算机控制来进行，通过基础的信息技术平台的搭建和运营维护，营造良好的信息化控制环境，为实现信息化控制提供基础；另一方面是在具体应用时进行控制，对数据处理的规范化可以增强数据结果的准确性和有效性。

《管理办法》要求在信息化建设方面做好以下项关键控制措施：①医院应当充分利用信息技术加强内部控制建设，将内部控制流程和关键点嵌入医院信息系统；②加强信息平台化、集成化建设，实现主要信息系统互联互通、信息共享，包含但不限于预算、收支、库存、采购、资产、建设项目、合同、科研管理等模块；③应当对内部控制信息化建设情况进行评价，推动信息化建设，减少或消除人为因素，增强经济业务事项处理过程与结果的公开性和透明性。

第七节　公立医院单位层面内部控制综合案例

一、BJ-SJQ 医院概况 [①]

作为一所优秀的二级综合性医院，SJQ 医院也是北京市医保定点医院之一。

---

① 本案例改编自：程曼. 我国公立医院内部控制有效性研究——以 BJ-SJQ 医院为例［D］. 北京：北京交通大学，2020.

其建成于 1959 年。1998 年，政府拨款 8 000 多万元对医院整体设施进行升级建设，这使得 SJQ 医院由乡镇医院逐步发展成了今天的综合性二级医院。医院主要由党务、行政、临床科室、医疗技能科室四个机构构成。在这四个机构之下，还有相应的分支部门。

该医院设置的组织层级较合理，各科室、部门能够明确自身职责，监督、执行和决策机构属于机构层级。决策机构是权力机构，该机构能够行使医院的权力。在 SJQ 医院的组织体系中，决策机构由院长和党政领导班子会议、职代会构成。

执行机构指的是执行决策的部门。在 SJQ 医院中，该机构由行政管理部门、党务管理部门、临床科室、医技科室构成，各管理部门由具体的科室构成。

监督机构负责对前两个机构开展的工作进行监督管理，监督机构对于公立医院内部控制工作的开展起着至关重要的作用。在 SJQ 医院中，监督机构由监察处和审计室构成。

二、BJ-SJQ 医院单位层面内部控制存在的主要问题剖析

（一）内部控制环境薄弱

就公立医院开展的内部控制工作来讲，营造良好的内部控制环境对于内部控制的实施起着重要作用，内部控制环境可为内部控制活动的开展提供支持。SJQ 医院的内部控制环境存在的缺陷主要包括（图 3-1）：医院高管人员没有对内部控制建设投入足够的关注，大部分医护人员缺少内部控制意识。该医院高管人员主要来自业务部门，他们掌握的业务知识较多，但管理经验较少，管理能力有限，这类领导不重视内部控制建设活动，部分医院领导认为开展内部控制工作只是监督和管理财务活动。医院的医护人员对内部控制缺少深入的了解，许多医护人员认为财务部门是开展内部控制活动的主体，还有一些医护人员认为医院管理者负责开展内部控制活动。在此形势下，该医院的财务部门在建立内部控制制度时遇到的阻碍较多，医院没有在内部控制建设中取得显著的成果。SJQ 医院建立的内部控制体系没有达到完善、成熟的要求，一些内部控制制度难以得到落实。观察现状可知，SJQ 医院没有建立内部控制委员会，财务部和审计室负责建设内部控制体系，发挥的协调作用较弱，而且部门的权力较少，它们只了解本部门的专业，无法对医院所有科室的内部控制工作进行管理，这导致 SJQ 医院的内部控制体系难以达到

完善、成熟的要求。

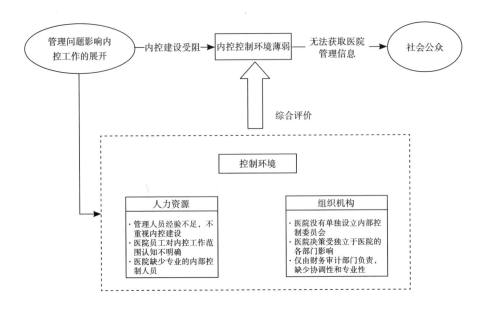

图 3-1　内部控制环境

（二）风险评估机制不健全

风险评价与内部控制制度的建设、内部控制制度发挥的作用存在紧密联系。SJQ 医院是一家公立医院，每年需要接待大量患者，医院的治疗案例较多，涉及多个医疗学科，这对医院的医疗服务、医疗技术有着较高的要求，医院在开展经营活动时遇到的风险较多。但是 SJQ 医院并没有建立专门的部门管理和控制风险，无法对各部门的工作和风险进行全面的评价（图 3-2）。在公立医院中，外科手术风险属于常见风险，SJQ 医院为了对手术进行严格的管理，提高服务安全质量，避免出现医疗事故，制定了分级管理制度，按照手术的复杂性、风险等对手术进行级别划分，以此来明确各级医师的手术任务，但是这种划分缺少科学的标准，手术风险高低只能由医师凭借主观经验判定。在医疗纠纷这一近年来日益突出的风险方面，SJQ 医院虽然出台了一些诸如《SJQ 医院医疗执行规范（2017 年版）》的规范和措施，但并没有严格执行，实际发生医疗纠纷时也缺少紧急应对的预案。经资料整理发现，SJQ 医院的医疗纠纷数量逐年上升，至今得到妥善解决的数量仍然不足 80%（图 3-3）。

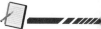

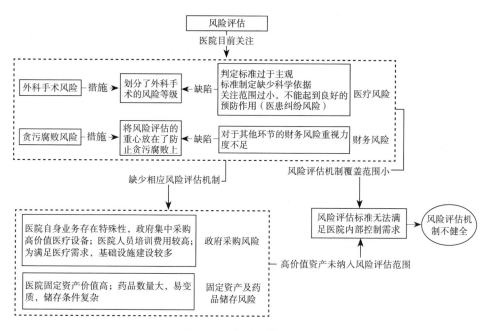

图 3-2 风险评估机制

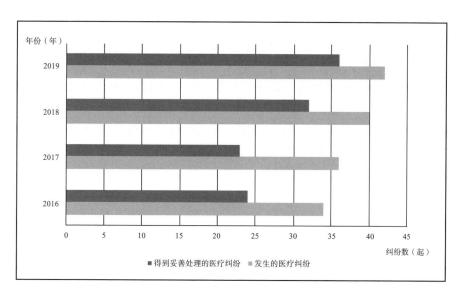

图 3-3 SJQ 医院近几年医疗纠纷事项及解决概况

数据来源：根据医院提供资料整理所得。

观察实际情况可知，SJQ 医院未对风险评估工作投入足够的关注。该医院采用的风险评估方法与行政事业单位采用的方法具有相似性，只重视日常工作的开展,并且将贪污腐败风险作为评价管理的重点,忽视了公立医院的特殊性。在开展运营活动时购买较多的医疗器械设备、医护人员不断学习新的医疗知识、掌握新的医疗技能,这是提高医疗技术水平、改善医疗服务的前提条件。此外,公立医院为了满足更多患者的需求,需要建立各类基础设施,配备各项医疗设备,设备和药品的保存也不容忽视。医院开展风险评估工作时,应该对这些内容投入关注。医院出现的医患纠纷与事业单位遇到的问题存在显著差异,因此,公立医院必须按照自身情况建立风险评估机制。

(三)医院内部控制制度不完善且执行力度不够

内部控制制度是医院管理体系的重要构成部分,它将经营活动作为管理的重点,内部控制制度由多项制度、标准构成,主要涉及内部审计、经营管理、岗位责任等。公立医院内部控制制度能否达到完善的要求,直接影响医院经营活动的开展和经营成果。

观察 SJQ 医院制定的相关制度可知(图 3-4),该医院没有按照环境的变化对制度进行完善和改进,许多制度无法在实践活动中发挥积极作用。该医院在开展内部控制活动时,对一些关键性岗位、关键性环节投入的关注较少,没有采取具有针对性的管理方法和管理手段,无法协调各类管理制度的关系,一些制度难以发挥约束和限制作用,部分职务的分配不合理,未明确各岗位的职责。SJQ 医院在制定管理制度后,没有在实践活动中落实和执行制度,导致管理制度流于形式,比如,SJQ 医院虽然拥有较为完善的内部控制流程图,但实际业务中却并未按照流程图来严格执行,这给医院开展的内部控制工作带来了巨大阻碍。可见,SJQ 医院忽视了内部控制建设的重要性,该医院在开展财务管理活动时没有设置总会计师,医院在制定一些经营决策时缺少总会计师的参与,导致医院在开展运营活动时内部控制成为书面制度,难以为实践活动提供指导。

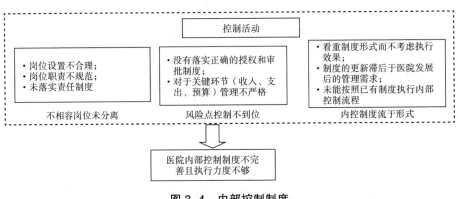

图 3-4 内部控制制度

（四）监督管理水平有限

为确保公立医院顺利实现内部控制目标，医院管理者应该按照医院的经营情况和业务情况制定监督制度，完善监督体系，确保监督制度能够发挥积极作用。但是，SJQ 医院在开展内部控制活动时没有重视监督作用的发挥，该医院制定的监督制度与其他事业单位的监督制度具有相似性。尽管该医院设置了审计室，审计室负责对医院各项工作的开展进行监督，但审计室人员的平均学历水平只有专科（表 3-1），专业能力不足，并且只有 3 名工作人员，没有精力处理太多繁杂的工作。因此，他们只能对医院的票据、费用支出进行审查，无法对内部控制的实施效果进行全面的评价，难以发现内部控制中存在的缺陷和不足，无法采取有效措施应对风险。

表 3-1 SJQ 医院审计室人员构成

姓名	年龄	学历
刘某	43 岁	大专
常某	29 岁	本科
洪某	38 岁	大专

尽管医院制定了一些管理制度，但是并没有重视监督检查工作，导致许多制度无法落实到位，医院的内部控制管理能力得不到提升（图 3-5）。

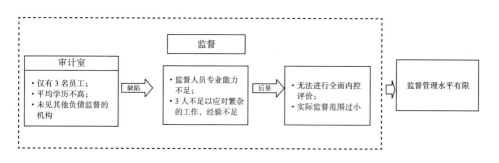

图 3-5 监督管理

（五）信息与沟通效率低

SJQ 医院在发展过程中必须重视信息化管理工作。2016 年，该医院更新了办公系统。由于没有专业的办公系统开发人才，因此，医院采用外包方式与软件开发商进行合作，由外包企业为其开发办公系统，但是外包商与医院员工的理解存在差异，外包商对医院的现实情况缺少深入的了解，建立的信息系统无法发挥有效作用。

SJQ 医院在发展过程中建立了医院网站，并按照业务开展情况建立了办公系统，但是该医院在使用办公系统时遇到诸多问题。一是系统更新问题。医院的医护人员没有参与系统更新培训，一些医护人员使用老系统，还有一部分人员使用新系统。老员工适用能力较弱，在应用新系统时遇到的问题较多，导致他们没有及时更新系统，新老系统同时存在，影响了业务处理效率的提升。二是一些重要环节和重要工作无法与新系统相结合。举例来说，SJQ 医院建立的报销系统具有独立性，在开展报销业务时，报销系统和其他系统要同时运行，这不仅降低了业务处理效率，还会增加报销环节，导致内部资源浪费。三是医院利用微信、微博等媒体发布信息，为患者提供便捷的服务，但是未安排专人更新信息，患者无法及时获得各类便民服务，这影响了医院服务水平的提升。

三、提高 BJ–SJQ 医院单位层面内部控制有效性的对策建议

（一）改善医院内部控制环境

1. 按照法人治理结构建立组织体系

该医院实施的一些制度难以满足当前的发展需求，无法有效推进管理工作的开展。在优化相关制度时，应该重视以下内容：医院和政府部门明确自身职责，在职责范围内行使权利，医院可以建立专门的管理小组，针对法人结构的建立开展研究工作。医院党群机关和卫生健康委的核心干部群负责行使决策权，在该组织体系中，医院院长可以在决策机构发挥指挥作用的前提下负责核实并实施相关工作。通过明确各类主体的职责，建立完善的组织体系，确保医院的医务部、财务部等部门能够积极开展工作；通过建立健全完善的法人体系推进各项工作的开展，避免公立医院在发展过程中受到政府行政因素的干预，使医院实现专业化、规范化发展，提高医院治理水平，改善医院的服务质量。

2. 制定科学的人力资源规划

SJQ 医院必须对人力资源投入关注，该项资源对医院的发展起着重要作用，人才能够提高医院的医疗水平和管理水平。积极开展人力资源建设活动，通过制定科学的规划，推进人力资源管理活动的实施，防止人力资源浪费，对优秀人才进行奖励，调动医护人员的工作积极性，加快公立医院发展步伐。该医院在开展人力资源管理工作时，采用的措施主要包括：一是重视优秀人才的引进和培养，制定科学的人才管理制度，提高各科室的业务水平，培养

德艺双馨人才，这类人才有着较高的职业素质和较强的专业能力，能够发挥带头作用，可以推进各项医务工作的开展。医院在培养人才时，既要重视人才的专业能力，也要重视他们的医德水平，通过培养一批好医生，提高医院的医疗水平，塑造医院的品牌形象。二是建立健全人才队伍体系。近年来，市场经济发展速度加快，各类人才不断流动，只有构建完善的人才队伍体系，才能够避免因为人才流失影响到医院的健康发展。三是重视管理人才的培养和开发。SJQ 医院在开展内部控制管理工作时离不开管理人才的支持，管理工作对于管理者的能力、经验有着较高的要求，只有重视管理人才的培养，才能够有效推进内部工作的开展。在挑选人才时，应该将人才的年龄、学历、经验、管理能力等作为评价标准。

（二）健全医院风险评估机制

SJQ 医院在开展经营活动时建立了评估风险的机制，通过建立专门的风险评估小组推进各项工作的实施。在完成风险评估工作后，将评估结果以书面形式提交给相关人员，由院长办公会对风险评估报告进行审查，评估报告能够为内部控制工作的开展提供有效指导。由于公立医院具有一些特殊性，依照风险来源，医院开展经常活动时遇到的风险可划分为两类：一类是内部风险，另一类是外部风险；依照内部控制要素，内部风险可以分为两类：一类是业务层面风险，另一类是单位层面风险（图 3-6）。

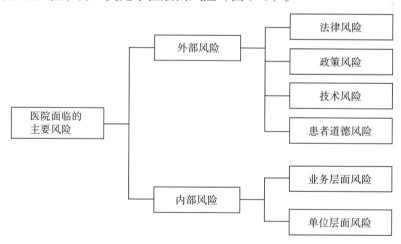

图 3-6 SJQ 医院面临的主要风险分类

为避免出现舞弊问题，提高财务管理水平，必须在事先采取有效的预防措施，SJQ 医院管理者应该重视内部控制制度的建立，通过开展内部控制工作及时发现问题，利用多种措施评估风险，在建立风险评估机制时需要重视以下工作：

一是明确目标。医院在开展经营活动时应该明确控制目标，确保各项活动符合法律要求，提高财务信息的真实性水平，使资产得到有效保护，防止出现舞弊问题，改善医疗服务水平。只有设置明确的控制目标，才能够推进风险评价工作的开展，及时发现风险，对风险进行有效管理。

二是识别风险。在出现风险问题前，SJQ 医院可利用一些方法和手段识别风险，及时发现各项业务中暴露出的风险。医院可以利用一些渠道收集信息，与相关部门人员进行交流，了解经营活动的实施情况，按照医院的实际情况，对各类风险进行评估和分析，为风险管理工作的开展提供指导。

三是分析风险。在识别风险后，按照风险的影响程度对其进行排序，确定关键性风险和应对措施，防止该类风险给医院的经营工作带来不良影响。

四是应对风险。在对风险进行分析后，SJQ 医院应该采取一些措施应对和控制风险。医院制定的风险管理策略必须与自身实际情况相符，确保风险管理制度和管理方法能够在实践活动中发挥有效作用，管理人员也可以按照医院承受风险的情况采取具有针对性的策略。

（三）强化落实内部控制活动

1. 明确各工作岗位的工作职责

按照 SJQ 医院的年度目标来确定事业目标（表 3-2），利用 BSC 平衡积分卡设置目标。平衡积分卡的应用较广泛，是一种科学的目标管理工具，利用平衡积分卡可以对战略的实施情况进行全面的评价。按照平衡积分卡的要求选取不同的评价指标，包括医院内部业务流程、患者、财务等维度，之后细分这些指标，通过分解得到二级指标。

表 3-2　SJQ 医院年度事业目标体系

维度	目标体系
财务维度	药品收入在总收入中的占比、医疗收入在总收入中的占比、与医疗收入相关的增长率、资产负债率等
患者维度	手术台数、出院人数、门诊人数以及患者满意度
内部业务流程	预算准确率、预算差异、病床周转的总次数以及病床使用率
学习与成长	发展性支出在总支出中的占比、用于员工培训的平均费用、在医院进行进修的总次数、科研项目以及学术论文的总数量

SJQ 医院采用的预算编制方法、编制程序会给预算工作的开展带来一些影

响。按照该医院当前的管理模式，可对一些组织机构进行简化，以此来提高预算管理效率。SJQ 医院在发展过程中未构建预算体系，也没有建立专门的预算部门，在实施全面预算时必须重视组织框架的构建。医院建立的预算组织体系不能停留在框架图上，相关人员应该对各类问题进行分析，包括医护人员的分配、协调机制的建立等。就该医院的管理情况来看，在构建科学规范的组织框架后，可以将当前的组织体系作为基础，为一些科室和部门赋予权限，由不同的科室承担考核、管理、决策等职能，以此来实现全面预算管理功能。拟将 SJQ 医院的预算管理组织的职责重新调整（表 3-3）。

表 3-3　SJQ 医院预算管理组织机构及主要职责

组织机构名称	主要职责
预算管理委员会	①制定合理的全面预算管理体系、管理结构以及管理区域 ②以医院的发展情况为依据，以一年为周期设计合理的预算目标 ③对不同科室提供的预算指标进行核查并下发具体的预算指标 ④对每个预算责任部门的实际工作情况进行监督，制定相应的预算考核奖惩体系 ⑤设计合理的调整制度，在出现与预算相关的问题时及时开展调解活动 ⑥以一年为周期制定预算方案 ⑦分析预算管理办公室提供的年度预算报告，提出相应的调整建议
预算管理办公室	①确保预算管理体系能够得到准确的实施，向医院各个部门提供与预算管理相关的指导意见 ②审阅医院各个部门提供的预算，进行整理后统一上报预算管理委员会 ③实施监控医院各部门的预算管理情形；按时向预算管理委员会提交分析报告 ④定期向预算管理委员会报告与预算管理相关的情况，并且为其提供相应的修改意见 ⑤帮助预算管理委员会解决各部门之间出现的与预算管理相关的矛盾
预算责任科室	①提前预估科室内预算，制定合理的预算报表 ②将归口支出预算表上报给归口职能部门 ③按时上交预算报表的反馈意见 ④依照预算管理委员会下发的相关方案开展预算活动
归口职能部门	①制定编制归口预算表，协调医院各科室之间与预算相关的矛盾 ②实时监控各科室归口预算的实施状况 ③参照预算管理委员会提出的相关建议修改预算方案中存在的问题 ④向各科室提供整理后的归口预算支出表，并对其开展情况进行监管 ⑤及时开展其自身与预算考核相关的奖惩工作

2. 实施 SJQ 医院全面预算管理事前、事中和事后控制

在开展预算管理工作时必须对预算执行投入足够的关注，预算执行的好坏直接影响最终的预算管理成果。SJQ 医院在执行预算时应该采用一些控制手

段，及时发现预算实施中存在的问题，利用多种方法解决问题，确保预算制度能够在实践工作中得到落实，防止预算和决算出现巨大的偏差。

（1）事前控制。这项控制工作指的是对预算审批进行控制。SJQ 医院在开展财务管理工作时应该确保审批流程达到规范要求，为相关业务授权，在相关文件上签字。如果业务没有达到合理要求，可要求相关科室及其人员对业务进行调整，确保预算工作能够顺利开展，最终实现预算管理目标。

（2）事中控制。这项控制工作具有动态特征，相关部门必须按照自身的授权和审批范围，对预算的实施进行监督管理。在开展事中控制工作时，对于现金流、成本费用、业务量的落实情况进行监督，如果发现预算在实施过程中偏离了既定目标，应采取措施及时改正。开展事中控制工作可以确保医院的资金支付和财务达到安全要求，控制工作对于预算计划的执行、预算目标的实现起着重要的影响作用。医院可以采用手工控制方法，结合业务情况填写预算控制单，领用人在相关表格中填写信息，部门领导签字；之后由预算办公室的人员进行核查，对项目余额进行核对，在批准预算后，可到相关部门报销。在通过手动进行控制的过程中，也需要耗费一定的成本，并且该过程也相对复杂，但随着信息技术水平的不断提升，事中控制这一工作可以借助相关信息系统来完成，还可以有效地提升工作效率。对于相关的业务部门而言，其能够直接获得费用报销，并且完成物料领用。借助该系统。申报人能够直接获得预算所需的金额，并且审批人也能够借助该系统完成相关的审核工作。

（3）事后控制。在进行事后控制的过程中，BJ-SJQ 医院应当结合其实际情况制定出合理有效的控制复核制度，并且设立专门的部门对业务执行状况进行有效的审计。除此之外，该医院还应及时地对与财务审查相关的系统进行检查，并且对各种业务进行跟踪。

SJQ 医院针对各项收入项目设置了相关标准和管理制度，依照国家和相关部门的要求完成各项工作，推进收费制度的实施。医院收费项目能够达到公开、透明的要求，可以确保优收款项符合相关规定。SJQ 医院依照财务管理要求开展各项财务工作，及时核算各项收入，能够使收入核算达到规范、完善的要求，可以提高财务信息的真实性。医院严格落实稽核监督制度，防止出现乱收费等问题，各科室和部门能够发挥彼此约束的作用，可以提高医院的监管水平。在对支付业务进行管理时，该医院制定了完善的审批制度，要求各项经费支出必须符合管理规定，同时明确相关部门的职责，依照规定开展各项工作。在对医院的各项经费支出进行分析后，建立事项结构，确定开支范围，了解各项经济活动的开展情况，努力提升医院的财务管理能力。依照工作计划安排各项支出，对经费的支出进行审批和审查，各项经费支出能够达到规范、合理的要求。

SJQ 医院必须重视制度的建设，依照流程图对制度进行调整和完善。流程的设计对于内部控制工作的开展起着重要的作用，医院在对业务进行分析以后，可以确定关键风险点，为内部控制工作的开展奠定坚实的基础。依照《行政事业单位内部控制规范（试行）》开展各项工作，对医院的规章制度进行分析和整理，结合医院的现实情况，采取控制方法，按照风险评估结果，对各项业务流程进行分析，控制业务风险，完善制度体系。

SJQ 医院在开展采购活动时，主要购买一般物品、设备、药品等。就医院来讲，药品采购对于医疗工作的开展起着至关重要的作用。在医院的成本中，药品采购成本所占比重较大，因此，医院必须对该项成本进行严格的核算。将药品采购作为入手点，站在流程角度控制和管理该医院的采购活动。

对重要流程进行描述：一是药库依照药品的存储情况制订采购计划，了解新药品的药效，如果医院对新药品有需求，需要上报相关部门，假如不存在新药品需求，可直接制订采购计划，由药剂科科长对采购计划进行审查。二是在产生新药需求后，由药事管理委员会对需求进行审查，如果通过审查，可以制订采购计划，假如没有通过审查，药库必须重新整理采购需求。三是药剂科科长需要按照规定审查采购计划，如果采购计划没有通过审查，药库必须对财务规划进行修改，在通过审查后按照计划采购药物，其中，政府采购药物所占比重约为98%，如果政府采购中没有医院需要的药物，药剂科可以自行采购这类药物，该类药物的采购比重约为2%。四是医院在自行采购药物时必须挑选优秀的供应商，如果药品属于特殊药品，医院应该建立采购小组，制订科学的采购计划。五是在进行政府采购时，在采购平台中开展采购活动。六是药剂科对采购的药品进行检查，通过检查后，及时入库药品，如果药品没有通过检查，需要退回药品。七是采购药品入库后，将其纳入支出业务中。

（四）完善内部监督机制

SJQ 医院在开展内部控制工作时必须建立完善的监督体系，设置多道防线，避免管理活动和经营目标产生差异。在设置首道防线时，操作机构和操作岗位发挥着重要作用，各部门和各岗位应该明确自身职责，发挥彼此的监督作用，通过开展自我约束，降低监管成本，提高监管效率；在设置第二道防线时，管理部门发挥着积极作用，管理部门依照各项制度开展监管工作，对医院员工的工作进行检查，确保各个科室的工作符合相关要求，比较实际工作和目标存在的差异，采取有效措施纠正偏差。最后一道防线需要将监管部门、内部控制部门等作为重点。

SJQ 医院在开展监督管理活动时，必须建立完善的监督体系，其主要内容包括：一是建立监督内部控制的小组，审计人员可兼任组内主要负责人，各部门负责人是小组成员。二是明确小组职责。该小组负责制定检查制度，在开展检查工作后，对内部控制存在的问题进行分析和评价，提交相关报告。三是监督小组需要明确自身的职责范围，在开展监管工作时，应该确保职责分工符合要求；依照规定行使审批权限；确保医院的业务活动与法律法规的要求一致；各部门依照要求履行职责。四是及时反馈监督检查结果。各科室依照监督小组提交的报告开展整改活动，在完成整改工作后，监督小组对整改结果进行检查，向上级领导提交检查结果。SJQ医院在开展日常监督管理活动时应该明确相关人员的职责，审查各项业务的开展情况；了解医疗用药、医疗工作的实施情况；监督管理医院的财务业务。将定期检查与日常监督结合在一起，对各部门执行规章制度的情况进行评价分析。开展检查工作后，及时公开检查结果，各类主体应该发挥彼此监督的作用。如果科室和医护人员存在违规行为，可对其进行惩处。SJQ医院在开展内部控制工作时，应该结合自身情况优化和完善内部控制体系，确保医院设置的各道防线能够发挥有效作用。医院在设置多道防线后，能够为经营管理活动的实施提供保障，避免医院在开展各项业务时受到风险的影响。

（五）优化医院信息沟通渠道

近年来，许多医院在开展经营活动时都建立了信息平台，利用该平台能够收集信息，为内部控制工作的开展提供支持，但观察SJQ医院的实际情况可知，该医院在开展内部会计控制工作时没有重视信息系统的应用。站在某种角度来讲，利用信息系统处理各类信息，不仅可以提高业务效率，还能够使信息达到规范、科学的要求。各部门在开展工作时能够对信息系统的运行进行监督，可以提高医院的监督管理效率。如果采用人工操作方式，在开展工作时既会受到主观因素的影响，也会受到其他因素的限制，不利于提高会计内部控制水平，难以实现控制目标。SJQ医院必须重视信息系统的建立，按照医疗机构会计内部控制的要求，建立财务系统以收集和整理各类数据，提高财务安全水平，安排专人开展财务管理活动。观察现状可知，SJQ医院在传递信息时采用了几种方式，在进行横向传递时，各科室之间传递信息；在进行纵向传递时，上级部门和下级部门之间传递信息。为了开辟良好的信息沟通渠道，该医院可以采取以下措施：

（1）重视内部工作的开展。SJQ医院在开展各项工作时需要重视上级和下级之间的沟通，下级部门应该及时反映各类问题，按照上级的要求开展工作，对认真参与沟通工作的医护人员进行奖励，这能够调动他们参与沟通的积极性。

（2）建立内部沟通渠道。SJQ医院在开展经营活动时，应该重视信息网络的应用，在内部建立信息渠道，医院的医护人员利用信息渠道参与沟通活动，使用内部沟通工具完成信息的传递和交流。

（3）建立学习小组。SJQ医院属于综合性医院，各科室必须重视学习小组的建设，各小组通过参与学习活动分享经验、交流信息，可利用微信、钉钉等工具来完成交流活动。

第一节　公立医院预算业务内部控制建设

一、预算业务概述

（一）预算管理的含义

预算管理是指组织以战略目标为导向，通过对未来一定期间内的业务活动和相应的财务结果进行全面预测和筹划，科学、合理地配置组织各项财务和非财务资源，并对执行过程进行监督和分析，对执行结果进行评价和反馈，指导业务活动的改善和调整，进而推动实现组织战略目标的管理活动。预算管理含义的理解要点如下：

（1）本处所指预算管理不是单纯的财务预算，而是全面预算。预算管理是全面控制组织生产业务活动，引导组织战略目标落地的重要工作，是为数不多的几个能把组织所有关键问题融合于一个体系之中的管理控制方法之一。

（2）预算管理是以战略目标为导向，并推动实现组织战略目标的管理活动。如图 4-1 所示，预算管理应起于组织战略规划，止于业绩考核评价，形成一个完整的管理闭环，将组织战略规划与管理活动有效连接起来，使管理活动始终服务于组织战略规划的贯彻落地。实践证明，不能体现组织战略的预算管理可能将组织发展带入歧途，而离开预算管理，组织战略规划也难以得到有效的贯彻实施。

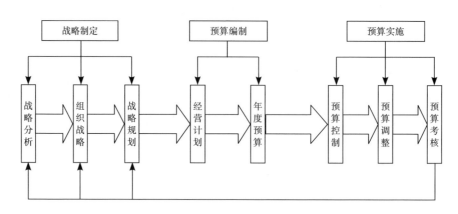

图 4-1　组织战略与预算管理的关系

（3）预算管理是业务系统而不仅是财务系统。预算管理是组织管理者将组织所有经营、投资和财务等活动，通过运用数量化的系统工具编制为预算，并使之成为组织预算期内具有高度权威性的行动指南，所以，预算管理是计划未来工作、实现预定目标的过程，是对有限的组织资源进行分配的过程，是对计划实施进行控制的过程。总而言之，预算管理是协调完成战略与业务目标的业务系统。

（4）预算管理是管理平台而不仅是管理工具。预算管理是组织战略目标达成的重要工具，必然有预算管理自身的工具方法，一般包括滚动预算、零基预算、弹性预算、作业预算等。但是预算管理更需要根据组织战略目标、业务特点和管理需要，借助和融合各种管理工具，才能达到预期目标，例如，整合战略管理领域的工具方法，强化预算对战略目标的承接分解；整合成本管理、风险管理领域的工具方法，强化预算对战略执行的过程控制；整合营运管理领域的工具方法，强化预算对业务活动的过程监控；整合绩效管理领域的工具方法，强化预算对战略目标的标杆引导，从而使预算管理成为各管理领域工具方法整合和协同的平台。

（5）预算管理是筹划控制而不仅仅是预测。预算管理的前提是预计业务成果，但本质作用在于筹划、在于控制。预算管理是实现资源优化配置的重要工具，科学、合理地配置组织各项财务和非财务资源，使投入产出效益最大化，并推动战略目标的实现。预算管理的核心理念是过程控制，对执行过程进行监督和分析，对执行结果进行评价和反馈，指导业务活动的改善和调整。

（二）公立医院预算管理的含义

根据《医院财务制度》（财社〔2010〕306 号），公立医院预算是指医院按照国家有关规定，根据事业发展计划和目标编制的年度财务收支计划。国家对公立医院实行"核定收支、定项补助、超支不补、结余按规定使用"的预算管理办法。地方可结合本地实际，对有条件的医院开展"核定收支、以收抵支、超收上缴、差额补助、奖惩分明"等多种管理办法的试点。定项补助的具体项目和标准，由同级财政部门会同主管部门（或举办单位），根据政府卫生投入政策的有关规定确定。医院要实行全面预算管理，建立健全预算管理制度，包括预算编制、审批、执行、调整、决算、分析和考核等制度。

全面预算管理制度是现代医院管理制度的重要内容，主要包含两方面内容：一是业务主管部门对医院预算和财务实行全面管理，医院作为预算单位，所有收支全部纳入预算范围；二是医院内部建立健全全面预算管理制度，以医院战略发展规划和年度计划目标为依据，充分运用预算手段开展医院内部各类经济资源的分配、使用、控制和考核等各项管理活动，具体包括收入、支出、成本费用、筹资投资、业务等预算。

（三）公立医院预算管理的基本原则

医院建立健全全面预算管理制度的基本原则主要包括以下几方面：

（1）战略性原则。坚持以战略发展规划为导向，确定年度计划目标并合理配置资源，实现可持续健康发展。

（2）全面性原则。实行全口径、全过程、全员性、全方位预算管理，覆盖人、财、物全部资源，贯穿预算编制、审批、执行、监控、调整、决算、分析和考核等各个环节。

（3）约束性原则。强化预算硬约束，原则上预算一经批复不得随意调整，要明确预算执行管理责任，严格执行已经批复的预算，提高预算统筹能力。

（4）绩效性原则。建立"预算编制有目标、预算执行有监控、预算完成有评价、评价结果有反馈、反馈结果有应用"的全过程预算绩效管理机制，推进预算效益效果提升。

（5）适应性原则。符合国家有关规定和医院实际，依据外部政策环境和医院经济活动变化，及时调整和完善预算管理制度、机制、流程、办法和标准。

（四）公立医院预算管理的主要内容

公立医院全面预算包括两部分内容：一是按照部门预决算管理规定统一编制的部门预算和部门决算；二是按照《医院财务制度》、《关于医院执行〈政府会计制度——行政事业单位会计科目和报表〉的补充规定》（以下简称《补充规定》）编制的财务预决算，综合反映医院收入费用、资产负债、筹资投资、现金流量等全面的财务信息。

公立医院按照部门预决算管理规定的编报格式和规范编制中期规划、年度部门预算和年度部门决算。医院所有收支全部纳入部门预算和部门决算。同时，医院按照《医院财务制度》《补充规定》编制财务预算，包括业务预算、收入费用预算、筹资投资预算及年度预算报告等。

（1）业务预算主要反映医院开展日常运营活动的预算，包括医疗业务工作量预算、财政专项预算、科研教学项目预算等，是收入费用预算、筹资投资预算编制的主要基础和依据。

（2）收入费用预算主要反映预算期内与医院业务活动直接相关的预算，包括收入费用总预算、医疗收入和医疗费用预算（包括管理费用预算）、财政补助收入费用预算、科教项目收入费用预算和其他收入费用预算。人员经费和三公经费预算编制应当严格执行国家有关财务规章制度规定的开支范围和开支标准。

（3）筹资投资预算主要反映预算期内医院进行投资活动和筹资活动的预算。筹资预算主要是指借款预算、融资租赁预算和引入第三方合作预算。医院借款、融资租赁和第三方合作必须符合国家有关政策规定。投资预算主要包括设备、车辆和无形资产购置预算、基建和大型修缮预算、对外投资预算等。医院对外投资主要包括认购国债、全资或与第三方合作举办独立法人的非营利性医疗卫生机构等。医院对外投资的资产来源和投资范围必须符合国家有关政策规定。

（4）年度预算报告包括全部预算报表和预算编制说明。预算编制说明应当包括编制预算采用的会计政策以及与预算有关的重要事项，主要包括医院基本情况、业务前提条件或基础、收支测算原则与比率、重要费用支出项目说明、大额固定资产购置说明、基建和大型修缮项目说明、固定资产折旧政策、对外投资和第三方合作项目说明、长期负债情况说明等。对外投资和第三方合作项目应当详细说明合作方、合作模式、资金筹集、使用和分配、主要业务、是否按照规定进行审批等情况。长期负债应当详细说明筹资对象、期限、筹资用途、筹资规模、利率、是否按照规定进行审批、政府是否负有担保责任等情况。

二、公立医院预算管理的内部控制目标

（1）通过合理编制预算，实现成本节约，提升公立医院管理的效率。

（2）确保预算编制工作和程序符合相关规章制度的要求，符合公立医院发展战略和目标要求。

（3）确保预算指标层层分解，落实到公立医院预算执行单位的各部门、各环节和各岗位。

（4）确保公立医院预算严格执行，定期进行预算执行情况分析，为公立医院重大决策提供信息。

（5）确保预算调整符合业务主管部门要求和公立医院内部各项规章制度。

（6）确保预算绩效评价程序和方法符合国家法律法规与公立医院内部规章制度的要求。

（7）建立合理的预算评价体系，发挥有效的激励和监督作用，提高公立医院运行效率和效果，实现公立医院的发展规划。

三、公立医院预算管理的主要风险点

（1）预算与公立医院发展目标不一致的风险。预算与公立医院事业发展规划、年度计划不匹配，预算与资产配置计划脱节，可能导致公立医院事业发展目标难以实现的风险。

（2）预算编制方法不科学，与具体工作脱节的风险。预算编制前期准备以及论证不充分、编制过程简单、方法不科学、各部门之间缺乏有效沟通，可能导致预算与业务活动脱节的风险。

（3）预算编制内容不完整的风险。未将所有收入、支出纳入预算，导致不能全面反映公立医院收支状况的风险。

（4）预算指标分解不合理的风险。预算指标分解不合理可能导致财权与事权不匹配，影响部门职责履行和资金使用效率的风险。

（5）不按照批复的额度和开支范围执行预算。预算执行不严，导致预算流于形式或出现重大执行差异。

（6）执行进度不合理，缺乏有效的执行分析机制，对执行过程没有实时监控，导致不能及时发现预算执行偏差，经济业务运行偏离公立医院目标。

（7）未履行事前申请和费用报销的审批程序，可能导致经费支出的不合理和不必要，或导致报销金额超标、超范围支出。

（8）未建立合理规范的预算追加调整工作程序，可能导致预算追加不合理，从而影响单位预算目标的实现。

（9）预算考核不科学、考核结果应用不当或缺乏预算考核，可能导致预算管理流于形式。

四、公立医院预算管理的关键控制措施

（一）职责分工

公立医院应当建立健全预算管理组织机构（图4-2），建立由全面预算管理委员会、全面预算管理办公室、预算归口管理部门和预算执行部门组成的

全面预算管理组织体系，确保医院所有部门、所有科室均纳入预算管理体系，确保预算责任能够分解落实到各级预算责任单元。要明确预算管理委员会、预算牵头部门、预算归口管理部门和预算执行部门的职责，分级设立预算业务审批权限，履行审批程序，重大事项需要集体决策。

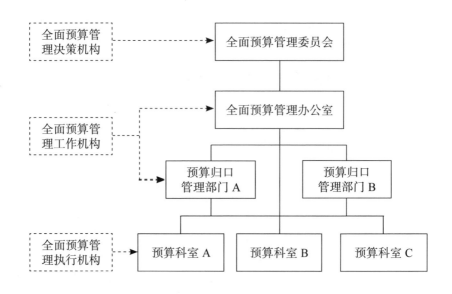

图4-2 预算管理组织机构图

（1）全面预算管理委员会，是医院全面预算管理工作的领导机构，一般由医院负责人任主任，总会计师或分管财务工作的院领导任副主任，相关职能部门负责人任委员。全面预算管理委员会的主要职责包括：审议医院预算管理制度、预算方案和预算调整方案、预算编制和执行中的重大问题、预算执行报告、决算报告等预算管理工作中的重大事项。

（2）全面预算管理办公室，是全面预算管理委员会的下设机构，牵头负责全面预算管理的日常工作。办公室设在预算管理部门或财务部门，部门负责人任办公室主任。医院根据规模和业务量大小，明确负责预算管理工作的人员（至少1名），各归口部门、各预算科室要设立兼职预算员。全面预算管理办公室的主要职责包括：拟定各项预算管理制度；组织、指导预算归口管理部门和相关预算科室编制预算；对预算草案进行初步审查、协调和平衡；汇总编制医院全面预算方案；检查预算执行情况并编制报告；组织编制医院决算报告；开展预算绩效考核评价和编制报告等。

（3）预算归口管理部门，是预算管理的专业责任主体，分为收入预算归口管理部门和支出预算归口管理部门。预算归口管理部门的主要职责包括牵头会同预算科室编制归口收入、支出预算，并监督归口收入、支出的预算执行情况。

收入预算归口管理部门主要包括医务、财务、科研、教学、医保等业务管理部门，负责编制医院收入预算。其中，医疗收入预算不得分解下达至各临床、医技科室，效率类、结构类指标可分解下达。

支出预算归口管理部门包括人事、总务、设备、药剂、基建、信息、科研、教学等业务管理部门，其职能划分应当能够覆盖医院全部支出业务，且责任分工清晰明确。

【例 4-1】 某公立医院医疗支出预算可以科室成本核算的结果为基础编制，按照预算管理级次的要求，可分为非归口支出和归口支出（表 4-1）。

表 4-1 某公立医院预算管理职责分工表

支出项目	性质	编制部门	报送部门	汇总部门
人员经费	归口	人力资源部	财务部	财务部
材料费	非归口	使用科室	设备部	财务部
技术服务费	非归口	财务部	财务部	财务部
……	……	……	……	……
办公费	归口	科室申报	院办	财务部
印刷费	归口	科室申报	院办	财务部
其他费用	非归口	财务部	财务部	财务部

（4）预算科室，是全面预算管理执行层，包括医院所有临床、医技等科室以及行政后勤等全部预算责任单元。预算科室的主要职能包括在全面预算管理办公室和预算归口管理部门的指导下，开展本科室预算管理工作。

公立医院要建立健全预算管理制度，涵盖预算编制、审批、执行、调整、决算和绩效评价等工作。

公立医院要合理设置预算业务关键岗位，配备关键岗位人员，明确岗位的职责权限，确保经济业务活动的预算编制与预算审批，预算审批与预算执行，预算执行与预算考核，决算编制与审核，决算审核与审批，财务报告的编制、审核与审批等不相容岗位相互分离。

（二）预算编制与审核环节的关键控制措施

公立医院应当在规定时间内完整、准确、及时地完成预算编制工作。在预算编制过程中应当实施以下关键控制措施。

1. 优化预算编制方法

医院应当根据预算内容设置预算项目，并针对不同预算项目的特点，合理选择使用固定预算、弹性预算、增量预算、零基预算、定期预算、滚动预算等预算编制方法。编制方法应当相对固定，预算期内的编制方法变动应当经全面预算管理委员会审批。

（1）固定预算法与弹性预算法的比较，如表4-2所示。

表4-2　固定预算法与弹性预算法比较表

项目	固定预算法	弹性预算法
含义	以预算期间内正常的、最有可能实现的某一业务量水平为固定基础，不考虑可能发生的变动的预算编制方法	在分析业务量与预算项目之间数量依存关系的基础上，分别确定不同业务量及其相应预算项目所消耗资源的预算编制方法
优点	编制相对简单，也容易使管理者理解	考虑了预算期可能的不同业务量水平，更贴近单位经营管理实际情况
缺点	不能适应运营环境的变化，容易造成资源错配和重大浪费	编制工作量大；市场预测的准确性、对预算项目与业务之间关系的判断水平等会对弹性预算法的合理性造成较大影响
适用范围	适用于业务量较为稳定的生产和销售业务的成本费用预算的编制，如直接材料预算、直接人工预算和制造费用预算等	适用于单位各项预算的编制，特别是市场、产能等存在较大不确定性，且其预算项目与业务量之间存在明显的数量依存关系时

（2）增量预算法与零基预算法的比较，如表4-3所示。

表4-3　增量预算法与零基预算法比较表

项目	增量预算法	零基预算法
含义	以历史期实际经济活动及其预算为基础，结合预算期经济活动和相关影响因素的变动情况，通过调整历史期经济活动项目和金额形成预算的预算编制方法	不以历史期经济活动及其预算为基础，以零为起点，从实际需要出发分析预算期经济活动的合理性，经综合平衡，形成预算的预算编制方法

（续表）

项目	增量预算法	零基预算法
优点	编制简单，省时省力；业务部门容易理解与接受，有利于预算编制过程中的沟通与协调	不受历史期经济活动中不合理因素的影响，使预算编制更贴近预算期单位经济活动的需要；有助于增强预算编制的透明度，有利于进行预算控制
缺点	预算规模会逐步增大，可能会造成预算松弛及资源浪费	预算编制工作量较大，成本较高；预算编制的准确性受单位管理水平和相关数据标准准确性的影响较大
适用范围	单位原有业务活动是必须进行的，原有的各项业务基本上是合理的。若以上条件发生变化，则预算数额会受到基期不合理因素的影响，导致预算的不合理，不利于调动各部门实现预算目标的积极性	适用于单位各项预算的编制，特别是不经常发生的预算项目或预算编制基础变化较大的预算项目

（3）定期预算法与滚动预算法相比较，如表4-4所示。

表4-4　定期预算法与滚动预算法比较表

项目	定期预算法	滚动预算法
含义	以不变的会计期间（如日历年度或财年）作为预算期间的一种编制预算的方法。	根据上一期预算执行情况和新的预测结果，按既定的预算编制周期和滚动频率，对原有的预算方案进行调整和补充，逐期滚动、持续推进的预算编制方法
优点	能够使预算期间与会计期间相对应，有利于将实际数和预算数比较，有利于对各预算执行单位的预算执行情况进行分析和评价	通过持续滚动预算编制、逐期滚动管理，实现动态反映市场、建立跨期综合平衡，从而有效指导单位营运、强化预算的决策与控制职能
缺点	不能使单位的管理人员始终有一个长期的计划和打算，从而导致一些短期行为的出现，不利于前后各个时间的预算衔接，不能适应连续不断的业务活动过程的预算管理	预算滚动的频率越高，对预算沟通的要求越高，预算编制的工作量越大；过高的滚动频率容易增强管理层的不稳定感，导致预算执行者无所适从
适用范围	适用于单位内外部环境相对稳定的企业	适用于运营环境变化比较大、最高管理者希望从更长远视角来进行决策的单位

在选择预算编制方法时，需要结合医院管理需要和预算编制方法的特点，合理选择预算编制方法。以医院支出预算为例，通过分析支出预算与业务量之间的关系，将支出预算分为固定类预算、变动类预算和酌量类预算。

（1）用增量预算法编制固定类支出。在一定业务量范围内，对固定类支出中不随业务量变化而发生较大变化的支出项目，如人员基本经费、折旧摊销费、后勤物业费等，可以通过了解其主要成本动因，采用增量预算法进行编制。

（2）用弹性预算法编制变动类支出。材料费、药品费、绩效工资等变动类支出与业务量成正相关关系，可以采用与业务量相关的弹性预算法编制预算。

（3）用零基预算法编制酌量类支出。酌量类支出需要医院管理者结合医院预算年度的具体情况，充分考虑预算年度的目标，结合医院年度工作目标和未来运行提升需求等，采用零基预算法进行编制。

2. 预算编制方式

公立医院应当按照"上下结合、分级编制、逐级汇总"的程序，层层组织，做好预算编制工作。预算编制程序公开透明，充分听取医院领导班子、各职能部门、业务部门和专家意见，实行民主决策，并纳入院务公开内容。各预算科室应当配合预算管理办公室、预算归口管理部门做好预算编制工作。基本步骤如下：

（1）医院根据自身发展战略提出下一年度总体预算目标，确定预算编制原则，下达到各科室和部门。最高管理层与预算参与者就战略方向、战略目标、战略等问题进行相互沟通。

（2）根据全面预算管理委员会下达的总体目标及编制原则，各预算责任科室和归口部门编制预算科室的收入、支出、工作量等，归口部门主要负责编制人员支出预算、公用支出预算以及资本预算。

（3）根据医院的分部管理模式，较低组织层级将预算提交到较高组织层级审查；较高组织层级通过与较低组织层级的双向沟通，提出修改意见。

（4）全面预算管理办公室对运营预算和资本预算方案进行汇总和初步审查平衡，提出初步调整意见并反馈给预算责任部门和归口科室进行修正，根据修正结果编制财务预算方案、资产负债表预算、现金流量表预算和业务收支总表预算，上报全面预算管理委员会审议。

（5）全面预算管理委员会负责审查整体预算方案和编制的预算草表，提出改善措施，并将通过审查的预算方案经上级业务主管部门审议批准后，由全面预算管理办公室分解成一系列的指标体系，逐级下达到各预算责任科室和归口管理部门执行。

【例4-2】 某公立医院全面预算编制工作[①]从10月中旬开始启动，收入预算由财务部牵头，会同各临床科室进行编制。支出预算按照"以收定支，收支平衡"的原则，由支出责任部门进行编制，采用"二上二下"的方法确定支出预算金额。具体操作流程如下。

---

① 该案例改编自：王郑东.H公立医院全面预算管理应用研究［D］.郑州：河南财经政法大学，2020.

"一上"指的是各支出责任部门按照医院要求编制预算，经归口管理部门汇总并审核，上报预算管理办公室，预算管理办公室对上报的预算进行分类汇总，拟定整体预算，上报给预算管理委员会。

　　"一下"指的是全面预算管理委员会审议预算，提出调整意见，全面预算管理办公室对事项梳理后向各支出责任部门下达预算调整意见和建议。

　　"二上"指的是各支出责任部门根据调整意见进行预算调整，并按照"一上"的申报路径再次上报调整后的预算，全面预算管理办公室对沟通调整事项再次审核汇总并上报预算管理委员会。

　　"二下"则是医院召开党政联席会进行最终审议，经上级业务主管部门审批后，将确定的预算金额最终下达到各执行部门。预算编制流程如图4-3所示。

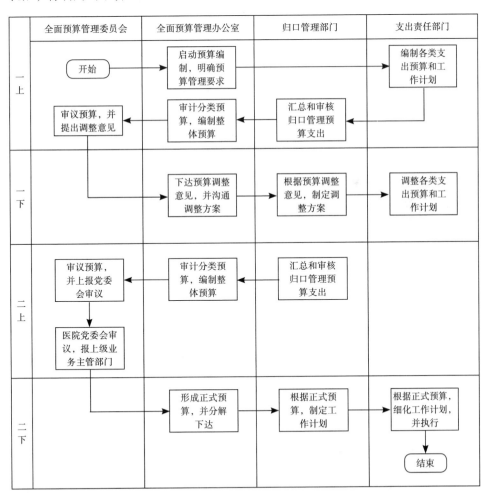

图4-3　某公立医院预算编制流程

3. 预算编制程序

在预算编制过程中，公立医院需要坚持医院公益性宗旨，正确处理社会效益和经济效益的关系，保障基本医疗服务正常有序开展，提高医疗服务质量和水平，促进医疗、教学、科研协调发展。

（1）坚持以战略发展规划为导向，根据区域卫生健康规划、卫生资源配置标准和年度事业发展计划，科学预测年度收入支出目标，合理配置内部资源，实行总量平衡和控制。

医院要参考上年度和历年实际收入水平，结合预算年度医院事业发展和工作计划，考虑医疗资源增减、医疗收费标准调整等因素，科学预测医院收入。不得将医院收入指标分解到各科室，更不得将医务人员收入与科室收入直接挂钩。

（2）坚持以收定支、收支平衡、统筹兼顾、保证重点，不得编制赤字预算。加强成本核算和控制，充分考虑成本费用开支范围和规模，结合工作任务、人员编制、有关开支定额标准变化等情况，合理编制支出预算。

医院要根据预算年度事业发展计划、工作任务、人员编制、有关开支定额标准变化等情况，以科室（或成本核算单元）为单位合理编制支出预算。

医院要加强资产配置预算管理，将大型设备、房屋土地等重大资产购置事项统一纳入预算申报管理，严格控制不合理支出。严禁公立医院举债建设和举债购置大型医用设备。

（3）严格控制对外投资，投资范围仅限于医疗服务相关领域，不得使用财政拨款、财政拨款结余对外投资，不得从事股票、期货、基金、企业债券等投资。

公立医院在编制预算时，应当与基建工程、大型修缮工程、信息化建设等重大项目以及资产配置相衔接，对预算的必要性、可行性以及合理性等进行科学论证，必要时应当组织相关专家进行论证。

（4）防范财务风险，加强应收应付预算管理，严格控制借款规模；确需借入或融资租赁的，应当按照规定报批；严禁举债建设。

（5）严格结余资金管理。医院累计可支配医疗盈余达到上年度业务支出一定比例的，须在编制年度预算时将累计可支配医疗盈余与业务收入和财政补助收入统筹考虑；规范专用基金提取。

4. 预算审核控制

医院年度部门预算和财务预算报告应当提交全面预算管理委员会审议，医院决策机构通过后，按照要求报同级业务主管部门。在医院自行组织可行性分析论证的基础上，业务主管部门根据行业发展规划，对医院预算的合法性、真实性、完整性进行审核汇总并综合平衡。财政部门根据宏观经济政策和预算管理的有关要求，对主管部门（或举办单位）申报的医院预算按照规定程序进行审核批复。

在审核医院预算时，应当遵循预算管理相关规定，重点审核医院收支总量和结构变化，人员经费、基本建设、大型设备购置等重点支出以及筹资投资、结余资金使用等情况，严格控制不合理支出。具体包括以下几方面：

（1）医院收入变化幅度与近三年收入变化幅度对比情况。变化幅度是否合理。

（2）医疗收入结构是否合理。是否优化医院收入结构，逐步降低药品、耗材、检查、化验收入所占比重，提高诊疗费、手术、护理等医疗服务收入所占比重。

（3）人员支出预算是否准确、完整反映医院所有人员（包括在职职工、临时聘用人员、离退休人员等）的工资、津补贴、奖金、离退休金等预计发放情况。

（4）管理费用占总体费用的比重是否合理，是否坚持了厉行节约、勤俭办院的方针。

（5）基建、大型设备购置和其他重点项目是否进行了充分论证，是否符合区域卫生健康规划和卫生资源配置规划，是否履行了必要的审批程序，资金来源是否合法合规，是否存在违反规定举债建设和融资租赁等情况。

（6）对外投资和第三方合作是否进行了充分的可行性论证，是否符合相关规定并履行了必要审批程序。

（7）结余资金使用是否合理合规。各级业务主管部门应当对累计可支配医疗盈余不足以弥补亏损的医院和累计可支配医疗盈余滚存较大的医院进行重点监控和分析。

（三）预算执行与分析环节的关键控制措施

1. 预算执行

（1）公立医院应当将批复后的预算收入任务和支出指标进行分解，及时下达到医院各预算执行单位。下达任务或指标时应明确每一笔预算资金的经济责任人，确保财权与事权相结合。

（2）医院要严格执行经批复的预算，完善各项预算管理规章制度，严格遵守预算执行授权审批制度和各项审批程序，形成全方位的预算执行责任体

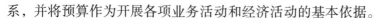

系，并将预算作为开展各项业务活动和经济活动的基本依据。

（3）预算管理办公室应当定期收集、整理预算执行信息，通过召开预算执行分析会议等形式，及时通报各科室（或成本核算单元）预算执行情况，研究解决预算执行中存在的突出问题，提出相应的建议或改进措施并形成书面报告，提交全面预算管理委员会研究决定。

（4）预算归口管理部门应当定期向预算管理办公室报告预算执行情况，接受监督，并对预算差异较大的情况进行分析和上报。

2. 预算调整

（1）医院年度预算一经批复，不得随意调整。当医院事业发展计划有重大调整、政府出台相关政策以及存在其他事项对预算执行产生重大影响时，医院应当按照规定程序调整预算并报同级业务主管部门。收入预算调整后，相应调增或调减支出预算。

（2）安排财政资金的基本支出和项目支出预算调整，按照部门预算管理相关规定执行。财政部门核定的财政补助等资金预算和其他项目预算在执行中一般不予调整。

【例 4-3】 根据某公立医院全面预算管理[①]规定，除不可抗力和与医院发展战略相关的重大事项，原则上不进行全面预算调整。全面预算调整方式分为自上而下、自下而上两种类型。

对于自下而上的调整，应首先由预算责任部门提出调整申请，说明调整项目、调整理由和申请调整金额，提交部门分管领导审议通过后，报送至归口管理部门和全面预算管理办公室复核，由全面预算管理委员会进行最终审批，并根据规定报党政联席会和上级业务主管部门审议。批准通过后，由医院财务部调整相应全面预算金额。"自下而上"全面预算调整流程如图 4-4 所示。

自上而下的调整通常由医院领导班子提出调整意向，由全面预算管理办公室编制预算调整分析申请，由全面预算管理委员会进行最终审批，并根据规定报党政联席会和上级业务主管部门审议。批准通过后，由医院财务部调整相应全面预算金额。

---

① 该案例改编自：王郑东 .H 公立医院全面预算管理应用研究 ［D］. 郑州：河南财经政法大学，2020.

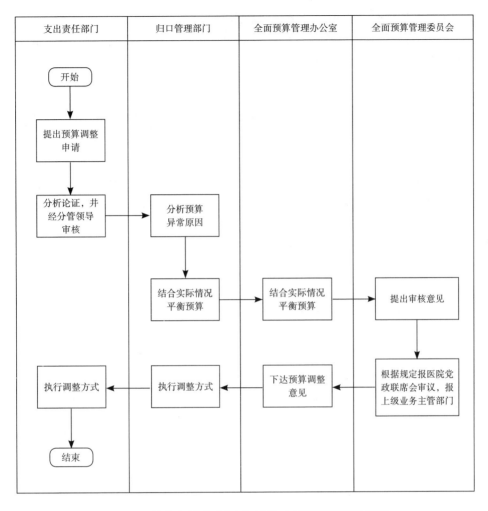

图 4-4　某公立医院"自下而上"全面预算调整流程图

3. 预算分析

医院应当建立预算分析制度，采用比较分析法、比率分析法、因素分析法、结构分析法等分析预算执行情况，编制年度预算分析报告和财务分析报告，并提交全面预算管理委员会审议。财务分析报告应当包括以下内容：

（1）预算报告。反映医院预算编制、执行和结果评价等预算全过程的完成情况。

预算编制分析反映医院业务预算、收入费用预算、筹资投资预算等预算编制情况。

预算执行分析反映医院当期收支预算执行进度、预算执行差异原因分析。

预算结果评价全方位综合评价医院当期预算完成情况。

（2）财务报告。反映预算执过程中财政保障、医疗费用控制、盈余情况、财务状况等方面的专项信息。

财政保障水平分析，主要反映医院当期收到的财政补助情况和财政补助支出进度。

医疗费用控制分析，主要反映医院当期医疗费用控制情况及采取的措施。

盈余分析，主要反映医院除来源于财政项目收支和科教项目收支之外的收支结余水平，体现医院财务状况、医疗支出的节约程度以及医院管理水平。

收入费用结构分析，主要反映医院收入费用结构的合理性，使用药品、耗材、检查、化验收入占医疗收入比重，人员经费占比，管理费用率等指标进行分析。

成本管理能力分析，主要反映医院门诊收入和住院收入耗费的成本水平，使用门诊收入成本率、住院收入成本率、百元收入药品、卫生材料消耗等指标进行分析。

偿债能力分析，主要反映医院当期使用资产偿还债务的能力，使用资产负债率、流动比率等指标进行分析。

资产运营能力分析，主要反映医院当期期末资产规模、结构、收益及质量情况，使用总资产周转率、应收账款周转率、存货周转率等指标进行分析。

发展能力分析，主要反映医院通过各种经济活动不断扩大积累而形成的发展潜能情况，使用总资产增长率、净资产增长率等指标进行分析。

工作效率分析，主要反映医院的病床、医疗设备利用率及出诊医生的工作效率情况。

（3）其他情况说明。

会计核算分析，主要反映医院会计核算的规范性和准确性。

内部控制分析，主要反映医院的单位层面和业务层面的内部控制建设及实施情况。

绩效考核分析，主要反映医院预算绩效考核制度建立及执行情况、当期绩效目标完成情况。

其他分析，主要分析对医院本期或下期财务状况产生重大影响的事项，以及其他需要分析的事项。

同时，公立医院应当建立财务分析指标预警机制，对核心指标实时监控，及时发现异常情况，查找原因并采取对策措施。医院应当加强财务分析结果的应用，对于财务分析反映的突出问题，提出相应的改进措施并形成书面报告。公立医院财务分析常用指标计算公式及说明如表4-5所示。

表 4-5　公立医院财务分析常用指标计算公式及说明

项目名称	计算公式	备注说明
一、预算执行分析		
1. 总收入预算执行率	总收入完成数 ÷ 预算总收入数 × 100%	总收入包括财政补助收入、医疗收入、其他收入、科教项目收入
2. 医疗收入预算执行率	医疗收入完成数 ÷ 预算医疗收入数 × 100%	
3. 总支出预算执行率	总支出完成数 ÷ 预算总支出数 × 100%	总支出包括财政项目补助支出、医疗业务成本、管理费用、其他支出、科教项目支出
4. "三公"经费预算执行率	"三公"经费完成数 ÷ 预算"三公"经费数 × 100%	该指标反映"三公"经费预算管理水平
二、财政保障水平分析		
1. 财政补助收入占总收入比例	财政补助收入 ÷ 总收入 × 100%	财政补助收入包括财政基本支出补助和财政项目支出补助
2. 财政基本支出补助占总支出比例	财政基本支出补助 ÷ 总支出 × 100%	该指标反映财政基本支出补助对总支出的弥补水平
3. 离退休人员人均财政基本支出补助水平	财政基本支出补助 ÷ (平均离退休人数 − 平均参加养老保险人数) × 100%	该指标反映财政补助对离退休人员的补助水平
三、医疗费用控制水平		
1. 药品收入占医疗收入比例	药品收入 ÷ 医疗收入 × 100%	该指标反映药品收入占医疗收入的水平
2. 每门急诊人次收费水平	门急诊收入 ÷ 门急诊人次	该指标反映每一个门急诊病人平均承担医药费用水平
3. 出院者平均医药费	每床日平均收费水平 × 出院者平均住院天数	该指标反映每一个出院病人平均承担医药费用水平
4. 每床日平均收费水平	住院收入 ÷ 在院病人实际占用总床日数	该指标反映每一个在院病人每日平均支付的医药费用水平

（续表）

项目名称	计算公式	备注说明
四、运行效率分析		
1. 百元医疗收入占用人员费用比例	人员经费 ÷ 医疗收入 × 100	该指标反映医院每百元医疗收入所消耗的人力成本支出
2. 百元医疗收入占用卫生材料比例	卫生材料费 ÷ 医疗收入 × 100	该指标反映医院每百元医疗收入中卫生材料成本的含量
3. 净资产结余率	业务收支结余 ÷ 平均净资产 × 100%	该指标反映医院医资本运营的综合效果
4. 医疗设备收益率	医疗收支结余 ÷ 医疗设备平均余额 × 100%	该指标反映医疗设备创利能力和利用效率
6. 病人欠费占医疗收入的比例	确认无法收回医疗款 ÷ 医疗收入 × 100%	该指标反映医院对病人欠费的管理，反映医疗收入的含金量
7. 在职职工人均业务收入水平	业务收入 ÷ 在职职工人数	该指标反映医院职工劳动效率
五、偿债能力分析		
1. 资产负债率	负债总额 ÷ 资产总额 × 100%	该指标表示在医院资产总额中，有多少资产是通过借债取得的
2. 流动比率	流动资产 ÷ 流动负债 × 100%	该指标反映医院流动资产在短期债务到期前，可以变为现金用于偿还医院短期流动负债的能力
3. 现金比率	货币资金 ÷ 流动负债 × 100%	该指标反映医院现金类资产用于偿还流动负债的能力
六、资产运营能力分析		
1. 总资产周转率	（医疗收入 + 其他收入）÷ 平均总资产余额 × 100%	该指标用于反映医院总资产价值回收、转移与利用效果
2. 流动资产周转率	（医疗收入 + 其他收入）÷ 平均流动资产余额 × 100%	该指标用于反映医院流动资产的周转速度

（续表）

3. 存货周转率	医疗业务成本 ÷ 存货平均余额 × 100%	该指标反映医院向病人提供的药品、卫生材料，其他材料等的流动速度以及存货资金占用是否合理
4. 固定资产周转率	（医疗收入 + 其他收入）÷ 平均固定资产余额 × 100%	该指标是衡量固定资产利用效率的指标
5. 应收医疗款周转率	医疗收入 ÷ 应收医疗款平均余额 × 100%	该指标反映医院回收病人欠费的速度和管理效率
6. 百元固定资产的医疗收入水平	医疗收入 ÷ 平均固定资产余额 × 100%	该指标反映医院固定资产的利用效率
7. 不良资产余额占比	（未批准医保剔除数 + 逾期无法收回的病人欠费 + 未处理资产损失）÷ 期末总资产 × 100%	该指标反映资产的利用效率，在一定程度上体现医院的运营能力
七、成本管理能力分析		
1. 门诊收入成本率	每门诊人次成本 ÷ 每门诊人次收入 × 100%	该指标反映医院每门诊收入耗费的成本水平
2. 住院收入成本率	每住院人次成本 ÷ 每住院人次收入 × 100%	该指标反映医院每住院病人的支出水平
3. 医疗收入成本率	医疗业务成本 ÷ 医疗收入 × 100%	该指标反映医疗支出对医疗收支节约的影响程度，表明每创造一元的医疗收入所消耗的医疗成本
八、收支结构分析		
1. 药品支出率	药品费 ÷（医疗业务成本 + 管理费用 + 其他支出）× 100%	该指标反映医院药品在医疗业务活动中的耗费
2. 卫生材料支出率	卫生材料费用 ÷（医疗业务成本 + 管理费用 + 其他支出）× 100%	该指标反映卫生材料在医疗业务活动中的耗费
3. 人员经费支出比率	人员经费 ÷（医疗业务成本 + 管理费用 + 其他支出）× 100%	该指标反映医院人员配备的合理性和薪酬水平高低

（续表）

项目名称	计算公式	备注说明
4. 公用经费支出比率	公用经费 ÷（医疗业务成本＋管理费用＋其他支出）×100%	该指标反映医院对商品和服务支出的投入情况
5. 在职职工人均工资收入水平	工资性支出 ÷ 平均在职职工人数	该指标反映在职职工的收入水平。工资性支出包括基本工资、绩效工资、津贴补贴、奖金及伙食补助
6. 管理费用率	管理费用 ÷（医疗业务成本＋管理费用＋其他支出）×100%	该指标反映医院管理效率
九、发展能力分析		
1. 总资产增长率	（期末总资产－期初总资产）÷ 期初总资产 ×100%	该指标反映医院全年总资产的发展速度与增长规模
2. 净资产增长率	（期末净资产－期初净资产）÷ 期初净资产 ×100%	该指标反映医院全年净资产的发展速度与增长规模
3. 固定资产增长率	（期末固定资产－期初固定资产）÷ 期初固定资产 ×100%	该指标反映医院规模的发展和医疗技术手段的更新程度
4. 固定资产净值率	固定资产净值 ÷ 固定资产原值 ×100%	该指标反映医院固定资产的新旧程度
5. 医疗收入增长率	本年医疗收入净增加额 ÷ 上年医疗收入 ×100%	该指标反映医院经营状况和发展趋势
6. 科研收入增长率	本年科研收入净增加额 ÷ 上年科研收入 ×100%	该指标反映医院科研经费投入的增长率

（续表）

7. 收支结余增长率	（本年收支结余－上年收支结余）÷上年收支结余×100%	该指标反映医院经济效益的增减变化情况
十、工作效率分析		
1. 病床使用率	实际占用总床日数÷实际开放总床日数×100%	该指标反映病床的一般负荷情况和利用效率
2. 病床周转次数	出院病人总数÷平均开放床位数	该指标从每张病床的有效利用程度方面说明病床的工作效率
3. 出院病人平均住院日	出院病人占用总床日数÷出院病人数	该指标反映医院诊断和治疗是否及时、正确和有效，医疗资源是否有效利用
4. 平均每医生门诊人次	年门诊人次÷在职医生总数	该指标反映医院门诊量的负荷程度，体现每位医生的工作效率
6. 平均每医生当期出院人次	年出院人数÷在职医生总数	该指标反映医院收治住院病人的负荷程度，体现每位医生的工作效率
7. 平均每床日占用固定资产金额	固定资产净值÷在院病人实际占用总床日数	该指标反映医院床位占用固定资产金额的水平
8. 平均每床日占用医疗设备金额	医疗设备金额÷在院病人实际占用总床日数	该指标反映医院床位占用医疗设备金额的水平

注：未标明固定资产、设备原值的，全部按照净值计算。

【例 4-4】① 某公立医院针对医院预算管理中存在的突出问题，重新制定预算分析与考核方案，由预算管理委员会确定差异，财务部对差异进行计算分析，并形成分析报表与分析报告。预算管理办公室负责差异的解释、沟通和建议，并将差异分解到各个科室，特殊情况下调整预算或者运营计划，最后负责考核各个科室的预算执行情况。预算分析流程如图 4-5 所示。

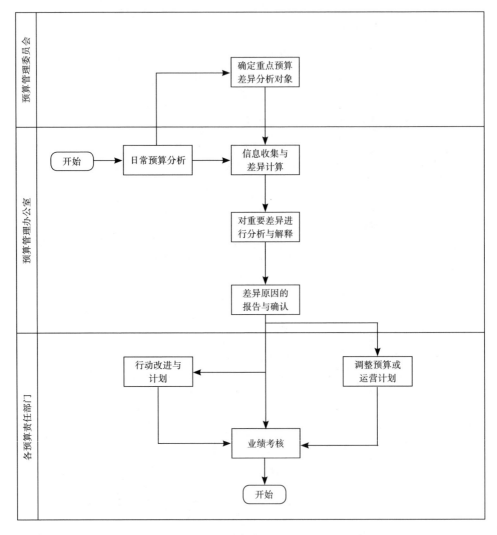

图 4-5 医院预算分析流程

---

① 该案例改编自：田虹.新医改背景下公立医院全面预算管理研究——以 Z 医院为例［D］.昆明：云南财经大学，2017.

（四）预算评价与考核环节的关键控制措施

1. 年度决算

医院年度决算是预算评价与考核的基础。医院应当按照要求组织开展年度决算工作，编制部门决算和财务决算，确保及时完成年度决算工作。

（1）医院部门决算和财务决算应当提交全面预算管理委员会审议，经医院决策机构审核同意后报同级业务主管部门。

（2）医院应当按照政府综合财务报告编制工作规定的格式、内容和要求编制财务报告，并纳入部门财务报告合并编制范围。

（3）对于医院的部门决算，业务主管部门按照部门决算管理相关规定审核汇总后报同级财政部门，财政部门将其纳入业务主管部门的部门决算统一批复。

2. 预算考核

医院要加强预算执行结果的考核，并将预算执行结果、成本控制目标实现情况和业务工作效率等一并作为内部业务综合考核的重要内容

（1）医院应当建立全面预算绩效管理制度。围绕预算管理的主要内容和环节，完善各环节预算绩效管理流程，制定预算绩效管理制度和实施细则。探索构建核心预算绩效指标体系，实现科学合理、细化量化、可比可测、动态调整、共建共享的预算考核指标体系建设。加快预算绩效管理信息化建设，促进医院财务、资产、业务等信息互联互通。

（2）医院应当采用合理方法考核预算执行结果、成本控制目标实现情况和业务工作效率等情况，确定预算差异、分析差异原因、落实差异责任，做到职责到位、责任到人，并将预算绩效考核结果作为内部业务综合考核、资源配置、年度评比、内部收入分配的重要依据。

（4）医院业务主管部门应当根据全面预算绩效管理相关规定开展预算绩效管理工作，统筹考虑资金资产和业务活动，从运行成本、管理效率、履职效能、社会效应、可持续发展能力和服务对象满意度等方面，衡量医院整体和核心业务运行效果，强化绩效考核导向，推动落实公益性，提升医疗服务质量，促进医院可持续发展。

（5）主管部门（或举办单位）应会同财政部门制定绩效考核办法，对医院预算执行、成本控制以及业务工作等情况进行综合考核评价，并将结果作为对医院决策层和管理层进行综合考核、实行奖惩的重要依据。

【例4-5】　某公立医院采用平衡记分卡进行绩效评价，医院应根据平衡记分卡原理从客户、财务、内部业务流程和学习与成长四个方面制定医院

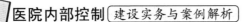

的预算绩效管理目标。医院应首先根据其发展战略制定整体目标，形成医院整体的预算绩效评价指标体系（表4-6）。

表4-6 某公立医院绩效评价指标及权重表

一级指标	二级指标	三级指标	权重
客户	患者评价	门诊患者满意度	12.9%
		住院患者满意度	4.6%
	患者费用	门诊次均费用	3.3%
		住院患者人均费用	1.1%
	品牌效应	外地患者比例	6.0%
		义诊诊疗人次	2.0%
财务	业务收入	药品收入占比	4.1%
		手术收入占比	1.3%
		卫材收入占比	1.5%
		检验收入占比	3.0%
	成本控制	人员经费比重	3.2%
		管理费用比重	2.1%
	偿债能力	流动比率	0.3%
		速动比率	0.1%
		资产负债率	0.7%
	运营能力	总资产周转率	0.7%
		净资产周转率	1.4%
内部业务流程	服务质量	诊断符合率	12.3%
		治愈好转率	4.6%
		护理合格率	6.6%
		患者投诉率	3.4%
	服务效率	平均住院日	2.4%
		病床使用率	1.2%
		病床周转次数	2.1%
		人员病床比	6.3%
学习与成长	学术水平	人均课题数量	1.3%

（续表）

一级指标	二级指标	三级指标	权重
学习与成长	学术水平	人均论文篇数	0.6%
	人员结构	人员职称比例	4.6%
		人员学历比例	1.2%
	员工评价	员工满意度	4.3%
		员工离职率	0.8%

采用综合绩效预算指数法进行综合评价，即把某一标准时期各项绩效预算指标的指数作为基数，然后把报告期对应指标的真实数值与之进行比较，并将计算得到的系数进行加权平均来得出最终的得分。根据最终的总得分来评价各科室报告期的预算执行情况。之后形成绩效评价报告，上交预算管理委员会。

3. 信息公开

（1）医院应当建立全面预算信息公开制度，根据国家有关规定和医院管理实际，确定信息公开的时间、内容、程度、方式和程序，强化内部监督，提高医院预算透明度。

（2）年度终了，医院应当以审计后的财务决算为基础，重点公开医院收支、门急诊次均医药费用及增幅、住院人均医药费用及增幅、主要病种例均费用等社会公众较为关心的信息，并确保公开内容的真实性和准确性。

（3）各级业务主管部门要督促医院建立信息公开制度，并对拟公开信息的内容、来源、标准等进行规范，以确保数据采集的准确性和公开信息的可比性。

五、案例研究

（一）某公立医院预算管理办法

某公立医院预算管理办法

1. 目的

为实现医院战略发展目标，保证可持续发展，实现资源有效配置，提高医院整体管理水平和经济效益，结合医院现状，特制定本文件。

2. 权责

2.1 预算组织

预算管理办公室设在医院财务部。

2.2 预算年度经营目标确定

医院党政联席会。

2.3 预算草案编制

预算执行部门。

2.4 预算草案审查、汇总

预算管理办公室。

2.5 预算审批

医院预算管理委员会。

2.6 预算执行

由预算管理委员会组织落实，逐级下达到各预算执行单位。

3. 作业说明

3.1 预算编制

3.1.1 预算编制的内容和方法。

3.1.1.1 收入预算的编制。

（1）医疗收入：门诊部分以计划门诊人次和计划平均收费水平计算，住院部分应以计划占用床日数和计划平均收费水平计算，其他医疗收入应区分不同的服务项目，确定不同的定额，分别计算。

（2）药品收入：可以上年度每门诊人次和每占用床日药费的实际收入水平为基础，结合预算年度业务量预计变动数计算编列。

（3）财政补助收入：可根据上年度财政补助项目和金额，结合当年财政资金安排，分项目预估。

（4）科教项目收入：根据各项目主管科室的已有项目和即将开展项目的预期开展进度情况，分项目、分阶段预估。

（5）其他收入：可根据具体收入项目的不同内容和有关业务计划分别采取不同的计算方法，逐项计算后汇总编制。

3.1.1.2 支出预算的编制。

医院支出包括医疗支出、药品支出、财政补助支出、科教项目支出和其他支出。医院支出预算的编制应本着既要保证医疗业务正常运行，又要合理节约的精神，以计划年度事业发展计划、工作任务、人员编制、费用支出定额和标准、物价因素等为基础依据进行编制。

（1）医疗支出。①医疗人员人力成本支出预算：应依据医疗业务科室计划年度平均职工人数、上年年末平均工资水平、年度调薪等由人力资源部门编制；②科室公务费用支出：依据计划年度医疗业务科室平均职工人数、医院人均费用标准编制；③科室业务费用支出：可在上年度实际开支的基础上，根据计划年度业务工作量计划合理计算；④设备购置费、维修费：根据实际需要和财力对可能安排的修购项目据实编列。

（2）药品支出的编列方法与医疗支出基本相同，包括药品管理支出和购进药品支出。

（3）财政补助支出：根据财政补助收入预算及财政补助的使用范围和要求，分支出类型编制财政补助支出预算。

（4）科教项目支出：根据各项目主管科室的已有项目和即将开展项目的预期开展进度情况，分项目、分阶段预估。

（5）其他支出：应根据预算编制指引要求，分项目进行预算编制。

3.1.2 预算编制程序。

3.1.2.1 下达目标：医院党政联席会初步确认下一预算年度总体经营目标；预算管理委员会根据经营目标要求，制定医院预算编制纲要，确定医院预算编制的原则和要求，并下达给各预算执行单位。

3.1.2.2 编制上报：各预算执行单位按照医院预算管理委员会下达的全面预算目标，结合市场环境、自身状况，按照统一格式，编制本单位下一年度的预算草案。

3.1.2.3 审查平衡：预算管理办公室对各预算执行单位上报的预算草案进行审查、汇总，提出综合平衡的建议。

3.1.2.4 审议批准：预算管理办公室在有关预算执行单位预算草案的基础上，汇总编制公司全面预算草案，上报医院预算管理委员会及医院党政联席会讨论审批，并报上级业务主管部门审定。

3.1.2.5 下达执行：经审议批准的年度总预算，由预算管理委员会组织落实，逐级下达到各预算执行单位。

3.2 预算实施和控制

3.2.1 预算的实施。

3.2.1.1 预算一经批准下达，即具有指令性，各预算执行单位必须认真组织实施，将预算指标层层分解，落实到预算执行单位，形成全方位的全面预算执行责任体系。

3.2.1.2 各预算执行单位应当将全面预算作为预算期内组织、协调本科室各项经营活动的基本依据。

3.2.2 预算的控制。

3.2.2.1 各预算执行单位要强化现金流量的预算管理，按时组织预算资金的收入，严格控制预算资金的支付。对于预算内的资金支付，按照授权审批程序执行。对于预算外的项目支出，应当履行预算调整的相关程序（具体参见 3.3）。对于无预算、无审批手续的项目支出，一律不予支付。

3.2.2.2 医院建立全面预算报告制度，各预算执行单位必须按财务部的要求定期报告预算执行情况。对于预算执行中发生的新情况、新问题及出现重大异常的项目，预算执行单位应查找原因，并及时提出改进经营管理的措施和建议。

3.2.2.3 财务部门要利用财务报表和各类内部报表监控全面预算的执行情

况，及时向预算执行单位、预算管理委员会和院领导班子提供全面预算的执行进度、执行差异及其对医院全面预算目标的影响等各种信息。

3.3 预算调整

3.3.1 全面预算正式下达后，一般不予调整。但在预算执行过程中，遇到下列情况，可对预算进行适当的调整。

3.3.1.1 医院经营策略发生重大调整，致使现行预算与实际差距甚远时。

3.3.1.2 突发事件及其他不可抗事件导致原预算不能执行时。

3.3.1.3 预算管理委员会认为应该调整的其他事项。

3.3.2 预算的调整程序。

3.3.2.1 调整预算时，应当由预算执行单位逐级向医院预算管理委员会提交预算调整申请单，阐述预算执行的具体情况、客观因素变化情况及其对预算执行造成的影响程度，提出预算的调整金额。

3.3.2.2 预算管理办公室应当对预算执行单位的预算调整报告进行审核分析，集中编制医院年中预算调整方案，提交公司预算管理委员会审议，审议通过后，提交医院党政联席会审议，并上报上级业务主管部门审定。

3.3.2.3 对预算执行单位提出的预算调整事项进行决策时，应当遵循以下原则：

（1）预算调整事项不能偏离公司发展战略和年度预算目标。

（2）预算调整方案应该实现经济最优化。

（3）预算调整重点应当放在预算执行过程中出现的重要的、非正常的、必需的关键性差异方面。

3.3.3 医院预算实行年度编制预算、月度跟踪执行的方式，年度预算确定后，没有特殊情况，不做调整，各预算执行单位应尽量按照分解到月的预算开展工作，月度预算可以滚动执行。

3.3.4 只涉及项目间调整，不对总额追加的预算调整，经医院预算管理委员会审议通过即可；所有涉及总额追加的预算调整，均需报请医院党政联席会审议，并上报上级业务主管部门审定。

3.3.5 预算追加调整的审批流程。

3.3.5.1 日常经营费用的追加调整：医院党政联席会和预算管理委员会可在规定额度内授权院领导班子批准。

3.3.5.2 医院规定的重大项目的追加调整：须报医院党政联席会审议批准，主要项目如下：

（1）单笔单项超过 50 万元（含 50 万元）的项目。

（2）涉及医院内公共性、资本性支出的追加、调整。

（3）医院领导班子认为需提交审议后方可执行的其他事宜。

3.4 预算分析和考核

3.4.1 预算的分析。

3.4.1.1 医院建立全面预算分析制度。由预算管理办公室定期向预算管理委员会和医院领导班子汇报预算执行状况，预算管理委员会和医院领导班子全面掌握预算执行状况，研究落实预算执行过程中存在的问题，纠正预算执行过程中存在的差异。

3.4.1.2 开展全面预算执行分析。预算管理办公室及各预算执行单位应当充分收集财务、业务、市场、政策、法律等方面的有关信息资料，根据不同情况采用不同分析方法，反映预算执行单位的现状、发展趋势及存在的潜力。

3.4.1.3 针对全面预算的执行差异，预算管理办公室及各预算执行单位应当充分反映预算执行单位的现状、发展趋势及存在的潜力。

3.4.2 预算执行状况的监督。

3.4.2.1 医院预算管理办公室应当定期组织财务内部预算检查，纠正预算执行中存在的问题，维护预算管理的严肃性。

3.4.2.2 财务内部预算检查可以采取全面检查或者抽样检查的方式。

3.4.2.3 检查工作结束后，形成书面报告，提交医院领导班子。

3.4.3 预算考核。预算年度（季度、月度）终了，医院预算管理委员会应当向医院党政联席会报告全面预算执行情况，并依据全面预算完成情况和全面预算检查情况对预算执行单位进行考核。考核应当结合年度内部经济责任制考核进行，考核结果直接与预算执行单位负责人及员工收益奖惩挂钩。

4. 教育

预算管理办公室负责对所有新进管理岗位和预算相关岗位员工进行医院预算管理办法的培训，并每年一次对相关科室员工进行培训。

5. 监控措施

预算管理办公室对医院预算管理办法的实施情况进行监督与管理，提出持续改进的措施并加以落实。

6. 附件

无。

（二）XK 医院预算业务内部控制案例[①]

1. XK 医院基本概况

XK 医院直属于西安市卫生健康委管理，为三级甲等结核病专科市级医院，在 1953 年开始建设，集医疗、预防保健、科研和教学于一身，有 200 余亩[②]

---

① 本案例改编自：张楠 . XK 公立医院预算业务内部控制研究［D］. 西安：西安石油大学，2020.

② 1 亩 ≈666.667 平方米。

的占地面积和 7.1 万平方米的建筑面积，1 000 张开放床位，主要服务呼吸系统疾病、结核病、肿瘤、尘肺病等患者。目前医院职工共计 973 人，其中卫生专业技术人员 785 人，具有高级职称的人员 73 人。另外，在此次抗击新冠肺炎疫情的战斗中，XK 医院与西安市第八人民医院被确定为市级定点收治医院，XK 医院累计收治 31 例新冠肺炎确诊患者，截至 2020 年 2 月 25 日，XK 医院已累计治愈出院新冠肺炎患者 27 例。

该医院组织结构设置较为简单，体系不臃肿，各部门各科室分工明确，各司其职，医院分为党委、临床科室、医技科室和行政后勤部门四个机构。

按照党组织结构，整个医院可划分为政工科、工会、团委和各级党支部。另外，纪检监察室设在党委下，由党委直接领导，负责医院内部的监察廉纪工作，同时辅助实施党委和医院的各项决议，定期举办廉政教育宣传活动，提高医院员工的廉政水平。

行政后勤部门主要分为院办、质量管理科、医务科、护理部、财务科、控制院内感染科、营养科、疾病预防控制科、人力资源科、信息科、设备科、项目办、后勤管理科和保卫科。在医院进行预算编制时，各部门协同工作，高效运转，肩负医院管理工作的维护和运营重任，同时确保了临床医疗业务的正常开展。病案室是医疗环节的重要构成之一，其隶属于质量管理科，在管理临床病案和记录医疗案例中发挥着重要作用。

XK 医院设临床科室 18 个，医技科室 11 个，科研科室 4 个，分别为：肺结核内科（分为肺结核一科、二科和三科）、合并症科、外科、妇儿结核科、急诊科、浆膜腔结核科、麻醉手术科、耐药结核科、神经结核科、肿瘤科、呼吸与危重症医学科、胸外科、中西医结合科、骨科、中医康复科、重症医学科、药剂科、消毒供应中心、检验科、转化医学中心、医学影像科、健康体检中心、介入科、内镜诊疗中心、超声科、病理科、功能科、科研教学科、Ⅰ期临床试验研究室、药物临床试验质量管理规范（GCP）中心及伦理委员会。

2.XK 医院内部控制概况

在内部控制方面，XK 医院不断对组织结构进行完善。XK 医院的纪检监察室在 1999 年设立，隶属于党委组织；原人力资源科，即人事科，在 2000 年设立，与纪检监察室在行政职能上并立，这使得医院的内部监管和廉政建设工作在原有基础上，得到进一步的夯实；2016 年，审计科从财务科中分离，独立办公，此后在医院的招投标项目中起监督控制作用。医疗条件方面，XK 医院拥有比较齐全和先进的国内外医疗设备，如 1.5T 核磁共振机、64 排螺旋 CT 机、数字化 X 线摄影系统等一批精良的大型医疗设备，总资产接近

8亿元。同时，XK医院还拥有规范的"三区两通道"，手术室设有标准层流净化手术室。人才培养方面，医院定期开展的各种知识技能培训活动，使职工队伍的专业素养得到不断提高，同时，医院还指派精英员工前往西安交通大学第一附属医院、空军军医大学唐都医院、上海市肺科医院和四川大学华西医院进修学习。XK医院优秀的医术和专业技术，使其在陕西省拥有较高的知名度和群众公信力，医院的发展目标为建立西部领先、国内一流的现代化三级甲等专科医院。

为保证医院内部控制制度梳理、评价及建设工作的顺利开展，加强XK医院上下对内部控制的认知度，树立内部控制领导小组办公室在组织协调内部控制日常工作中的权威性和独立性，XK医院设立了内部控制领导小组，用于对日常的内部控制工作进行决策和管理。

内部控制领导小组构成如下。

组长：XK医院院长。

副组长：XK医院党委书记、XK医院副院长（三人）、XK医院纪委书记。

内部控制领导小组职责：①对医院的内部控制机制进行研究并公布相关规定，制定内部控制建设的整体规划；②及时召开协调会议，以便沟通协调各部门遇到的相关问题；③监督、管理内部控制建设的进展程度，以便使项目进度在可控的范围内；④将领导小组汇总的内部控制建设状况进行整理汇总，促进困难问题的解决；⑤及时复核和确定内部控制建设取得的阶段性成效。

内部控制领导小组办公室构成如下。

办公室主任：主管财务的副院长。

办公室副主任：审计科科长、财务科科长。

办公室成员：设备科、药剂科、项目办、医保办、信息科、监察室及各行政职能科室负责人。

内部控制领导小组成员，即科室负责人，均需指定一名内部控制建设专（兼）职专员，具体开展内部控制建设工作，其主要职责为：①实施内部控制领导小组制订的工作计划，确立内部控制的工作范围和规划；②对部门执行的内部控制调查和风险评价工作进行协调；③对各部门与下属单位开展的内部控制状况进行调查、记录和评价；④发现内部控制的不足之处，并督促各部门对其进行修改；⑤按时召开相关会议，对内部控制建设环节中出现的各种问题进行探讨，并将探讨结果反馈给内部控制领导小组；⑥将内部控制建设的效果进行归纳整理，同时将内部控制的评价结果和风险评估结果进行及时的撰写。

3.XK医院预算管理组织

XK医院设立全面预算管理委员会，该委员会为医院预算管理的决策层，在预算管理中的权利最高。

组长：院长。

副组长：党委书记、副院长、纪委书记。

全面预算管理委员会职责为：①确认并建立全面预算管理的组织架构，同时肩负起医院全面预算管理的重任；②确定、审查并公布预算管理中的政策制度和相关规定文件；③在对医院的中长期发展计划和发展战略进行全面深入的研究后，确立年度预算目标，同时根据提出的目标制定预算编制的程序和方针；④协调预算编制执行过程中各部门之间的抵触、冲突问题；⑤审核和公布单位年度全面预算；⑥审议预算调整中超过 10% 的重大事项。

全面预算管理委员会办公室是预算管理常设机构，该办公室隶属于预算管理委员会，设置在财务科中，主要管理预算业务中的日常事务。

主任：财务科长。

成员：全院各科室负责人及各科室预算员。

全面预算管理委员会办公室作为预算管理工作机构，具有以下职责：①起草医院预算编制的政策、规定、制度、目标、方针、程序等相关文件，具体指导各责任科室做好预算编制；②审查公司内所有科室的预算草案，并进行协调和汇总，编制单位全面预算，递交全面预算管理委员会；③将审核通过的年度预算方案向市卫生局进行报备，并组织各科室执行领导小组批准的方案；④对预算的完成状况进行监督、跟踪和协调；⑤若执行过程中出现了问题，需要反馈给单位全面预算管理委员会，在其商议后，修正和调整预算执行过程中出现的问题和偏差；⑥做好单位决算工作，加强对决算数据分析的应用。

4. 预算管理流程与关键控制

XK 医院在全面预算管理医院的各项收支工作时，遵循"积极稳妥、统筹兼顾、收支统管"的原则，并遵循"保证重点、兼顾一般"的工作思路，统筹安排各类资金，利用预算管理对各项支付进行合理安排。医院预算管理基本业务流程如图 4-6 所示。

1）预算编制流程与关键控制

XK 医院属于二级核算单位，"两上两下"的内外两组程序是其通常在预算编制中采取的主要方式。

内部的"两上两下"："一上"是指年度预算建议数由医院各科室上报；"一下"是指预算控制数是预算管理委员会办公室对医院各科室下达；"二上"是指对于预算管理办公室传达的预算控制数，各科室要反复确认调整，最后将确定数值上报；"二下"是指年度预算方案经院办会议审议批准后，分解、下达科室。

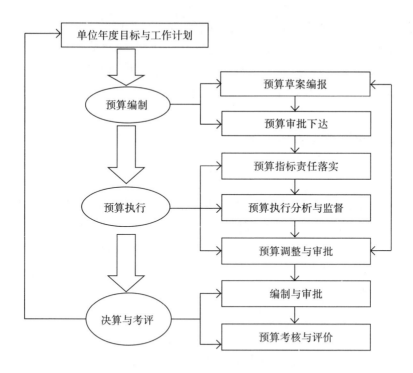

图 4-6 医院预算管理基本业务流程图

外部"两上两下"程序:"一上"是指医院预算经院办会议审批后,报上级卫生行政主管部门,进行审核整理后上报市财政局;"一下"是指以市财政的财力状况为依据,财政局审核其报送的预算,下发数据;"二上"是指医院按照上级卫生行政主管部门要求,修改医院预算数据,经院领导同意后,上报医院预算修改后数据,"二下"是指上级卫生行政主管部门下达财政批复年度预算。

每年 10 月份的上半月是预算管理办公室公布下一年预算编制的时间。编制公布后,各科室要根据编制的规划,严格执行"两上两下"程序,使预算编制工作顺利完成。

"自下而上"是 XK 公立医院预算编制的主要流程。首先,以工作计划和任务为根据,医院各归口职能部门对支出金额提出建议,各部门进行预算编制;然后,把编制好的部门预算向财务科上报。对上报完成的部门预算,财务科进行相关调整,削减或增加预算数额,进行总预算的编制;最后,医院的总预算由全面预算管理委员会进行审核,院长办公室对形成的决议签字下达。

在编制完年度预算之后,XK 医院需要在全面预算管理委员会与院长办公室两方都通过审议之后，才具有向财政主管部门上报以获得执行批复的资格。根据年度预算要求，医院把年度预算任务向各职责部门和责任人落实。各预算执行部门需要在预算范围内进行经济业务活动，XK医院财务科负责全程监控和跟踪预算经费开支情况，并且需要将年度预算执行情况向医院职工代表大会报告。

2）预算执行流程与关键控制

预算资金要确保具体到任何一笔支付资金，对于不在计划和预算内的支出不予办理。任何一项经费的支出都要通过预算审批后进行，不得擅自改变支出用途。当年度预算指标确立并公布后，各科室要根据预算指标进行日常工作，各支出数量不能超过预算指标。各部门的预算执行情况由归口管理部门进行管理，在遵循节约原则的基础上，结合年度实际工作情况对预算资金的使用进行规划，要严格遵守财务支出的审批程序和制度，同时对预算执行的检查和监督给予积极配合。

3）预算调整流程与关键控制

在实际情况与年度预算不符时，需要对预算进行适当调整。有两种调整预算方案的方式：一种是预算制定基础的变化或者国家政策的改变，使预算结果不准确，在此情况下需要财务科对预算方案设计进行调整；另一种情况是出现了预算年度的例外支出或出现漏报，此时归口部门向院方提出追加项目经费的报告。财务科根据审议批准的报告进行预算调整的办理。

申请、审议和批准是调整预算需要进行的流程：①业务科室发生特殊事件需要进行预算调整时，首先制定预算调整方案，方案中要将原因、数额、项目、有关说明和措施进行罗列，财务部门收到调整方案后，对预算执行情况进行全面分析，将预算指标调整前后的对比进行下达；②审查工作由全面预算管理委员会办公室进行，并将审核结果进行下达，同时根据自己的审批权限上报金额数值到上级领导；③预算调整及申报审批权限：参照《XK医院支出管理制度》中第四章第十一条第（二）、（三）项执行；④按照预算审批结果执行。

4）预算考评流程与关键控制

在对预算进行考核时，医院主要关注医疗业务收支中的各项指标，对于其他相关非业务指标的重视度不足。此外，作为重点考核对象的行政后勤科室和临床医技科室，尚没有完整的符合医院总体预算总目标和科室利益的考核指标，不能真正落实对预算管理的考核。最后，现行的医院考核奖惩制度也是不够完善的，不能有效地起到激励各部门和各科室相关工作人员的作用，考核体系变得形式化，对实现预算目标造成了影响。

5.内部控制优化空间

1）健全预算管理组织体系

第一，单独建立一个负责年度预算执行管理的领导小组，小组由院长亲自负责，下设专门的人员负责各个科室、全院的年度预算执行、监督、汇总等管理工作。由各个科室负责医技预算管理的主任护士长和职能预算管理的负责人亲自参与预算管理小组的工作，分别负责本科室的年度预算执行和反馈等管理工作，强调年度预算执行监管的重要性和力度，责任落实到人。

第二，增设医院归口管理部门，作为医院预算的管理和执行机构。归口管理部门的职责是按照相似的职能或相同科室归口管理部门就近的原则，将相似职能的归口医技部门各科室或一定的办公范围区域内的各个处室预算进行统一的管理。归口管理部门的负责人由直属医院预算归口管理领导小组的成员亲自兼任。

第三，由医院财务部门负责设置专门的预算管理督查领导小组，全权负责对整个医院的财务和预算管理情况进行监督检查工作。这个督查领导小组的职责和主要工作内容就是负责配合医院预算执行管理监督小组对全院的财务和预算管理执行的情况及时进行审查，并对其执行效果进行监督，医院各科室和财务部门必须全力配合监督工作。

2）优化预算考核体系

第一，全面预算管理的考核周期。医院从时间单位的角度进行考评指标体系的设计，该指标体系以季度和年度为两个时间单位分别展开考评工作，以财务指标考核为主、非财务指标考核为辅进行考核。其中，季度财务指标考核工作的目标主要是对预算有效执行情况进行复核与管控，年度财务指标考核工作具有综合性和全局统筹的作用。

第二，全面预算管理的考核指标。充分考虑指标设置的科学性，将医院预算的考核指标分为两个类别：一是财务指标系统，二是非财务指标系统。将这两类指标系统融合在一起，方能有效地充分发挥和突出预算管理的关键性作用。财务指标作为一种可以量化的考核指标，准确、可控、客观、公正，是不可或缺的管理考评要素。而非财务指标，灵活、多样，适合对那些无法进行量化的预算考核业务进行考核。

第三，全面预算管理的考评结果应用。医院在对各个业务职能科室展开预算考评的过程中，综合职能部门财务指标定量分析的结果及非财务指标定性分析的结果，最终确定一个预算考核分值，根据这个分值的等级，确定该部分评级为优秀、良好、合格或较差，然后以此分值作为依据进行各职能部门的预算绩效赏罚工作。

3）信息化管理体系优化

由于 XK 医院目前仅部分科室使用了医院的财务部预算信息管理系统（HIS），信息管理系统不够健全和完善，达不到对预算信息管理的实际需要，很多工作都需要人工统计，这就直接导致了人员的工作量大，预算信息管理效率不高。因此，要想有效地贯彻落实全面的预算管理工作，前提条件就是需要基于精准的数据对预算进行管理。因此，医院要想在预算效益更大化的层面上对全面的预算管理工作情况进行升级与控制，就需要充分利用国内大型医疗机构的资源建立信息化预算管理系统。有效的信息管理系统整合了医院的 HRP 系统、HIS 系统以及预算信息管理体系等，能够有效解决医院原有的预算信息管理系统的问题。该系统中的预算信息管理系统，可以在医院预算的编制、审批、执行等各个环节设置和共享预算信息，全面提高预算信息管理系统的运行质量和效率。

第二节　公立医院收支业务内部控制建设

一、公立医院收支业务概述

公立医院收支业务包括收入、支出及收支结余三部分，覆盖范围广，是公立医院财务管理与内部控制的重要组成部分。

（一）公立医院收入的内涵

收入是指医院开展医疗服务及其他活动依法取得的非偿还性资金，收入包括医疗收入、财政补助收入、科教项目收入和其他收入。

（1）医疗收入，即医院开展医疗服务活动取得的收入，包括门诊收入和住院收入。医疗收入在医疗服务发生时依据政府确定的付费方式和付费标准确认，医院要严格执行国家物价政策，建立健全各项收费管理制度。

①门诊收入是指为门诊病人提供医疗服务取得的收入，包括挂号收入、诊察收入、检查收入、化验收入、治疗收入、手术收入、卫生材料收入、药品收入、药事服务费收入、其他门诊收入等。

②住院收入是指为住院病人提供医疗服务取得的收入，包括床位收入、诊察收入、检查收入、化验收入、治疗收入、手术收入、护理收入、卫生材

料收入、药品收入、药事服务费收入、其他住院收入等。

（2）财政补助收入，即医院按部门预算隶属关系从同级财政部门取得的各类财政补助收入，包括基本支出补助收入和项目支出补助收入。基本支出补助收入是指由财政部门拨入的符合国家规定的离退休人员经费、政策性亏损补贴等经常性补助收入；项目支出补助收入是指由财政部门拨入的主要用于基建和设备购置、重点学科发展、承担政府指定公共卫生任务等的专项补助收入。

（3）科教项目收入，即医院取得的除财政补助收入外专门用于科研、教学项目的补助收入。

（4）其他收入，即医院开展医疗业务、科教项目之外的活动取得的收入，包括培训收入、租金收入、食堂收入、投资收益、财产物资盘盈收入、捐赠收入、确实无法支付的应付款项等。

（二）公立医院支出的内涵

支出是指医院在开展医疗服务及其他活动过程中发生的资产、资金耗费和损失，包括医疗支出、财政项目补助支出、科教项目支出、管理费用和其他支出。

（1）医疗支出，即医院在开展医疗服务及其辅助活动过程中发生的支出，包括人员经费、耗用的药品及卫生材料支出、计提的固定资产折旧、无形资产摊销、提取医疗风险基金和其他费用，不包括财政补助收入和科教项目收入形成的固定资产折旧和无形资产摊销。其中，人员经费包括基本工资、绩效工资（津贴、补贴、奖金）、社会保障缴费、住房公积金等。其他费用包括办公费、印刷费、水费、电费、邮电费、取暖费、物业管理费、差旅费、会议费、培训费等。

（2）财政项目补助支出，即医院利用财政补助收入安排的项目支出。实际发生额全部计入当期支出。其中，用于购建固定资产、无形资产等发生的支出，应同时计入净资产，按规定分期结转。

（3）科教项目支出，即医院利用科教项目收入开展科研、教学活动发生的支出。用于购建固定资产、无形资产等发生的支出，应同时计入净资产，按规定分期结转。

（4）管理费用，即医院行政及后勤管理部门为组织、管理医疗和科研、教学业务活动发生的各项费用，包括医院行政及后勤管理部门发生的人员经费、耗用的材料成本、计提的固定资产折旧、无形资产费用，以及医院统一管理的离退休经费、坏账损失、印花税、房产税、车船使用税、利息支出和其他公用经费，不包括计入科教项目、基建项目支出的管理费用。

（5）其他支出，即医院上述项目以外的支出，包括出租固定资产的折旧及维修费、食堂支出、罚没支出、捐赠支出、财产物资盘亏和毁损损失等。

（三）公立医院收支结余的内涵

收支结余是指医院收入与支出相抵后的余额，包括业务收支结余、财政项目补助收支结转（余）、科教项目收支结转（余）。当期各类收支结余计算公式如下：

业务收支结余＝医疗收支结余＋其他收入－其他支出

医疗收支结余＝医疗收入＋财政基本支出补助收入－医疗支出－管理费用

财政项目补助收支结转（余）＝财政项目支出补助收入－财政项目补助支出

科教项目收支结转（余）＝科教项目收入－科教项目支出

业务收支结余应于期末扣除按规定结转下年继续使用的资金后，结转至结余分配，为正数的，可以按照国家有关规定提取专用基金，转入事业基金；为负数的，应由事业基金弥补，不得进行其他分配，事业基金不足以弥补的，转入未弥补亏损。实行收入上缴的地区要根据本地实际，制定具体的业务收支结余率、次均费用等控制指标。超过规定控制指标的部分应上缴财政，由同级财政部门会同主管部门统筹专项用于卫生事业发展和绩效考核奖励。

财政项目补助收支结转（余）、科教项目收支结转（余）结转下年继续使用。国家另有规定的，从其规定。

二、公立医院收支业务的内部控制目标

（1）合理设置岗位，明确相关岗位的职责权限，确保申请、审批、收付款及会计核算等不相容岗位相互分离。

（2）完善收费与收入管理制度，加强收入业务管理，保证资金安全。

（3）确保定价收入管理符合国家法律、法规和内部规章制度的要求。

（4）票据、印章和资金等保管合理合规，没有因保管不善或滥用而产生错误或舞弊。

（5）各项收入足额地收缴并上缴到指定账户，没有账外账和"小金库"。

（6）应收款项的情况清晰，落实催缴责任，确保应收尽收，及时进行坏账核销。

（7）规范各类开支范围和标准，确保支出项目和标准制定程序规范、方法科学、依据充分，并符合国家相关法律法规的规定。

（8）确保所有开支均纳入支出计划，支出安排切合单位业务实际和财力状况。

（9）准确把握各项开支政策及其变化动态，规范单位各类支出的审批行为，确保支出申请经过适当的归口审查、授权批准。

（10）确保支出业务经过适当的归口管理和专业审核。

（11）各项收入、支出及结余得到正确核算，相关财务信息真实完整。

三、公立医院收支业务的主要风险点

（1）收入业务未由公立医院归口管理部门统一管理、集中核算，可能导致收入应收未收、收入金额不实以及私设"小金库"的风险。

（2）违反有关规定擅自设立收费项目、提高收费标准、扩大收费范围，导致违规收费的风险。

（3）未严格执行"收支两条线"管理规定，未按规定及时足额上缴各类非税收入，可能导致违规截留、挤占、挪用资金的风险。

（4）收入核算不规范，收入长期挂账，未及时、准确地确认收入，导致公立医院收入不完整、不真实的风险。

（5）未建立票据定期盘点制度，收费票据电子化后给票据监管带来更大困难的风险。

（6）未建立收入报告机制，收入计划缺乏定期跟踪监控，难以及时发现并针对重大问题及时采取有效措施，可能发生医院收入管理失控，收支失衡的风险。

（7）公立医院支出相关管理办法没有及时根据最新的国家法律和法规进行修订，导致相关支出不合法不合规的风险。

（8）支出未纳入医院预算范围之内或者超出预算，可能导致经费滥用或无效使用的风险。

（9）支出事项未经过适当的事前申请、审核和审批，支出范围和开支标准不符合相关规定，尤其对于重大支出未经过集体决策程序，可能导致预算执行不力甚至发生支出业务违法违规的风险。

（10）支出事项发生借款未经过适当的事前申请、审核和审批，借款支出范围和开支标准不符合相关规定，可能导致支出业务违法违规的风险。

（11）报销时单据审核不严格，可能导致采用虚假或不符合要求的票据报销，存在使用虚假票据套取资金的风险。

（12）资金支付不符合国库集中支付、政府采购、公务卡结算等国家有关政策规定，可能导致医院支出业务不合法不合规。

（13）收入与支出业务不相容岗位未实现相互分离，可能导致错误或产生舞弊的风险。

四、公立医院收支业务的关键控制措施

（一）职责分工

1. 收支业务的归口管理

公立医院应明确各类收入的归口管理部门及职责，各项收入必须纳入医院统一核算，统一管理，严禁设立账外账；支出业务应当实行分类管理，明确各类业务事项的归口管理部门及其职责。

（1）根据《关于印发医疗机构内部价格行为管理规定的通知》要求，医疗机构应当设立价格管理委员会，委员会成员应当由医疗机构分管领导、价格管理部门及财务、医务、护理、医保、信息、药事、物资管理、医技、质控、设备、纪检监察等职能科室负责人组成，负责全院价格管理工作的领导、组织和决策。三级医疗机构应当明确负责内部价格管理工作的部门，并由院领导主管；二级及以下医疗机构应当在相关职能部门中明确价格管理职责。

（2）公立医院需明确收费处统一管理医院的资金收款，并由医院财务部设立专门的财务人员来进行收费账目的监督管理。除了对现有的票据进行审核和清算外，还要关注收费处每日结算信息，将收集到的信息与相关信息进行比较，及时发现收费管理漏洞。

（3）根据医院实际情况，按照权责对等的原则，医院将具体业务归口到各业务部门，明确各项支出业务归口管理的责任部门。各责任部门都要担负起相应的责任，相关岗位人员除了具有专业的业务知识、熟悉具体业务的政策规定外，还应对财务制度有相应的了解，保证归口管理的支出内容真实合理，同时降低单位经济风险。比如工资福利支出、对个人家庭的补助、探亲费、培训费、出国经费等人员经费需经人事部门审核签字，经财务部门审核批准后方可报销；比如招待费、车辆经费、办公费、水电费等需经办公室审核签字，经财务部门审核批准后方可报销。

2. 分类设置审批权限

为提高管理效率，有效控制管理风险，公立医院需设立科学的收入、支出业务分类审批权限，履行审批程序，重大经济活动和大额资金支付须经集体决策。在设置审批权限时，要区分不同业务特点，分类设置，不可"一刀切"，而且要考虑授权人的管理跨度和时间精力、被授权人的管理能力和个人素质等因素，科学地、合理地分类设置审批权限。

重大决策、重要人事任免、重大项目安排和大额度资金运作必须由领导班子集体做出决定，即"三重一大"事项坚持集体决策原则。公立医院应当

健全议事规则，明确"三重一大"事项的决策规则和程序，完善群众参与、专家咨询和集体决策相结合的决策机制。医院党委（党组）、院领导班子等决策机构要依据各自的职责、权限和议事规则，集体讨论决定"三重一大"事项，要坚持务实高效，保证决策的科学性，广泛听取意见，保证决策的民主性。

3. 合理设置关键岗位

公立医院合理设置收入、支出业务关键岗位，配备关键岗位人员，明确其职责权限，确保不相容岗位相互分离。

（1）根据《关于印发医疗机构内部价格行为管理规定的通知》要求，三级医疗机构应当配备 3～5 名医疗服务价格工作人员；二级及以下医疗机构应当配备 1～3 名医疗服务价格工作人员。各医疗机构依据机构规模和医疗服务量可适当增减人员数量。各业务科室（部门）设置兼职医疗服务价格工作人员，每个科室（部门或病区）至少设 1 名。

（2）医院应当根据《中华人民共和国会计法》等法律法规要求建立健全会计机构，明确会计机构的职责和权限，依法合理设置会计工作岗位，配备具备资格条件的会计工作人员，加强会计人员专业技能培训。根据《医院财务制度》要求，三级医院须设置总会计师，其他医院可根据实际情况参照设置。

（3）医院应确保医疗服务价格的确认和执行、收入款项的收取与会计核算、支出事项申请与审批、支出事项审批与付款、付款审批与付款执行、业务经办与会计核算等不相容岗位相互分离（表4-7）。

4. 收支业务的稽核机制

公立医院应当建立健全收支稽核制度，明确收支稽核规则与要求，督导各部门严格执行诊疗规范、价格政策和医保政策，定期核查医疗行为规范及物价收费的相符性，定期核查收入、支出业务是否严格按照医院的规章制度执行。

【例4-6】 某公立医院收费处加设收费稽核岗。在医院的收费处配备专业的收费稽核人员，稽核工作人员具备专业的知识技能和较高的政治素质，充分发挥稽核岗位的各项作用，努力落实财务的稽核监管工作。

收费稽核的主要工作职能包括稽核各项收费内容和金额，监督并检查有关科室实际医疗价格，一旦发现问题及时处理；稽核往来资金，监督检查收费人员有无收费错漏、挪用或截留公款问题；稽核患者费用，主要核对病人花费是否准确无误及当日费款是否及时存入医院开户银行的账户。稽查人员要把稽核实际情况及时上报至财务部门。

表4-7 公立医院收支业务的不相容岗位一览表

	医疗服务价格确认	医疗服务价格执行	收入款项的收取	收入款项会计核算	支出事项申请	支出事项审批	支出事项付款审批	支出事项付款执行	支出事项会计核算
医疗服务价格确认		×							
医疗服务价格执行	×								
收入款项的收取				×					
收入款项会计核算			×						
支出事项申请						×		×	×
支出事项审批					×			×	×
支出事项付款审批						×		×	×
支出事项付款执行					×	×	×		×
支出事项会计核算					×	×	×	×	

注：× 表示岗位不相容。

102

（二）收入业务的关键控制措施

公立医院收入管理制度应当涵盖价格确定、价格执行、票据管理、款项收缴、收入核算等内容，规范收入管理、票据管理等业务工作流程，加强医疗服务价格管理、医疗收费、退费、结算、票据等重点环节的控制。

1. 价格确定与执行

（1）新增医疗服务价格项目经医疗机构价格管理委员会审核论证后，报省级卫生健康行政管理部门按照医疗服务价格项目技术规范进行规范确认后，报业务主管部门和物价部门审批。

【例4-7】　某公立医院《新增医疗服务项目价格管理办法》，主要控制措施摘抄如下：

3.2.1 新增医疗服务项目应体现技术先进性、经济合理性，符合社会需求并有利于基本医疗服务开展的要求。

3.2.2 临床科室必须认真填写《医院新增医疗服务项目申报表》，内容包括：项目名称、项目分类、编码、计价单位、拟收费价格、医保编码、同行及价格、项目说明及包括内容；并测算出设备采购成本、设备维护成本、项目需求人数、人均工作时间、不计价耗材成本、房屋占用面积、水电费、其他成本以及另行收费项目。

3.2.3 临床科室填写完成《医院新增医疗服务项目申报表》后，经主管部门、物价办、财务部、运营管理中心、分管院长、院长及医院价格管理委员会同意后，报业务主管部门和物价部门审批，由物价办增补到收费目录中开展收费工作。未经审批的医疗服务项目不得收费。

3.2.4 在计算机操作中新增医疗项目的输入，"医疗服务收费标准"的价格调整只授权给院物价办公室，严禁其他人员进入计算机的"价格处理"系统。

3.2.5 新增或调整价格录入时，必须由物价管理科成员两人核对无误签字后方可执行，并要及时与医疗保险科联系相互关联信息。

3.2.6 住院处、门诊大厅分别配置医疗服务收费标准电子触摸屏，由信息科负责调试及维护，从而及时公示医疗服务价格，明码标价，规范服务，并接受价格监督检查。

（2）医疗机构可采用机构官网、电子触摸屏、电子显示屏、公示栏、公示牌、价目表等方式，在服务场所显著位置公示常用医疗服务项目、药品、医用耗材的价格，保障患者的查询权和知情权；价格发生变动时，要及时调整公示内容。要在服务场所显著位置公布本单位价格咨询、投诉电话。

【例4-8】 北京协和医院《医疗价格公示管理制度》。

一、目的

贯彻落实《中华人民共和国消费者权益保护法》和北京市发展改革委、北京市卫生局(现为北京市卫生健康委,编者注)、北京市中医管理局关于《医疗机构实行价格公示的规定》的通知精神,向患者提供医疗服务项目内容及医疗服务价格。

二、在医院显著位置放置触摸屏,做到100%公布医院药品、医疗服务项目、一次性可收费医用耗材。公布的内容按京发改〔2008〕1083号文件执行。

三、在门诊主要收费、检查、治疗科室,对相关医疗服务项目收费设立价格公示。公布的内容按京发改〔2008〕1083号文件执行。

四、明码价格公示的各项内容做到准确无误,遇价格变化及时更换。

五、公布"12358"价格举报电话和医院物价管理办公室电话。

六、对所有患者提供医疗服务收费明细清单。

七、定期听取社会监督员和患者的意见,不断改进工作。

(3)医疗机构应当建立费用清单(含电子清单)制度,以多种形式向患者提供医疗服务、药品、医用耗材等费用清单(病种、DRG除外),并在患者需要时提供打印服务。费用清单主要内容应当包括医疗服务项目、药品、医用耗材的名称和编码、单价、计价单位、使用日期、数量、金额等。

【例4-9】 某公立医院《费用清单制度》,主要控制措施摘抄如下:

4.1 根据《中华人民共和国消费者权益保护法》的文件精神,为方便患者对医药费用的了解和查询,实行患者费用每日清单制度。

4.2 住院患者由病房护士提供每日费用清单,患者签字确认后保存;门(急)诊费用清单由收款处提供。

4.3 主动向门(急)诊和住院患者提供每(次)日费用清单,清单内容包括医疗服务项目、药品、医用耗材名称、单价、数量、金额等。

4.4 患者出院时,病房对住院费用核实无误后方可办理出院手续。结账前由结算处向患者提供总费用清单,患者核实后再办理费用结账手续。

4.5 费用清单制度落实情况由院物价管理科定期抽查。

2. 医疗收费票据管理

医疗收费票据,是指非营利性医疗卫生机构(以下简称医疗机构)为门诊、急诊、急救、住院、体检等患者提供医疗服务取得医疗收入时开具的收款凭证。医疗收费票据管理包括申领、保管、使用与缴销等方面的管理活动。

（1）医疗机构首次申领医疗收费票据，应当按照规定程序先行办理《财政票据领购证》。办理《财政票据领购证》，应当向同级财政部门提出申请，提交申请函，详细列明领购医疗收费票据的种类、使用范围等，并提供单位法人证书、组织机构代码证书副本及复印件、卫生部门核发的《医疗机构执业许可证》、县级以上价格主管部门批准的收费文件复印件等资料。

医疗机构再次领购医疗收费票据，应当出示《财政票据领购证》，并提交前次领购医疗收费票据的使用情况说明，经财政部门审验无误后，方可继续领购。医疗收费票据的使用情况说明应包括以下内容：医疗收费票据领购、使用、作废、结存等情况，取得的医疗收费收入情况等。

医疗机构启用医疗收费票据时，应当检查是否有缺页、号码错误、毁损等情况，一经发现应及时交回财政部门处理。

（2）医疗机构应当严格按照《医疗收费票据使用管理办法》规定和财政部门要求使用医疗收费票据。任何单位和个人不得使用非法取得、作废和虚假的医疗收费票据；不得转让、介绍他人转让、出借、代开、虚开、擅自销毁医疗收费票据；不得将医疗收费票据与其他财政票据、税务发票互相串用。

医疗机构取得门诊医疗收入和住院医疗收入，应当向付款方开具医疗收费票据，并加盖本单位财务章或收费专用章。医疗机构不开具医疗收费票据的，付款方有权拒绝支付款项。

医疗机构开具医疗收费票据时，应当全部联次一次、如实填写，做到字迹清楚、内容完整、真实，印章齐全，各联次内容和金额一致。填写错误的，应另行填写。因填写错误、医疗退款等原因作废的票据，应加盖作废戳记或者注明"作废"字样，并完整保存全部联次，不得私自销毁。

（3）医疗机构应当妥善保管医疗收费票据，设置管理台账，指定专人负责医疗收费票据的领购、使用登记、保管、核销等工作，设置票据专柜或专库，做好票据存放库房（专柜）的防盗、防火、防潮、防蛀、防爆、防腐等工作，确保医疗收费票据存放安全。

医疗机构遗失医疗收费票据，应当及时在县级以上媒体上声明作废，并将遗失票据名称、数量、号段、遗失原因及媒体声明资料等有关情况，以书面形式报送原核发票据的财政部门核查、处理。

（4）医疗机构应当妥善保管已开具的医疗收费票据存根，票据存根保存期限原则上为5年。保存5年确有困难的，应向原核发票据的财政部门提出申请，经财政部门审核后，可以提前销毁。

对保存期满需要销毁的医疗收费票据存根和尚未使用但应予作废销毁的医疗收费票据，由医疗机构负责登记造册，报经原核发票据的财政部门核准后，由财政部门组织销毁。

医疗机构撤销、改组、合并的，应及时办理《财政票据领购证》的变更或注销手续，并对已使用的医疗收费票据存根和尚未使用的医疗收费票据登记造册，交送原核发票据的财政部门统一核销、过户或销毁。

【例4-10】 某公立医院《医疗票据管理办法》，主要控制措施摘抄如下：

5.1 票据的领取与购买

5.1.1 票据管理专员应当每年根据医院的年度收入预算对当年的各类票据做年度票据使用计划，批准后上报相关政府部门。

5.1.2 建立票据购买、发放、缴回的《票据管理登记簿》。由票据管理专员负责，领取或购买发票后要及时在登记簿上登记完整，确保票据的完整性。

5.1.3 票据的领取或购买必须由财务部填写领用申请表，经批准后到指定票据发放机关领取或印制，或者到票据出售商店购买。

5.2 票据的发放与使用

5.2.1 空白票据统一存放于财务部，由票据管理员保管，负责票据的发放和缴回。领用空白票据一律由票据管理专员统一办理，其他人员不得替代。

5.2.2 《门急诊预交金（退款）凭单》和《住院部预交金（退款）凭单》发放给收费处使用，用于收费员收到病人现金和退回病人现金时使用；《医疗门诊收费票据》和《医疗住院收费票据》发放给收费处使用，用于收费员为病人结算时使用；《往来凭证》可发放给医保专员，用于向医保中心结算医保收入；《医院收费票据》可发放给出纳使用，用于出纳收到现金时开具收款凭证。

5.2.3 票据使用人领用各种票据时，原则上可领用 15～30 天的使用量，通常情况下，所有票据均按整本发放，连续打印的机打票据可按整百张发放。票据使用人员在票据剩余数量不足 5 天的使用量时，可申请领取下一次的票据。

5.2.4 需要加盖印章的票据，在票据发放时由票据管理专员统一在发票上加盖单位发票专用章；不需要加盖印章的票据不加盖印章。使用人员领用后，需要在《票据管理登记簿》或"票据系统"上登记领用日期、发票种类、数量、起讫号码等信息，并签字确认。

5.3 票据的使用

5.3.1 门诊病人：门诊病人在门诊充值或退费时，直接打印《门急诊预交金（退款）凭单》；门诊医保病人在医保扣费的同时，直接打印《医疗门诊收费票据》及费用清单；自费病人在执行科室扣费后，可到收费处结算费用并打印《医疗门诊收费票据》及费用清单。

5.3.2 住院病人：住院病人预交住院押金或退住院押金时，直接打印《住院部预交金（退款）凭单》；住院病人出院结算时，直接打印《医疗住院收费票据》及费用清单。

5.3.3 体检人员：体检病人交纳现金或从 VIP 卡转账时，打印《医院门诊收费票据》；体检人员需要发票的，由体检收费处开具《医疗门诊收费票据》。

5.4 填开发票的具体要求

5.4.1 填开发票时，必须真实反映医院经济业务活动的具体内容，完整填列所需内容。不得弄虚作假，虚开票据，一经发现，严格处理。

5.4.2 票据使用前，必须对领用的票据进行检查，如发现有缺联少页、重号少号、字迹模糊不清、错装混订等印刷质量问题，应停止使用领用的发票，并填写票据情况说明书，将整本票据及时送回财务部处理。

5.4.3 所有票据必须从编号小的开始连续使用，不得跳号。每本使用前，应当把票据首页保管好，一本使用完毕后，应当按本、按编号整理，并完整填写票据首页的内容，并按整本上交财务科票据管理专员。

5.4.4 所有票据不得移作他用，严禁开具空白票据。

5.4.5《医疗门诊收费票据》和《医疗住院收费票据》发生作废的，尽量由开具票据的本人处理作废票据；特殊情况下，可由收费处组长或授权人员处理，业务处理后，应当把作废的票据交原开票人，将作废票据两联合并到一起。

5.4.6 交纳预交金不得打印发票；已打印发票，不得重复打印发票。

5.5 收费处工作交接班

5.5.1 收费员独立使用站点的，收费员结账后，应当把所有票据整理好，并保管好。下次上班时再使用各自分管的票据。

5.5.2 收费员每天结算时，应当打印《缴款日报表》；同时，门诊收费员附《门急诊预交金（退款）凭单》，住院收费员附《住院部预交金（退款）凭单》，急诊收费员附《门急诊预交金（退款）凭单》和《住院部预交金（退款）凭单》，体检收费员附《医院门诊收费票据》。上述票据应当按编号从小到大的顺序整理，打印编码连续，并与《缴款日报表》所列张数一致。

5.5.3《医疗门诊收费票据》《医疗住院收费票据》和《医疗往来收费票据》按整本整理，在下次领用新的票据时上交财务科票据管理专员，采取以旧换新的方式领取。

5.5.4 收费员共同使用同一站点的，收费员结账后，应当把所有使用过的票据整理好，并随《缴款日报表》同时上交。未使用的票据要移交至接班的收费员，查看移交时的票据号是否与系统上的起始号码一致。

5.5.5 财务科票据管理专员应当对收费员上交的票据和《缴款日报表》进行核对，并进行相应的账务处理。

5.6 票据的保管

5.6.1 空白票据的保管

5.6.1.1 医院领回或购买的空白发票以3个月的用量为宜，需要时向财政局或税务机关验旧领新。

5.6.1.2 对购领回的空白发票设专柜，设定专人进行管理，以确保发票安全，做到防盗、防失、防潮、防火。

5.6.2 已使用票据存根的保管

5.6.2.1 已使用票据的存根在财务部设专柜按照发生的时间顺序分期、分种类妥善保管，需要验销的，及时报经财政局或税务机关查验后注销。

5.6.2.2 发票管理人每月末根据发票的交回、验旧情况编制月报表，签字确认并存档。

5.7 票据的处理

5.7.1 票据的作废。所有作废的票据要收齐所有联次，加盖"作废"印章，并与存根一起妥善保存，并在开票软件中注明作废，不得私自销毁，以备查核。

5.7.2 票据的丢失。票据的使用遵循"谁收费谁负责"的原则，发生丢失票据的，必须于丢失当日用书面形式报告财务部登记备案，丢失数量较多的大额票据要由医院出面向财政局或税务机关登记备案。

5.7.3 票据违规行为的处罚。如出现伪造、涂改、转让、撕毁、丢失票据的，由收费处负责查明原因，财务总监根据情节轻重对责任人给予罚款；情况严重的，报经医院办公室决定处罚。如因发票使用不善而发生政府部门罚款的，医院将直接追究责任人的经济责任。

3. 款项收缴与收入核算

（1）在向患者收费时，由医院计算机信息系统或者人工逐一核对医嘱单、检查治疗报告单（图像）和患者费用清单的项目内容、项目数量和项目金额等，费用总额经核对无误后，由医院收费人员向患者执行收款操作，收款方式包括现金结算、POS刷卡，或医院收费人员向患者执行微信、支付宝等第三方支付收款操作，或患者在医院微信公众号、医院App、自助终端设备等自行交纳。

医院收费人员于每日收费终了，生成收费现金日报表后，汇总合计POS签购单、第三方支付单（如微信、支付宝等）、自助终端付款等，加上当日现金余额，与医院收费信息系统结算报表应交金额核对，并将应交现金全额存入银行。

医院出纳人员逐日将银行到账金额与医院收费信息系统的收现金额、POS刷卡金额、第三方支付金额等合计数进行核对，发现不符，及时查明原因。

【例4-12】　某公立医院《住院费用结算工作规范》，主要控制措施摘抄如下：

5.2 每日住院费用小结

5.2.1 住院部在患者办理住院手续时，进行医保上传时如需携带特殊证明，提醒病人48小时内带相关资料办理医保联网。

5.2.2 患者住院期间，按医嘱进行计费，每天病房责任护士对患者的医疗项目进行逐一核对，发现问题及时更正。

5.2.3 责任护士每日将住院费用一日清单打印交给患者或其家属，患者对所花费用有疑问时，由责任护士给予解答。

5.3 出院结算

5.3.1 根据出院医嘱，责任护士打印住院费用清单进行核对，核对无误后确认出院。

5.3.2 住院收费人员调取患者费用信息，查看预交金使用情况。

5.3.2.1 预交金不足时，通知患者补交差额。

5.3.2.2 预交金有结余时，办理出院结算时退回多余预交金。

5.3.3 结清患者住院费用并打印发票和统筹结算单，将发票和统筹结算单交给患者。

5.3.4 住院预交金退款

5.3.5.1 现金交款者，结算时退还现金。

5.3.5.2 银行卡结算者，结算时预交金退回原银行卡账户。

5.4 住院收费处资金盘点、汇缴

5.4.1 住院收费处窗口服务人员根据班次，分别在每日8:00、17:00对工作期间收取的资金在规定地点进行清点。

5.4.2 根据所收取现金数量、面值、POS金额及开具发票金额填写《交接表》。

5.4.3 将使用银行卡交费的经持卡人签名的签购单和发票汇总整理。

5.4.4 每日下班前将现金放入保险柜内，表单等汇缴至财务指定存放地点。

5.4.5 每个工作日银行派驻人员对所有收款进行复核后直接存入银行，并将接收款与出纳进行核对。

（2）医院收费处在办理各项退费时，必须审核交费票据和相关证明，核对原始凭证、原始记录及相关审批权限和审批手续，并在信息系统中发起一条退费申请，复核人员实时在系统中做退费审批操作后，收费人员方可退费。这样，通过将退费审核控制内嵌到系统中，不仅从原来退费前收款员单一审核改为退费前收款员及复核双审，而且在系统中留下审核痕迹，方便相关部门人员进行复核。退款安全方面，采用原路返回模式，出院结算时，根据预交金交款模式，多退少补，原路返回，堵塞了套现的风险。

当前，医院退费涉及的部门众多，常涉及临床科室、医技科室、医院管理部门等多个部门，需要部门和人员之间的配合与监督，任何一个部门和环节不配合，都会给退费制度执行带来一定的难度。同时，退费原因也呈多样化，导致收费系统退费记录繁杂，有时一天的退费记录多达上百条，而真正涉及现金退费的不多，增大控制难度，降低了工作效率。医院需要及时根据外部环境变化和医院实际情况，对退费风险点进行排查，制定严密的退费管理制度，明确相关人员的退费职责和签字权限，各环节经手人要严格审核退费的真实性及合理性，确认无误后签字认可，完善相关手续。

【例4-13】 湖北省中医院《门诊退费管理制度》。

一、办理退费手续须发票、取药处方、检查单、治疗单等单据齐全。

二、特殊情况需要退药品费时，请患者找接诊医生在发票上注明退费原因并签字，然后去药房取原盖收费章处方，经药房审核签字并在电脑中执行"退药"操作后，到收费窗口复核退费。

三、医技检查退费时，请患者找接诊医生在发票上注明退费原因并签字，经医技科室审核签字并在电脑中取消"已执行"操作后，取回原盖收费章检查单，到收费窗口复核退费。

四、非窗口交费退费时，凭发票（未打发票的在窗口补打）在收费窗口或导医台领取"退费申请单"，其他流程同上。

五、医保患者办理退费时，除以上手续外，还需医保办复核签字。因武汉市医保中心按年度结算，医保患者跨年退费不予办理。

六、一张发票需部分退费时，需先交应交款，再办理全部退费（现金缴费患者除外）。

（三）支出业务的关键控制措施

公立医院应建立健全支出业务管理制度，支出管理制度应当涵盖预算与计划、支出范围与标准确定、审批权限与审批流程、支出核算等内容，规范支出管理等业务工作流程，明确经济活动各项支出标准和范围，规范报销流程，加强支出审核和支付控制。实行国库集中支付的公立医院，还应当执行财政管理制度的有关规定。

1.支出预算与计划

预算是从医院目标和部门职能出发，结合医院运行现状，制定的一个行动方案和制度安排，是澄清工作目标和职能、澄清工作现状和问题的重要方式。因此，在预算编制过程中，按不同管理标准，将支出采用不同预算编制方法进行编制，最终形成系统化、标准化、科学化的工作体系。按照支出和业务量的关系，将支出分为固定类、变动类和酌量类三种，不同类别采用不同的编制方法。

（1）固定类支出是指在医院规模既定的情况下，不随业务量变化而变化的支出，包括人员工资、社保费、物业费等。编制此类支出预算需要了解行业标准，摸清资源底数，基于成本动因，建立定额标准，采用增量预算法进行编制。

（2）变动类支出是指随着业务量的变化而变化的支出，包括绩效工资、耗材费用、试剂费用、药品费用等。医保支付制度改革给医院收入规模的增长设置了天花板，在大盘增幅有限的情况下，根据上述项目对结余的贡献程度调整医院收支结构、确定预算数。此类支出采用弹性预算法进行编制。

（3）酌量类支出是指发生与否不影响当下的业务，发生之后可能会对未来的运行效率、核心竞争力的提升有帮助的支出。此类支出又分为两类：一类是与医院的战略目标、决策计划相关的项目，如宣传费、会议费、进修费、培训费、大型医疗设备和基建支出等；另一类是由项目衍生出来的相关支出，如维修、维保类，信息化建设网络及硬件支出等。编制此类支出预算应采用零基预算法进行编制。

【例 4-14】　某公立医院医生进修预算编制工作[1]。

2018 年之前，医务部从"任务（工作）""费用（支出）"两个维度，按照进修人次和费用标准进行进修预算编制（表 4-8）。

表 4-8　2018 年前医生进修预算

费用类别	科室	归口部门	预算项目	工作量	定额标准	预算金额
项目支出	儿科	医务部	进修费用	6 人	10 000 元／人	60 000 元
项目支出	内科	医务部	进修费用	10 人	10 000 元／人	100 000 元
项目支出	外科	医务部	进修费用	12 人	10 000 元／人	120 000 元

在这种编制模式下，职能部门主要履行了审批签字职责，未清晰地围绕进修管理目标实施包括工作分类、事前规划、事中管控、事后考核在内的预算编制控制措施，容易导致目标、计划和执行情况的脱节。

---

① 韩斌斌，王颖颖，李宗泽.公立医院细化支出预算编制的实践探索——以河南省肿瘤医院为例［J］.会计之友，2011（6 下）.

2018 年，医院按照"OMC"管理思维，对医生进修管理工作内容进行了重构，出台了《医院进修管理办法》，制定了工作方案，并依据支出类别——酌量性支出的特点进行了预算编制。医务部将进修目标明确为提升原有技术和学习新业务、新技术两大类，制定出翔实的、闭环的进修管理工作路径：收集进修申请，论证可行性，明确进修计划，遴选进修人员，签订进修协议书，按进修类别考核，发放进修补助，关注技术应用。每个环节都有明确的表单记录具体进修管理工作的内容。通过"事前有目标、过程有记录、工作有制度、信息有反馈"的工作设计，医院有效提升了进修管理工作的精细化和科学化。

基于"目标（成效）""工作（任务）""费用（支出）"三大要素及其之间的逻辑关系编制的进修管理工作方案表和预算表如表 4-9、表 4-10 和表 4-11 所示。

表 4-9 医生进修管理工作方案

分类制定进修目标、目标值	
目标	（1）能力提升：拓宽知识视野，提高原有技术水平；（2）专题进修：引进和开展新业务、新技术
指标	（1）进修计划完成率；（2）新业务、新技术开展数量
目标值	（1）100%；（2）M 个

表 4-10 行动方案（PDCA）

步骤	内容	形式	信息来源	信息去向
1	通告医院总体进修目标	通知	院办公室	临床科室
2	收集临床科室进修计划	表单	临床科室	
3	进行可行性论证	调研、分析	考核小组	
4	遴选进修人员	通知	考核小组	临床科室
5	签订进修协议	表单	考核小组	临床科室
6	跟踪进修学习情况	反馈表	进修医院	人力部门等
7	进修学习成果考核	考核表	考核小组	人力部门等
8	发放进修补助	进修补助	规划财务部	进修人员
9	关注学习应用和科研究情况	工作报告	考核小组	科研外事办

表 4-11 2018 年医生进修预算

进修类别	申请人数	论证后人数	进修医院	进修时长	进修费、食宿费		进修补助		预算金额
					标准	金额	标准	金额	
提升原技术	49 人	43 人	北京三甲医院	3~6个月	4 700 元/（人·月）	125万元	10 000 元/（人·月）	250万元	375万元
学习新技术	11 人	7 人				25万元		50万元	75万元

2. 支出范围与标准

公立医院的支出应当严格执行国家有关财务规章制度规定的开支范围和开支标准；国家有关财务规章制度没有统一规定的，由医院规定。医院的规定违反法律和国家政策的，主管部门（或举办单位）和财政部门应当责令改正。

开支范围是边界，决定哪些费用能报销，哪些费用不能报销；开支标准是限额，决定能报销的费用可以报销多少金额。为规范开支范围和标准管理，国家出台了一系列政策规定。《中华人民共和国预算法》要求按照预算支出标准等要求编制预算草案；《行政事业单位内部控制规范（试行）》要求单位建立健全支出内部管理制度，确定单位经济活动的各项支出标准；《行政单位财务规则》和《事业单位财务规则》要求行政事业单位严格执行国家规定的开支范围和开支标准，建立健全支出管理制度；《党政机关厉行节约反对浪费条例》提出，要严格开支范围和标准，严格支出报销审核，不得报销任何超范围、超标准以及与相关公务活动无关的费用。常见经费支出范围和标准梳理如下（仅供参考，具体以国家和地方财政最新规定为准）。

（1）差旅费是指工作人员临时到常驻地以外地区公务出差发生的城市间交通费、住宿费、伙食补助费和市内交通费。国内出差差旅费包括五项内容：城市间交通费、住宿费、伙食补助费、市内交通费、出差期间因开展公务发生的必要公杂费。此外，根据广东省财政厅《关于省直党政机关和事业单位差旅费管理问题的补充通知》（粤财行〔2016〕66号）规定，出差租车费用也纳入"差旅费"核算。

乘坐交通工具标准：根据财政部规定，出差乘坐交通工具规定的等级如表 4-12 所示。

表 4-12　出差乘坐交通工具等级标准

出差人员	交通工具种类			
	火车（含高铁、动车、全列软席列车）	轮船（不包括旅游船）	飞机	其他交通工具（不含出租小汽车）
省级及相当职务人员	软席（软座、软卧）、高铁/动车商务座、全列软席列车一等软座	一等舱	头等舱	凭据报销
厅级及相当职务人员	软席（软座、软卧）、高铁/动车一等座、全列软席列车一等软座	二等舱	经济舱	凭据报销
其他人员	硬席（硬座、硬卧）、高铁/动车二等座、全列软席列车二等软座	三等舱	经济舱	凭据报销

住宿费标准：财政部于 2015 年和 2016 年相继调整了中央和国家机关差旅住宿费标准，具体可见《财政部关于调整中央和国家机关差旅住宿费标准等有关问题的通知》（财行〔2015〕497 号）和《财政部关于印发〈中央和国家机关工作人员赴地方差旅住宿费标准明细表〉的通知》（财行〔2016〕71 号）。新版住宿费标准按不同级别职务、不同地区以及淡旺季等进行了详细规定。

伙食补助费和市内交通费标准：伙食补助费和市内交通费标准分别为每人每天 100 元（青海和西藏为 120 元）和 80 元，报销时无须任何票据。各单位也可根据财政部门要求制定实施细则，报销标准可低于但不能高于财政规定标准。

参加会议和培训的差旅费报销标准：关于乘坐交通工具到常驻地以外参加会议或培训，财政部《中央和国家机关差旅费管理办法》（财行〔2013〕531 号）没有明确规定，广东省财政厅《关于省直党政机关和事业单位差旅费管理问题的补充通知》（粤财行〔2016〕66 号）的规定是伙食补助费和市内交通费按往返各 1 天计发，当天往返按 1 天计发。

（2）会议费开支范围包括会议住宿费、伙食费、会议场地租金、交通费、文件印刷费、医药费等。住宿费和伙食费是会议代表及工作人员会议期间的费用，会议代表及工作人员报到或返程在途期间发生的伙食费、住宿费等，按差旅费管理办法回本单位报销。交通费是指用于会议代表接送站，会议统一组织的代表考察、调研等发生的交通支出。文件印刷费是指与会议有关的材料印刷费。需要注意的是，严禁借会议名义组织会餐或安排宴请，严禁套取会议费设立"小金库"，严禁在会议费中列支公务接待费。

中央和国家机关会议费综合定额标准：一类会议每人每天 760 元，二类会议每人每天 650 元，三类和四类会议每人每天 550 元。

会期标准：一类会议会期按照批准文件，根据工作需要从严控制；二、三、四类会议会期均不得超过2天；传达、布置类会议会期不得超过1天。同时，一、二、三类会议的报到和离开时间合计不得超过2天，四类会议的报到和离开时间合计不得超过1天。

规模标准：一类会议参会人员按照批准文件，根据会议性质和主要内容确定，二类会议参会人员不得超过300人，三类会议参会人员不得超过150人（工作人员控制在会议代表人数的10%以内），四类会议参会人员视内容而定，一般不得超过50人。

（3）培训费是指各单位开展培训直接发生的各项费用支出，包括师资费、住宿费、伙食费、培训场地费、培训资料费、交通费以及其他费用。师资费是指聘请老师授课发生的费用，包括授课老师讲课费、住宿费、伙食费、城市间及市内交通费等；住宿费是指参训人员及工作人员培训期间发生的租住房间的费用；伙食费是指参训人员及工作人员培训期间发生的用餐费用；场地费是指用于培训的会议室或教室租金；资料费是指培训期间必要的资料及办公用品费；交通费是指用于培训所需的人员接送以及与培训有关的考察、调研等发生的交通支出；其他费用是指现场教学费、设备租赁费、文体活动费、医药费等与培训有关的其他支出。

培训费综合定额标准：一类培训每人每天760元，二类培训每人每天650元，三类培训每人每天550元。

师资费标准：讲课费（税后）标准，副高级技术职称为500元/学时以内，正高级技术职称为1 000元/学时以内，院士、全国知名专家一般不超过1 500元/学时。按实际发生的学时计算，每半天最多按4个学时计算，同时为多班次一并授课的，不重复计算讲课费。授课老师的市内交通费按省直单位差旅费有关规定和标准执行（即80元/天），住宿费、伙食费按培训费管理办法标准执行，原则上由培训举办单位承担。需要注意的是，新修订的培训费管理办法将师资费放在培训费综合定额标准外单独核算。

（4）公务用车运行维护费支出范围包括公务用车燃料费、维修费、过桥过路费、保险费、安全奖励费用等。此外，需要注意的是，还有一个"其他交通费用"，是指单位公务用车运行维护费以外的其他交通费用，如公务交通补贴、租车费用、出租车费用，飞机、船舶等的燃料费、维修费、保险费等。

党政机关配备公务用车标准：机要通信用车配备价格12万元以内、排气量1.6升（含）以下的轿车或者其他小型客车；应急保障用车和其他按照规定配备的公务用车配备价格18万元以内、排气量1.8升（含）以下的轿车或者其他小型客车，确因情况特殊，可以适当配备价格25万元以内、排气量3.0升（含）以下的其他小型客车、中型客车或者价格45万元以内的大型客车；执法执勤用车配备价格12万元以内、排气量1.6升（含）以下的轿车或者其他小型客车，因工作需要可以配备价格18万元以内、排气量1.8升（含）以下的轿车或者其他小型客车，确因情况特殊，可以适当配备价格25万元以内、排气量3.0升（含）以下的其他小型客车、中型客车或者价格45万元以内的大型客车；公务用车配备新能源轿车的，价格不得超过18万元。

（5）公务接待费用是指出席会议、考察调研、执行任务、学习交流、检查指导、请示汇报等公务活动中发生的必要的接待费用。公务接待单位应当严格控制公务接待范围，不得用公款报销或者支付应由个人负担的费用，更不得将休假、探亲、旅游等活动纳入公务接待范围。

财政部于1997年制定了公务接待标准：副部级以下（含副部级）干部每人每天伙食费标准最高不超过90元，局级以下（含局级）干部每人每天伙食费标准最高不超过70元。此后并没有见到新的接待标准规定。部分地方财政部门制定了公务接待标准，如《江西省财政厅关于省直党政机关国内公务接待开支标准及接待经费管理有关事项的通知》（赣财行〔2013〕82号）规定了工作餐标准：省部级干部及其随行人员每人每餐180元，厅局级干部及其随行人员每人每餐150元，处级及处级以下人员每人每餐130元。

（6）因公临时出国经费包括国际旅费、国外城市间交通费、住宿费、伙食费、公杂费和其他费用。国际旅费是指出境口岸至入境口岸旅费；国外城市间交通费是指为完成工作任务必须发生的、在出访国家的城市与城市之间的交通费用；住宿费是指出国人员在国外发生的住宿费用；伙食费是指出国人员在国外期间的日常伙食费用；公杂费是指出国人员在国外期间的市内交通、邮电、办公用品、必要的小费等费用；其他费用主要是指出国签证费用、必需的保险费用、防疫费用、国际会议注册费用等。

财政部、外交部《因公临时出国经费管理办法》（财行〔2013〕516号）对因公临时出国经费各项开支标准进行了详细规定，主要分为据实报销和包干使用两种。

3.审批权限与流程

医院支出管理方式分为事前审批和直接报销两种，分别适用于不同的业务情形，具体方式可由医院自行确定。

（1）事前审批方式，是指该事项在发生之前，按照医院明确的管理权限上报审批。事前审批类的事项，报销时需要提交事前审批单。一般情况下，会议费、培训费、差旅费、因公出国（境）费、公务接待费、公车运行维护费以及额度项目经费支出等需要采用事前审批方式。

（2）直接报销方式，是指该事项发生之后，按照公立医院明确的管理权限，履行审批程序，凭审批后的报销单等直接到财务部办理资金支付事项，从而完成报销程序。直接报销方式常见于邮寄费、手续费、电话通信费和社

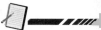

会保障缴费等支出。

（3）医院从财政部门或主管部门（或举办单位）取得的有指定用途的项目资金应当按照要求定期向财政部门、主管部门（或举办单位）报送项目资金使用情况；项目完成后应报送项目资金支出决算和使用效果的书面报告，接受财政部门、主管部门（或举办单位）的检查验收。

（四）收支结余业务

公立医院应加强结余资金的管理，按照国家规定正确计算与分配结余。医院结余资金应按规定纳入单位预算，在编制年度预算和执行中需追加预算时，按照财政部门的规定安排使用。公立医院动用财政项目补助收支结转（余），应严格执行财政部门有关规定和报批程序。

（五）成本管理

公立医院应当建立健全成本管理制度，推进成本核算，开展成本分析，加强成本管控，优化资源配置，真实反映医院成本状况，夯实绩效管理基础，提升单位内部管理水平。

1. 成本核算

成本核算是指医院将其业务活动中发生的各种耗费按照核算对象进行归集和分配，计算出总成本和单位成本的过程，应遵循合法性、可靠性、相关性、分期核算、权责发生制、按实际成本计价、收支配比、一致性、重要性等原则。

（1）根据核算对象的不同，成本核算可分为科室成本核算、医疗服务项目成本核算、病种成本核算、床日和诊次成本核算。成本核算一般应以科室、诊次和床日为核算对象，三级医院及其他有条件的医院还应以医疗服务项目、病种等为核算对象进行成本核算。

在以上述核算对象为基础进行成本核算的同时，开展医疗全成本核算的地方或医院，应将财政项目补助支出形成的固定资产折旧、无形资产摊销纳入成本核算范围；开展医院全成本核算的地方或医院，还应在医疗成本核算的基础上，将科教项目支出形成的固定资产折旧、无形资产摊销纳入成本核算范围。

医院医疗活动有关成本核算对象关系如图4-7所示。

（2）科室成本核算是指将医院业务活动中发生的各种耗费以科室为核算对象进行归集和分配，计算出科室成本的过程。

首先，归集科室成本。通过健全的组织机构，按照规范的统计要求和报送程序，将支出直接或分配归属到耗用科室，形成各类科室的成本。成本按照计入方法分为直接成本和间接成本。

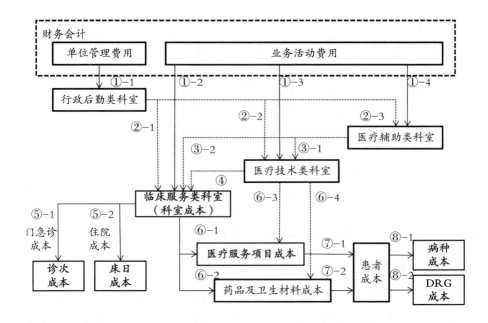

注：①按科室归集和分配费用
②将行政及后勤管理部门归集的费用分配到辅助部门和业务部门
③④将辅助部门归集的费用分配到业务部门
⑤诊次、床日成本的核算
⑥医疗服务项目成本核算，药品及卫生材料成本单列
⑦患者成本的核算
⑧病种、DRG 成本的核算

图 4-7　医院医疗活动有关成本核算对象关系示意图

直接成本是指科室为开展医疗服务活动而发生的能够直接计入或采用一定方法计算后直接计入的各种支出。间接成本是指为开展医疗服务活动而发生的不能直接计入、需要按照一定原则和标准分配计入的各项支出。

其次，分摊科室成本。各类科室成本应本着相关性、成本效益关系及重要性等原则，按照分项逐级分步结转的方法进行分摊，最终将所有成本转移到临床服务类科室。

先将行政后勤类科室的管理费用向临床服务类、医疗技术类和医疗辅助类科室分摊，分摊参数可采用人员比例、内部服务量、工作量等。再将医疗辅助类科室成本向临床服务类和医疗技术类科室分摊，分摊参数可采用人员比例、内部服务量、工作量等。最后将医疗技术类科室成本向临床服务类科室分摊，分摊参数可采用工作量、业务收入、收入、占用资产、面积等，分摊后形成门诊、住院临床服务类科室的成本。

（3）医疗服务项目成本核算是以各科室开展的医疗服务项目为对象，归集和分配各项支出，计算出各项目单位成本的过程。核算办法是将临床服务类、医疗技术类和医疗辅助类科室的医疗成本向其提供的医疗服务项目进行归集和分摊，分摊参数可以采用各项目收入比、工作量等。

（4）病种成本核算是以病种为核算对象，按一定流程和方法归集相关费用计算病种成本的过程。核算办法是将为治疗某一病种耗费的医疗项目成本、药品成本及单独收费材料成本进行叠加。

（5）诊次和床日成本核算是以诊次、床日为核算对象，将科室成本进一步分摊到门急诊人次、住院床日中，计算出诊次成本、床日成本。

2. 成本控制

（1）公立医院应在保证医疗服务质量的前提下，利用各种管理方法和措施，按照预定的成本定额、成本计划和成本费用开支标准，对成本形成过程中的耗费进行控制。

（2）公立医院应建立健全成本定额管理制度、费用审核制度等，采取有效措施纠正、限制不必要的成本费用支出差异，控制成本费用支出。

3. 成本分析

公立医院应根据成本核算结果，对照目标成本或标准成本，采取趋势分析、结构分析、量本利分析等方法及时分析实际成本变动情况及原因，把握成本变动规律，提高成本效率。

成本分析应与预算分析相互融合，不应单独割裂，具体分析方式方法，参见预算分析章节部分。

五、案例研究

某公立医院财务收支管理制度

第一章 总　则

第一条　为了适应社会主义市场经济和医疗卫生事业发展的需要，加强医院财务管理和监督，规范医院财务行为，提高资金使用效益，根据国家有关法律法规、《事业单位财务规则》以及国家关于深化医药卫生体制改革的相关规定，结合我院特点制定本制度。

第二条　医院财务管理的基本原则是执行国家有关法律、法规和财务规章制度；坚持厉行节约、勤俭办事业的方针；正确处理社会效益和经济效益的关系，正确处理国家、单位和个人之间的利益关系，保持医院的公益性。

第三条　医院财务管理的主要任务是，科学合理编制预算，真实反映财务状况；依法组织收入，努力节约支出；健全财务管理制度，完善内部控制机制；加强经济管理，实行成本核算，强化成本控制，实施绩效考评，提高资金使用效益；加强国有资产管理，合理配置和有效利用国有资产，维护国有资产权益；加强经济活动的财务控制和监督，防范财务风险。

第二章 职责分工

第四条 医院实行"统一领导、集中管理"的财务管理体制。医院的财务收支活动在医院负责人和总会计师领导下，由医院财务部门集中管理。

第五条 医院财务部门应按国家有关规定配备专职人员，会计人员应当具备从事会计工作所需要的专业能力。

第六条 医院党政联席会议负责审议年度收支预算，报上级业务主管部门审核并经财政部门核定，具体要求以医院预算管理制度为准。

第三章 收入管理

第七条 医院收入是指医院在开展业务和其他活动中依法取得的非偿还性资金，以及从财政及主管部门取得的财政补助经费，包括财政补助收入、上级补助收入、医疗收入、药品收入、其他收入。

第八条 医院收入实行预算管理。根据单位上年度实际收入水平，结合当年的业务计划及医疗收费标准调整情况来确定收入总额。

医疗收入中的门诊收入应按计划门诊人次和计划门诊人次费用计算，住院收入应按计划病床占用日数（或计划出院病人数）或计划床日费用水平（或每出院病人医疗费用水平）计算，其他医疗收入应区分不同的服务项目，确定不同的总额，分别计算。

药品收入实行"核定收入，超支上缴"的管理办法，超出核定部分的收入按规定上缴卫生主管部门。医院收入预算需经主管部门审核并报财政部门核定。

财政补助收入、上级补助收入应根据主管部门分配此项补助款额的意向或计划预计编制。

第九条 财务部门每季开展预算执行情况分析，考核、评价收入预算的执行情况，分析完成好坏的原因，发现薄弱环节和问题，提出改进措施和意见，并为编制和执行下年度预算提供依据。

第十条 医院的各项医疗收费要认真执行国家的物价政策，做到"应收则收，应收不漏"，任何部门和个人不得巧立名目乱收费。医院要设专职物价员，及时检查和收集医疗收费情况，保证医院收入的合法性、完整性。

第十一条 收费票据分财政部门统一监制的票据和自制票据。医院门诊、住院、进修实习等收费必须使用财政部门统一监制的收费票据；出于医院内部管理需要可使用自制收款票据。统一监制的收费票据和自制收费票据须由财务部门统一管理，实行领用核销制度。不得出借出让收费票据，行政事业性收费收据不得用于经营性收费。

第十二条 医院的全部收入纳入财务部门统一核算和管理，严禁私自设小金库，不得将医院收入转到三产、工会、食堂等部门。

医院的收费部门主要由挂号室、门诊收费处和住院收费处组成，其他各种收费及收款由财务处出纳统一办理，任何部门和个人都不得向病人或单位直接收取任何费用。

挂号、门诊及住院收费员应将每日收到的现金和支票于当天存入银行，同时将收费日报表和附件送交财务处，财务处出纳应根据收入凭证及时入账。门诊、住院收入不得坐支。

第十三条　医院设专职或兼职稽核、审计人员，加强对各收费部门报来的收入凭证和存根的审核，如是否少收或多收，日报表金额是否与所附存根金额合计数一致，是否足额交库等，药品收入注意是否与药房处方合计数一致；是否严格使用财政部门统一监制的收费票据，有无使用其他票据而使资金出现外流现象。

第十四条　除了合理按收费标准规定收费外，医院还要充分挖掘医院内部潜力，利用现有设备和技术条件，扩大医疗服务项目，提高医院的社会效益和经济效益。

第十五条　每季开展业务收入完成情况的分析。根据收集的财务信息，从医疗业务工作量和收费水平两个因素着手，结合全年各个时期收入进度、水平，通过与预算对比、与上年同期实际对比、与同行业先进水平对比，查找差距原因，预测发展趋势，为医院领导改进工作和决策提供依据。

第四章　支 出 管 理

第十六条　医院的支出是指医院在开展业务及其他活动中发生的资金耗费和损失，包括医疗支出、药品支出、其他支出、财政专项补助支出。医院各项支出必须贯彻"厉行节约，勤俭办事业"的原则，执行国家有关方针、政策，遵守财政、财务制度和财经纪律。

第十七条　医院支出实行预算管理。支出预算的编制应本着既要保证医疗业务正常运行，又合理节约的精神，以计划年度事业发展计划、工作任务、人员编制、开支定额和标准、物价因素等为基本依据。

人员经费应根据医疗业务科室计划年度平均职工人数、上年度人均支出水平、国家有关工资福利政策等计算编列。公用经费支出部分，公务费应以上年度人均实际支出水平为基础，按计划年度医疗业务科室平均职工人数、业务发展计划、经费开支定额计算；业务费可在上年度实际开支的基础上，根据年度业务工作计划合理计算；设备购置费根据计划年度固定资产购置计划，修购基金提取方法、比率编制；修缮费可根据需要和财力编制。

药品销售成本应根据药品收入预算和上年度的药品综合加成率（或综合差价率）及药品价格政策等因素计算确定，其他项目编列方法与医疗支出基本相同。

财政专项支出预算应根据计划年度财政预计安排的专项补助，结合项目的完工程度编制。

其他支出预算参考上年度实际开支情况，考虑计划年度内可能发生的相关事项，正确预计编制。

第十八条　可以采用增量预算、零基预算、弹性预算等方法编制预算，具体方法以年度预算编制通知要求为准。

第十九条　为了确保预算的顺利完成，医院应将预算分解成部门预算，并加强对各项支出的事前和事中控制，每季对支出预算执行情况进行分析，运用一定的方法考核分析各因素对支出完成的影响程度，抓住关键问题，研究对策，降低医院成本，促进医院工作。

第二十条　根据业务管理需求，财务部门牵头，各业务部门配合，实行定员定额管理制度，包括定员管理和定额管理。

根据规模大小（主要是开放床位数）、业务工作量多少及科研教育任务等因素合理确定职工人数，通过加强管理、提高效率等手段尽量减少人数，降低人员成本。

与职工人数成比例增减关系的费用，以职工人数作为费用定额的计算单位，如人员经费、公务费、行政办公用水、电费等支出。

与业务量有直接、半直接关系的费用，以业务量作为定额的计算单位。如业务用水、电费、业务印刷品费等，把业务量，如床位数、门诊人次等作为计算单位，制定相关费用的定额。

与某项业务收入成比例关系的费用，以该项业务收入的一定比例，作为制定该费用支出定额的计算依据。如放射材料支出、化验材料支出、氧气费支出、血费支出、其他材料支出等。

与实物消耗量有关的费用，根据实物消耗量，结合实物的价格计算。

与建筑面积有关的费用，以单位建筑面积作为费用定额的计算单位，如房屋修缮费、基建投资等。

第二十一条　定额确定后必须认真执行，应及时将定额指标下达到有关科室或个人，定期进行定额的统计、考核、分析，并做到奖罚分明。

第二十二条　根据上级主管部门成本核算要求，医院必须做好与成本核算有关的各项基础工作，建立健全与成本核算有关的各项原始记录，保证成本核算原始资料真实、完整。

第二十三条　专项资金包括财政部门和主管部门拨入专项资金和医院内部形成的专用资金。医院专项资金支出，要根据先提后用、量入为出，专款专用的原则。

凡是100万元以上的大型设备购置、大型修缮及基建项目，须经医院有关部门共同从社会效益、经济效益两方面进行可行性论证和效益评估，并按国家有关规定报批；各投资项目须严格按国家有关规定、合同及项目进度支付款项，大型基建项目须在竣工半年内办理决算手续。医院须开展投资项目效益分析，针对发现的问题，提出改进经营管理、挖掘潜力、提高投入资金使用效益的建议。

第二十四条 从财政部门或主管理部门取得的有指定用途的专项资金应按照要求定期向主管部门报送专项资金使用情况的有关资料，项目完成后应报送专项资金支出决算和使用效果的书面报告，接受主管部门的检查验收。

第二十五条 医院要加强对职工福利基金的管理。职工福利基金主要用于职工救济、集体福利设施支出、单位职工食堂的补助及国家规定可由职工福利基金开支的其他支出等，对重大开支项目的计划安排和支出决算要充分发扬民主原则，接受群众监督。

第二十六条 医院应制定资金收支审批制度，并严格按审批程序办理审批手续。医院的各项支出要按批准的预算和规定的经费开支范围、标准执行，建立健全各项支出管理制度，尤其是差旅费、业务招待费等与经营无直接关系的消耗性支出，应严加控制，不得以领代报、以拨代支。资金的使用要在注重效益的同时，讲究经济效益，做到少投入、多产出。

第二十七条 建立每季成本费用和财务效益的分析制度，及时了解各项支出增减及结构变化情况，尤其是对在总支出中占有较大比例的支出和一些纯消耗性的项目要做重点分析，运用比较分析法、差额分析法、指标分解法、连环替代法、定基替代法等方法，查找变化原因，适时提出改进工作的建议和措施，为医院财务决策提供准确、科学的信息。

第五章 附 则

第二十八条 医院举办的非独立法人分支机构的收支是医院财务收支的一部分，必须纳入医院财务统一管理。

第三十条 本办法自发文之日起执行，解释权归医院财务部。

第三节 公立医院采购业务内部控制建设

一、公立医院采购业务概述

（一）采购业务概述

采购是各单位经营业务的起点，既是单位"实物流"的重要组成部分，又与"资金流"密切关联。采购是组织经营业务的前提，直接影响了业务成本，对产品与服务定价有着重要影响。同时，也直接影响了单位的现金流量。因此，采购与付款这一业务循环历来为单位所重视。

采购业务主要包括以下几方面内容：①采购预算的编制。②采购计划的编制。③供应商的开发与管理。④确定企业所需产品或服务及相关要求。⑤招标选择合适供应商，并签订合同。⑥下单并对订单的执行情况进行跟催。⑦采购业务结算付款。⑧采购业务的合同管理。

公立医院采购业务因其业务特殊性，既要遵守政府采购的相关规定，又要执行主管部门发布的医疗机构药品耗材采购各项规定。公立医院属于事业单位，所有资金包括自筹资金都必须纳入预算管理，都属于财政性资金。公立医院使用自筹资金和财政拨付资金采购政府采购目录内或者政府采购目录外、限额标准以上的货物均适用《中华人民共和国政府采购法》（以下简称《政府采购法》），其政府采购监管部门为同级财政部门。公立医院应当严格遵守政府采购及药品、耗材和医疗设备等集中采购规定。政府采购项目应当按照规定选择采购方式，执行政府集中采购目录及标准，加强政府采购项目验收管理。

（二）政府采购规定概述

1. 政府采购的定义

政府采购是指各级国家机关、事业单位和团体组织，使用财政性资金采购依法制定的集中采购目录以内的或者采购限额标准以上的货物、工程和服务的行为，包括购买、租赁、委托、雇用等。

1）财政性资金的界定

财政性资金是指纳入预算管理的资金，以财政性资金作为还款来源的借贷资金，视同财政性资金。国家机关、事业单位和团体组织的采购项目既使用财政性资金又使用非财政性资金的。使用财政性资金采购的部分，适用《政府采购法》及《中华人民共和国政府采购法实施条例》；财政性资金与非财政性资金无法分割采购的，统一适用政府采购规定。

2）集中采购目录的界定

属于中央预算的政府采购项目，其集中采购目录由国务院确定并公布；属于地方预算的政府采购项目，其集中采购目录由省、自治区、直辖市人民政府或者其授权的机构确定并公布。

3）采购限额标准的界定

政府采购限额标准，属于中央预算的政府采购项目，由国务院确定并公布；

属于地方预算的政府采购项目，由省、自治区、直辖市人民政府或者其授权的机构确定并公布。

省、自治区、直辖市人民政府或者其授权的机构根据实际情况，可以确定分别适用于本行政区域省级、设区的市级、县级的集中采购目录和采购限额标准。

2. 政府采购的形式

政府采购实行集中采购和分散采购相结合。《政府采购法》所称集中采购，是指采购人将列入集中采购目录的项目委托集中采购机构代理采购或者进行部门集中采购的行为；所称分散采购，是指采购人将采购限额标准以上的未列入集中采购目录的项目自行采购或者委托采购代理机构代理采购的行为。

集中采购包括集中采购机构采购项目和部门集中采购项目。技术、服务等标准统一，采购人普遍使用的项目，列为集中采购机构采购项目；采购人本部门、本系统基于业务需要有特殊要求，可以统一采购的项目，列为部门集中采购项目。

纳入集中采购目录属于通用的政府采购项目的，应当委托集中采购机构代理采购；属于本部门、本系统有特殊要求的项目，应当实行部门集中采购；属于本单位有特殊要求的项目，经省级以上人民政府批准，可以自行采购。采购未纳入集中采购目录的政府采购项目，可以自行采购，也可以委托集中采购机构在委托的范围内代理采购。

3. 政府采购的对象

政府采购应当有助于实现国家的经济和社会发展政策目标，包括保护环境，扶持不发达地区和少数民族地区，促进中小企业发展等。政府采购应当采购本国货物、工程和服务。但有下列情形之一的除外：

（1）需要采购的货物、工程或者服务在中国境内无法获取或者无法以合理的商业条件获取的。

（2）为在中国境外使用而进行采购的。

（3）其他法律、行政法规另有规定的。

4. 政府采购的方式

政府采购方式包括公开招标、邀请招标、竞争性谈判、单一来源采购、询价等采购方式。

（1）公开招标。公开招标应作为政府采购的主要采购方式。采购人采购货物或者服务应当采用公开招标方式的，其具体数额标准，属于中央预算的政府采购项目，由国务院规定；属于地方预算的政府采购项目，由省、自治区、直辖市人民政府规定；因特殊情况需要采用公开招标以外的采购方式的，应当在采购活动开始前获得设区的市、自治州以上人民政府采购监督管理部门的批准。

（2）邀请招标。符合下列情形之一的货物或者服务，可以依照《政府采购法》采用邀请招标方式采购：①具有特殊性，只能从有限范围的供应商处采购的；②采用公开招标方式的费用占政府采购项目总价值的比例过大的。

（3）竞争性谈判。符合下列情形之一的货物或者服务，可以依照《政府采购法》采用竞争性谈判方式采购：①招标后没有供应商投标或者没有合格标的或者重新招标未能成立的；②技术复杂或者性质特殊，不能确定详细规格或者具体要求的；③采用招标所需时间不能满足用户紧急需要的；④不能事先计算出价格总额的。

（4）单一来源采购。符合下列情形之一的货物或者服务，可以依照《政府采购法》采用单一来源方式采购：①只能从唯一供应商处采购的；②发生了不可预见的紧急情况不能从其他供应商处采购的；③必须保证原有采购项目一致性或者服务配套的要求，需要继续从原供应商处添购，且添购资金总额不超过原合同采购金额10%的。

（5）询价。采购的货物规格、标准统一、现货货源充足且价格变化幅度小的政府采购项目，可以依照《政府采购法》采用询价方式采购。

5. 政府采购程序

（1）负有编制部门预算职责的部门在编制下一财政年度部门预算时，应当将该财政年度政府采购的项目和资金预算列出，报本级财政部门汇总。部门预算的审批，按预算管理权限和程序进行。

（2）政府采购项目信息应当在省级以上人民政府财政部门指定的媒体上发布。采购项目预算金额达到国务院财政部门规定标准的，政府采购项目信息应当在国务院财政部门指定的媒体上发布。

（3）货物或者服务项目采取邀请招标方式采购的，采购人应当从符合相应资格条件的供应商中，通过随机方式选择3家以上的供应商，并向其发出投标邀请书。货物和服务项目实行招标方式采购的，自招标文件开始发出之日起至投标人提交投标文件截止之日止，不得少于20日。

（4）采用竞争性谈判方式采购的，应当遵循下列程序：

一是成立谈判小组。谈判小组由采购人的代表和有关专家共3人以上的单数组成，其中专家的人数不得少于成员总数的2/3。

二是制定谈判文件。谈判文件应当明确谈判程序、谈判内容、合同草案的条款以及评定成交的标准等事项。

三是确定邀请参加谈判的供应商名单。谈判小组从符合相应资格条件的供应商名单中确定不少于3家的供应商参加谈判，并向其提供谈判文件。

四是谈判。谈判小组所有成员集中与单一供应商分别进行谈判。在谈判中，谈判的任何一方不得透露与谈判有关的其他供应商的技术资料、价格和其他信息。谈判文件有实质性变动的，谈判小组应当以书面形式通知所有参加谈判的供应商。

五是确定成交供应商。谈判结束后，谈判小组应当要求所有参加谈判的供应商在规定时间内进行最后报价，采购人从谈判小组提出的成交候选人中根据符合采购需求、质量和服务相等且报价最低的原则确定成交供应商，并将结果通知所有参加谈判的未成交的供应商。

（5）采取单一来源方式采购的，采购人与供应商应当遵循《政府采购法》规定的原则，在保证采购项目质量和双方商定合理价格的基础上进行采购。

（6）采取询价方式采购的，应当遵循下列程序：

一是成立询价小组。询价小组由采购人的代表和有关专家共 3 人以上的单数组成，其中专家的人数不得少于成员总数的 2/3。询价小组应当对采购项目的价格构成和评定成交的标准等事项做出规定。

二是确定被询价的供应商名单。询价小组根据采购需求，从符合相应资格条件的供应商名单中确定不少于 3 家的供应商，并向其发出询价通知书让其报价。

三是询价。询价小组要求被询价的供应商一次报出不得更改的价格。

四是确定成交供应商。采购人根据符合采购需求、质量和服务相等且报价最低的原则确定成交供应商，并将结果通知所有被询价的未成交的供应商。

（7）采购人或者其委托的采购代理机构应当组织对供应商履约的验收。大型或者复杂的政府采购项目，应当邀请国家认可的质量检测机构参加验收工作。验收方成员应当在验收书上签字，并承担相应的法律责任。

（8）采购人、采购代理机构对政府采购项目每项采购活动的采购文件应当妥善保存，不得伪造、变造、隐匿或者销毁。采购文件的保存期限为从采购结束之日起至少保存 15 年。

采购文件包括采购活动记录、采购预算、招标文件、投标文件、评标标准、评估报告、定标文件、合同文本、验收证明、质疑答复、投诉处理决定及其他有关文件、资料。

（三）医疗专项规定

1. 医疗设备采购

2017 年 5 月，《国务院关于修改〈医疗器械监督管理条例〉的决定》（国务院令第 680 号）公布实施，设定大型医用设备配置许可，并对大型医用设备配置、使用和监管等做出规定。为贯彻落实国务院第 680 号令，国家卫生健康委员会在深入调查研究、广泛征求有关方面意见的基础上，出台了《大型医用设备配置与使用管理办法（试行）》（国卫规划发〔2018〕12号）和《甲类大型医用设备配置许可管理实施细则》（以下简称《细则》），以规范大型医用设备配置使用管理。

（1）国家按照大型医用设备目录对大型医用设备实行分级分类配置规划和配置许可证管理。大型医用设备，是指使用技术复杂、资金投入量大、运行成本高、对医疗费用影响大且纳入目录管理的大型医疗器械。大型医用设备目录由国家卫生健康委员会商国务院有关部门提出，报国务院批准后公布执行。

（2）大型医用设备配置管理目录分为甲、乙两类。甲类大型医用设备由国家卫生健康委员会负责配置管理并核发配置许可证；乙类大型医用设备由省级卫生健康行政部门负责配置管理并核发配置许可证。

（3）省级卫生健康行政部门结合本地区医疗卫生服务体系规划，提出本地区大型医用设备配置规划和实施方案建议并报送国家卫生健康委员会。国家卫生健康委员会负责制定大型医用设备配置规划，并向社会公开。

（4）医疗器械使用单位申请配置大型医用设备，应当符合大型医用设备配置规划，与其功能定位、临床服务需求相适应，具有相应的技术条件、配套设施和具备相应资质、能力的专业技术人员。

（5）申请配置甲类大型医用设备的，向国家卫生健康委员会提出申请；申请配置乙类大型医用设备的，向所在地省级卫生健康行政部门提出申请。国家卫生健康委员会负责制定大型医用设备配置许可证式样和《甲类大型医用设备配置许可证》的印制、发放等管理工作。省级卫生健康行政部门负责本行政区域内《乙类大型医用设备配置许可证》的印制、发放等管理工作。

（6）医疗器械使用单位取得大型医用设备配置许可证后应当及时配置相应大型医用设备，并向发证机关报送所配置的大型医用设备相关信息。配置时限由发证机关规定。大型医用设备配置许可证信息发生改变的，医疗器械使用单位应当在信息改变之日起10个工作日内向原发证机关报送。发证机关应当在收到之日起10个工作日内修改相关信息。

（7）医疗器械使用单位应当依法使用和妥善保管大型医用设备配置许可证，不得伪造、变造、买卖、出租、出借。医疗器械使用单位应当将大型医用设备配置许可证信息列为向社会主动公开的信息，并将大型医用设备配置许可证正本悬挂在大型医用设备使用场所的显著位置。

2. 集中招标采购

根据《国务院办公厅关于完善公立医院药品集中采购工作的指导意见》（国办发〔2015〕7号），坚持以省（区、市）为单位的网上药品集中采购方向，实行一个平台、上下联动、公开透明、分类采购，采取招生产企业、招采合一、量价挂钩、双信封制、全程监控等措施，加强药品采购全过程综合监管，切实保障药品质量和供应。鼓励地方结合实际探索创新，进一步提高医院在药品采购中的参与度。

（1）对临床用量大、采购金额高、多家企业生产的基本药物和非专利药品，发挥省级集中批量采购优势，由省级药品采购机构采取双信封制公开招标采购，医院作为采购主体，按中标价格采购药品。

落实带量采购。医院按照不低于上年度药品实际使用量的80%制订采购计划和预算，并具体到品种、剂型和规格，每种药品采购的剂型原则上不超过3种，每种剂型对应的规格原则上不超过2种，兼顾成人和儿童用药需要。省级药品采购机构应根据医院用药需求汇总情况，编制公开招标采购的药品清单，合理确定每个竞价分组的药品采购数量，并向社会公布。

（2）对部分专利药品、独家生产药品，建立公开透明、多方参与的价格谈判机制。谈判结果在国家药品供应保障综合管理信息平台上公布，医院按谈判结果采购药品。

（3）对妇儿专科非专利药品、急（抢）救药品、基础输液、临床用量小的药品（上述药品的具体范围由各省区市确定）和常用低价药品，实行集中挂网，由医院直接采购。

（4）对临床必需、用量小、市场供应短缺的药品，由国家招标定点生产、议价采购。

（5）对麻醉药品、精神药品、防治传染病和寄生虫病的免费用药、国家免疫规划疫苗、计划生育药品及中药饮片，按国家现行规定采购，确保公开透明。

医院使用的所有药品（不含中药饮片）均应通过省级药品集中采购平台采购。省级药品采购机构应汇总医院上报的采购计划和预算，依据国家基本药物目录、医疗保险药品报销目录、基本药物临床应用指南和处方集等，按照上述原则合理编制本行政区域医院药品采购目录，分类列明招标采购药品、谈判采购药品、医院直接采购药品、定点生产药品等。鼓励省际跨区域、专科医院等联合采购。采购周期原则上一年一次。对采购周期内新批准上市的药品，各地可根据疾病防治需要，经过药物经济学和循证医学评价，另行组织以省（区、市）为单位的集中采购。

根据卫生部（现为国家卫生健康委员会，下同）下发的《卫生部关于进一步加强医疗器械集中采购管理的通知》（卫规财发〔2007〕208号），卫生部负责的政府项目医疗器械集中采购，由卫生部负责组织。《大型医用设备配置与使用管理办法》（卫规财发〔2004〕474号）管理品目中的甲类大型医用设备配置工作由卫生部审批,其集中采购由卫生部统一负责组织。心脏起搏器、心脏介入类等高值医用耗材临床应用的医疗机构少,各地采购价格差异大,价格虚高问题较为突出,由卫生部统一负责组织。大型医用设备管理品目中的乙类大型医用设备,以及除心脏起搏器、心脏介入类等以外的高值医用耗材,应纳入省级集中采购范围,由省级负责组织集中采购。其他医疗设备和耗材,由省级卫生行政部门根据实际情况,具体研究制定本地区省级和地市级集中采购目录。未列入集中采购目录但单批次采购金额较大的,也应实行集中采购,具体采购限额标准由省级卫生行政部门确定。

3. 集中带量采购

根据《国务院办公厅关于推动药品集中带量采购工作常态化制度化开展的意见》(国办发〔2021〕2号),所有公立医疗机构(含军队医疗机构,下同)均应参加药品集中带量采购,医保定点社会办医疗机构和定点药店按照定点协议管理的要求参照执行。

(1)合理确定采购量。药品采购量基数根据医疗机构报送的需求量,结合上年度使用量、临床使用状况和医疗技术进步等因素进行核定。约定采购比例根据药品临床使用特征、市场竞争格局和中选企业数量等合理确定,并在保障质量和供应、防范垄断的前提下尽可能提高。约定采购量根据采购量基数和约定采购比例确定,在采购文书中公开。鼓励公立医疗机构对药品实际需求量超出约定采购量以外的部分,优先采购中选产品,也可通过省级药品集中采购平台采购其他价格适宜的挂网品种。

(2)确保优先使用。医疗机构应根据临床用药需求优先使用中选药品,并按采购合同完成约定采购量。医疗机构在医生处方信息系统中设定优先推荐选用集中带量采购品种的程序,临床医师按通用名开具处方,药学人员加强处方审核和调配。将医疗机构采购和使用中选药品情况纳入公立医疗机构绩效考核、医疗机构负责人目标责任考核范围,并作为医保总额指标制定的重要依据。

(3)改进结算方式。医疗机构应承担采购结算主体责任,按采购合同与企业及时结清药款,结清时间不得超过交货验收合格后次月底。在医保基金总额预算的基础上,建立药品集中带量采购预付机制,医保基金按不低于年度约定采购金额的30%专项预付给医疗机构,之后按照医疗机构采购进度,从医疗机构申请拨付的医疗费用中逐步冲抵预付金。在落实医疗机构采购结算主体责任的前提下,探索通过在省级药品集中采购机构设立药品电子结算中心等方式,推进医保基金与医药企业直接结算。医保经办机构对医疗机构申请结算的医疗费用要及时审核,并足额支付合理医疗费用。

(4)做好中选价格与医保支付标准协同。对医保目录内的集中带量采购药品，以中选价格为基准确定医保支付标准。对同通用名下的原研药、参比制剂、通过一致性评价的仿制药，实行同一医保支付标准。对未通过一致性评价的仿制药，医保支付标准不得高于同通用名下已通过一致性评价的药品。

（5）完善对医疗机构的激励机制。对因集中带量采购节约的医保资金，按照相关规定给予医疗机构结余留用激励。在集中带量采购覆盖的药品品种多、金额大、涉及医疗机构多的情况下，要开展医疗服务价格动态调整评估，符合条件的及时调整医疗服务价格。定点医疗机构应完善内部考核办法和薪酬机制，促进临床医师和药学人员合理用药，鼓励优先使用中选产品。

国家医保局等8部门印发《关于开展国家组织高值医用耗材集中带量采购和使用的指导意见》，所有公立医疗机构（含军队医疗机构）均应按规定参加高值医用耗材集中带量采购，医保定点社会办医疗机构可按所在省（自治区、直辖市）的相关规定，自愿参加集中带量采购，高值耗材带量采购将和药品带量采购一样进入常态化。

4. 两票制

2017年1月，国务院医改办会同原国家卫生计生委（现为国家卫生健康委）等8部门联合下发《关于在公立医疗机构药品采购中推行"两票制"的实施意见（试行）》，综合医改试点省（区、市）和公立医院改革试点城市要率先推行药品采购"两票制"，鼓励其他地区执行"两票制"，以期进一步降低药品虚高价格，减轻群众用药负担。两票制前和两票制后的流程如图4-8所示。

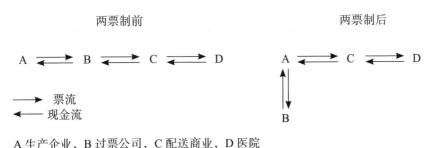

图4-8　"两票制"前和"两票制"后的流程图

"两票制"是指药品生产企业到流通企业开一次发票，流通企业到医疗机构开一次发票。药品生产企业或科工贸一体化的集团型企业设立的仅销售本企业（集团）药品的全资或控股商业公司（全国仅限1家商业公司）、境外药品国内总代理（全国仅限1家国内总代理）可视同生产企业。药品流通集团型企业内部向全资（控股）子公司或全资（控股）子公司之间调拨药品可不视为一票，但最多允许开一次发票。药品生产、流通企业要按照公平、合法和诚实信用原则合理确定加价水平。鼓励公立医疗机构与药品生产企业直接结算药品货款、药品生产企业与流通企业结算配送费用。为应对自然灾害、重大疫情、重大突发事件和病人急（抢）救等特殊情况，紧急采购药品或国家医药储备药品，可特殊处理。麻醉药品和第一类精神药品的流通经营仍按国家现行规定执行。

药品集中招标采购机构要将"两票制"的执行情况作为药品企业投标中标和配送的条件。投标时，企业必须承诺实行"两票制"。在制作招标文件时，也要把"两票制"作为必备条件。医疗机构在进货时，不仅要求配送企业提供发票，还必须要求配送企业提供生产企业那一票，并进行验证。从2017年1月1日起，对医院购进药品发票，所有单位和个人都可以通过查验平台对发票中的开票日期、购销方的信息、药品名称、药品的规格型号、数量、单价、金额等进行查验。

二、公立医院采购业务的内部控制目标

（1）建立健全公立医院政府采购预算与计划管理机制，确保政府采购纳入公立医院预算管理，按照规定办理采购业务。

（2）切实提升公立医院相关采购人员和监管部门的法治观念，依法依规组织开展政府采购活动，提高监管水平，切实防控政府采购执行与监管中的法律风险。

（3）完善公立医院政府采购内部审核制度。监管部门在办理政府采购审核审批事项、开展监督检查时，能够依据公立医院相关法律制度和有关政策要求细化内部审核的各项要素、审核标准、审核权限和工作要求，实行办理、复核、审定的内部审核机制，对照要求进行逐层把关。

（4）增强公立医院政府采购的计划性。能够按照公立医院采购预算与计划采购，保障采购预算执行系统性、准确性、及时性和严肃性，按执行时间表和项目进度表有序安排采购活动。

（5）加强公立医院采购关键环节的控制措施。采购相关人员应当按照有关法律法规及业务流程规定，明确政府采购重点环节的控制措施。未编制采购预算和实施计划的，不得组织采购，无委托代理协议不得开展采购代理活动，对属于政府采购范围但未执行政府采购规定、采购方式或程序不符合规定的，要及时予以纠正。

（6）通过采购流程的优化、简化和信息化，切实提高政府采购效率，对信息公告、合同签订、变更采购方式、采购进口产品、答复询问质疑、投诉处理以及其他有时间要求的事项，要细化各个节点的工作时限，确保在规定

时间内高效完成。

三、公立医院采购业务的主要风险点

（1）采购预算编制不合理，未根据公立医院实际需求和相关标准规定编制采购预算，导致资产闲置或不足、资金浪费，甚至与国家有关规定相违背。

（2）公立医院未按照已批复的预算安排政府采购计划，采购计划不合理或未经恰当审批，可能导致采购执行混乱。

（3）采购、资产管理和预算编制部门之间缺乏沟通协调，导致政府采购活动与业务活动脱节，出现资金浪费或资产闲置等问题。

（4）采购需求申请审核不严格，需求参数不公允，导致采购的货物出现质次价高等问题。

（5）未选择合理有效的采购组织形式和采购方式，出现采购行为违反国家法律法规或单位规章制度的问题，可能受到有关部门的处罚，造成资产损失。

（6）未明确规定需招标的政府采购业务范围与招标的业务流程，不利于控制单位的采购成本、保证采购物资质量。

（7）未制定完善的采购评标流程，可能导致评标过程流于形式，出现可能的舞弊行为，造成公立医院资产损失。

（8）竞争性谈判、询价、单一来源采购等采购过程缺失，可能导致采购物资价格不合理或质量低下，不能满足公立医院实际经营需求。

（9）采购定价机制不科学，定价方式选择不当，可能导致采购价格不合理，造成公立医院资金损失。

（10）未签订采购合同或签订合同不合理，可能导致双方责权不清，影响公立医院运营效率，造成单位合法权益受到侵害。

（11）未建立采购验收制度，未明确各类采购物资的验收程序，采购物资质量不符合公立医院需求，影响单位正常运行，造成单位资产资金损失。

（12）采购付款审核不严格，未满足支付条件支付货款或越权支付，可能导致公立医院资金损失。

四、公立医院采购业务的关键控制措施

公立医院应建立健全采购管理制度，坚持质量优先、价格合理、阳光操作、严格监管的原则，涵盖采购预算与计划、需求申请与审批、过程管理、验收入库等方面的内容。

（一）职责分工

（1）采购业务活动应当实行归口管理，明确归口管理部门和职责，明确

各类采购业务的审批权限，履行审批程序，建立采购、资产、医务、医保、财务、内部审计、纪检监察等部门的相互协调和监督制约机制。

（2）合理设置采购业务关键岗位，配备关键岗位人员，明确岗位职责权限，确保采购预算编制与审定、采购需求制定与内部审批、招标文件准备与复核、合同签订与验收、采购验收与保管、付款审批与付款执行、采购执行与监督检查等不相容岗位相互分离。

（二）采购计划与预算的关键控制措施

（1）公立医院应当加强对采购预算的管理，建立预算编制、采购和资产管理等相关部门或岗位之间的沟通协调机制，实现部门之间的信息共享，避免出现重复购置或应购未购情况。

（2）公立医院采购预算应严格执行上级业务主管部门和同级财政部门的预算管理要求，明确政府集中采购、部门集中采购和自行采购的范围与预算。

【例 4-15】 清华长庚医院 2021 年政府采购预算总额为 6 252.50 万元（表 4-13），其中：政府采购货物预算 2 644.00 万元，政府采购工程预算 295.00 万元，政府采购服务预算 3 313.50 万元。

表 4-13 清华长庚医院政府采购预算明细表

单位：万元（保留六位小数）

采购品目	资金来源				
	总计	财政拨款	专户管理的事业收入	其他资金	结余资金
合计	6 252.496 000	2 956.496 000	0.000 000	3 296.000 000	0.000 000
服务类	3 313.496 000	17.496 000	0.000 000	3 296.000 000	0.00 0000
基础电信服务	10.000 000	0.000 000	0.000 000	10.000 000	0.000 000
车辆维修和保养服务	10.000 000	0.000 000	0.000 000	10.000 000	0.000 000
会议服务	42.496 000	17.496 000	0.000 000	25.000 000	0.000 000
印刷服务	68.000 000	0.000 000	0.000 000	68.000 000	0.000 000
物业管理服务	3 183.000 000	0.000 000	0.000 000	3 183.000 000	0.000 000
部门集中采购及分散采购项目	2 939.000 000	2 939.000 000	0.000 000	0.000 000	0.000 000

（续表）

采购品目	资金来源				
	总计	财政拨款	专户管理的事业收入	其他资金	结余资金
单项或批量达到 100 万元以上（含 100 万元）的货物	2 644.000 000	2 644.000 000	0.000 000	0.000 000	0.000 000
单项或批量达到 100 万元以上（含 100 万元）的工程	295.000 000	295.000 000	0.000 000	0.000 000	0.000 000

（3）公立医院应当统筹安排采购计划，合理确定采购批次，提高采购效率，降低采购成本，并按批准的采购组织形式和招标方式执行，不得随意追加或调整采购项目。如确需追加或者调整采购项目，经采购主管部门主管院长同意后，按原采购审批程序执行。

（三）采购方式与选择的关键控制措施

（1）公立医院应当建立采购活动部门之间相互协调、相互制衡的机制，公立医院采购主管部门应当加强对采购活动的管理。

（2）公立医院采购主管部门应当根据法律法规选择公开招标、邀请招标、竞争性谈判、询价采购、单一来源采购以及竞争性磋商等采购方式。符合公开招投标范围和标准的采购活动，公立医院必须组织公开招投标，并应当做好招标方案制定、招标机构选择与沟通、供应商评价与管理等工作，防止公开招标可能产生的风险。选择非公开招投标方式的采购，应当按照规定的程序、流程严格履行审批。

（3）采取单一来源采购方式的，应当将采购项目信息和唯一供应商名称在规定的媒体公示，重大项目单一来源采购，还应将专家论证结果一并公示。

【例 4-16】① 某公立医院实行分散采购模式，造成各科室采购权利过度集中和权力过大，进而导致医院整体采购风险加大。因此，在优化采购业务流程时，医院将原有分散采购模式改为相对集中采购模式，院内自行采购的流程如图 4-9 所示。

---

① 该案例改编自：赵郁丹.ZL 公立医院采购业务内部控制研究［D］.苏州：苏州大学，2019.

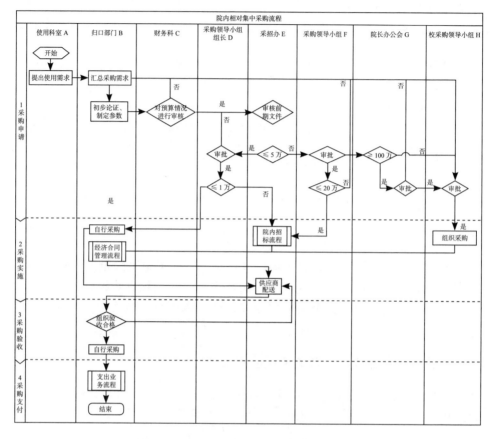

图 4-9　某公立医院院内自行采购流程图

（四）采购过程管理的关键控制措施

（1）公立医院应当建立采购申请制度，依据采购的货物或服务的类型，确定归口管理部门，并明确职责权限和相应的请购程序。采购专业、大型设备应当经过可行性研究和专家论证，确保请购需求依据充分、采购项目参数公正可靠。

（2）公立医院应当建立采购信息发布制度，并在指定的范围和公共媒介上发布采购信息，提高采购活动的透明度。发布的采购信息主要包括公开招标公告、邀请招标资格预审公告、中标公告等。

（3）公立医院应当加强采购合同的审查管理，对签订合同供应商的主体资格、信用状况等进行风险评估，尤其是采取预付款方式的，应当按照规定权限和流程签署采购合同。对于影响重大、涉及较高专业技术或法律关系复杂的合同，应当组织法律、技术、财务等专业人员参与谈判和合同签订。

（4）公立医院应当建立严格的采购验收制度，明确验收归口管理部门或验收工作小组，加强对采购项目验收的管理。归口管理部门或验收工作小组应当根据验收制度和采购文件，对所购货物或服务的品种、规格、数量、质量和其他相关内容进行验收，并出具验收证明。

（5）采购发票、合同、中标通知书、验收证明等相关内容是支付采购资金、办理资产交付使用的必要文件，应当及时传递给财务部和资产管理部，确保采购资金及时支付和资产及时入账。财务部在办理付款业务时，应当对采购合同约定的付款条件、付款审批程序、采购发票和验收证明等相关凭证和内容的真实性、完整性、合法合规性及有效性进行严格审核，审核无误后按照合同规定付款。

（6）公立医院应当建立科学的供应商准入和评估制度，建立健全供应商管理信息系统，对供应商提供货物或服务的质量、价格、交货及时性、供货条件及其资信、财务状况等进行实时管理和综合评价，并根据评价结果对供应商进行合理选择和动态调整。

（7）公立医院应当加强对采购业务的记录控制。妥善保管采购计划与预算、各类批复文件、招投标文件、评标文件、合同文本、验收证明等资料，防止资料遗失、泄露。采购档案的保存期限按有关规定执行。

（8）公立医院应当加强对采购与招标业务质疑投诉答复的管理，指定归口部门，针对质疑投诉事项查清原委，并依据相关规定对实名投诉人做出正式答复。

（9）公立医院在采购过程中出现异常情况，应当查明原因并及时处理，对不符合约定条件的货物或服务，相关部门依据检验结果办理退货、索赔等事宜。对延迟交付货物或提供服务造成公立医院损失的，纪检和审计部门应当督促采购主管部门按照合同约定索赔。对未能履行相应职责，给公立医院造成经济损失的，依据相关规定对直接责任人进行相应处罚。

五、案例研究

（一）某公立医院采购管理办法

某公立医院采购管理办法

第一章　总　　则

第一条　为进一步加强和规范医院采购行为，推进政务公开，深化廉政建设，提高采购质量，根据上级关于政府采购管理的相关法律法规及文件规定，结合医院实际，特制定本管理办法。

第二条　采购项目包括货物类、工程类、服务类、产权类等。

第三条　医院采购实行政府集中采购、部门集中采购和医院自行采购相结合。政府集中采购、部门集中采购的范围参见《××市政府采购目录》《××卫生健康系统限额以下公共资源交易管理办法》；医院自行采购根据采购项目价格采取零散采购、院内招标采购等方式。

第二章　组织领导及分工

第四条　医院成立采购工作领导（监督）小组，统一领导和管理医院采购工作。采购领导（监督）小组组长由院长担任，副组长由分管副院长担任，成员由办公室、财务科、总务科、药剂科、皮肤科、治疗科、化验室等相关职能科室负责人组成。领导小组负责医院采购工作制度的制定、采购工作的审核、组织、指导和监督。

第五条　采购工作领导（监督）小组下设采购小组，成员为3人以上单数，根据需要由采购工作领导（监督）小组成员和采购部门、使用部门人员共同组成。采购小组具体负责采购项目（低值零星采购除外）的实施、验收和资料的整理归档工作。

第三章　采购项目申报

第六条　采购项目原则上按年度计划上报；常用办公用品（包括计算机、打印机、打印耗材等）原则上每季度最后一个月（3、6、9、12月份）申报，采购小组每季度集中办理一次。确属需要紧急采购的项目，由使用科室申请，分管院长（院长）审核，批准后执行，必要时提交医院办公会研究。

第七条　申报程序为：使用科室申报→项目主管科室评价→分管领导审批→采购领导（监督）小组审批（必要时提请医院办公会研究）→按程序上报采购。其中，药品、耗材采购项目申报程序为：使用科室申报→项目主管科室论证→药事委员会讨论→按程序采购。

第四章　采购方式

第八条　采购项目上报后根据第一章第三条规定确定采购方式。

政府采购目录以外或采购限额标准以下的采购项目，其中单项预算在1万元及以上10万元以下的货物类项目；单项预算在1万元及以上10万元以下的勘察、设计、监理、招标代理等服务类项目；单项合同预算价在2万元以上10万元以下的工程类项目；单项金额在5 000元以上2万元以下的产权类项目原则上进行招标采购。

第九条　上述标准以下的低值零星采购，可不履行招投标程序，医疗设备、耗材、药品由药剂科负责采购，除此之外的其他项目由办公室和总务科牵头负责采购。采购科室和人员要深入市场进行调查，依据采购计划，经分管院长（院长）批准后，按"比质、比价、比运距、比信誉"的原则，核算成本择优定点采购，使用科室要有专人验收，并且推行采购和付款两条线的采购方式，原则上采购、付款需分开，付款须经院长签批。

第十条 医院招标采购根据采购项目的具体情况，采取公开招标、邀请招标、竞争性谈判、询价采购、单一来源采购、跟标采购等办法。

（一）公开招标。医院应当编写标文，发布招标公告，明确具体事项，邀请不确定的投标人参与投标。招标文件由总务科、信息科、办公室、药剂（设备）科等职能部门根据相关规定拟定，提交采购工作领导（督查）小组审核同意，采购小组在医院外网或相关媒介发布招标公告，并组织实施招标工作。

（二）邀请招标。适用于具有特殊性，只能从有限范围的供应商处采购的项目，或采取公开招标方式的费用占采购项目总价值比例过大的项目。根据供应商或承包商的资信和业绩，选择一定数目的法人或其他组织（不少于三家），向其发出招标邀请书，邀请他们参加投标，从中选定中标的供应商。

（三）竞争性谈判。适用于招标后没有供应商投标或者没有合格标的或者重新招标未能成立的项目；技术复杂或者性质特殊，不能确定详细规格或者具体要求的项目；采用招标所需时间不能满足单位紧急需要的项目；因专利、专有技术或者因服务的时间、数量事先不能确定等导致不能事先计算出价格总额的项目。采用竞争性谈判的，由采购工作领导（监督）小组牵头，邀请3家以上资信良好的供货商（投标人）就招标（采购）事宜进行谈判；若实质性响应不足3家，经采购工作领导（监督）小组讨论通过后，按询价方式进行。邀请对象由采购工作领导（监督）小组投票决定。

（四）询价采购。适用于货物规格、标准统一、现货货源充足且价格变化幅度小的项目；投标单位不足3家，物品又是急需的；紧急的和有特殊要求的服务、工程项目；抗灾物资、电梯等特种设备的配电、变配电设备、重要零部件等需在短时间内采购的。采用询价采购的应在询价比价的基础上，在采购工作领导（监督）小组牵头下，由采购部门和使用科室组成3人以上单数的谈判小组，进行谈判。

（五）单一来源采购。适用于所购商品的来源渠道单一，或属专利、首次制造、合同追加、原有采购项目的后续扩充，或发生不可预见的紧急情况不能从其他供应商处采购，只能从唯一的供应商处采购，或必须保证原有采购项目的一致性或者服务配套要求，需继续从原供应商处添购的项目。

（六）跟标采购。适用于距上次采购行为在1年以内，需要从原有供应商处添购项目一致或者服务配套，且市场价格变化幅度小的货物和服务。

第十一条　选择邀请招标、竞争性谈判、询价采购、单一来源采购、跟标采购的须有申请报告并填写相应表格，按"三重一大"制度提交班子或院务会议同意后，按相应程序进行。询价采购在采购前必须做好品牌、技术参数、服务评价、市场价格等信息了解工作，同时做好相关记录及资料收集工作。

第十二条　医院内招标采购按以下程序进行。

（一）按照本办法第三章第七条规定的程序申报审批后，采购工作领导（监督）小组根据项目主管科室提供的资料，开会研究该项目招投标事宜并确定招标方式和开标日期。

（二）采购小组根据招标方式、项目主管科室对该项目的技术参数、配置、质量、交货日期（工期）及付款方式等要求，编制招标文件。

（三）采购小组发布招标公告，组织投标人报名；投标人按照要求提交投标文件，投标文件应包括所有有效资质证件及投标项目相关资料。投标文件须加盖投标人单位印章并由其法定代表人或者其授权的代理人签署后密封，于指定的截止时间前递交。

（四）开标。开标应当在招标文件确定的提交投标文件截止时间的同一时间公开进行。开标会议由采购小组主持，在采购工作领导（监督）小组、使用科室、所有投标人等共同参与下实施。开标时，由投标人或者其推选的代表检查投标文件的密封情况；经确认无误后，由工作人员当众拆封，宣读投标人名称、投标价格和投标文件的其他主要内容。

（五）评标。评标小组由相关职能科室、业务科室技术人员组成，必要时可外聘部分专家。评标小组为3人以上单数，任何人不得泄露评标人员名单。评标小组主要负责投标人资格审查、技术评分、价格审定、评标答疑及其他招标文件未明确事项的解释。

评标人员应当按照招标文件确定的评标标准和方法，对投标文件进行评审和比较，在达到招标文件中各项要求的情况下，确定拟中标人。技术上有特殊要求的采购项目，除考虑投标价格外，还应综合考虑其品质、性能和投标人的服务质量、经营业绩等。

评标结束后，评标小组全体成员须在评标报告上签字，将结果通知所有投标人，并在相应范围内公示拟中标供应商名单，公示时间不少于3个工作日。

第十三条　采取邀请招标、单一来源采购、询价采购的项目，须由项目主管科室、使用科室、评委、分管领导、监督人员共同参与实施。

第五章　合　同

第十四条　除零星采购项目外，所有项目采购均需签订合同。

首选供货商（中标人）确定后，应在5～10个工作日，由相关采购科室与首选供货商（中标人）进行合同条款谈判并拟定合同。合同中应当包括以下条款：主体、标的、数量、质量、价款和支付办法、质量承诺和售后服务、履行期限和方式、解决争议的办法、违约责任等。供货商（中标人）的各种承诺应写入合同或作为附件，附件与合同具有同等效力。对于长期采购的项目合同期一般不超过两年，到期后，应由采购小组重新招标、询价或议价后再签订。合同拟订时，费用的支付方式应按医院财务规定执行。

第十五条　招标结果审批与合同签订。

招标结果在报告分管院长后，由采购科室与中标人签订采购合同和廉洁协议；合同须经招采购小组、财务科及分管院长审核后签订；重大合同（五万元以上）须经院长审批同意后再签订。

合同一式四份，签订双方各二份。合同正本需存档（交档案室），复印件分别留存采购科室、财务科等部门备案。

合同一旦签署，其条款不得随意变更，但与政府法律法规、政府或部门集中招标新规定相违背的，遵其法律法规或规定。

第十六条　补充和变更。

凡经采购小组确定的供应商（中标人），以及有关招标（采购）工作的决定事项，原则上不得更改；如确需修正、补充，应召开原工作（评标）人员参与的议事会，并做出会议纪要。任何人不得私自改变有关决定。

第六章　验　收

第十七条　采购科室和（或）使用科室应根据签订的合同及附件（无合同的小额零散采购根据送货单）对项目执行情况进行验收或审核。使用科室负责检查设备质量和技术指标是否满足招标文件要求；采购科室负责检查合同指标是否完全满足要求；财务科负责审核资金执行情况；全过程必须由采购工作领导（监督）小组一人以上监督。凡供货商（中标人）不按约定履行合同的，采购科室应暂停项目验收，直至对方按合同约定履行义务。

第十八条　库房人员对质量合格，技术资料、票据等齐全的，应予以验收，验收合格的开具验收单，相关采购科室负责人应予以审核签字确认。凡属质量不合格、技术资料不全、票据不齐等情况，应不予验收，并及时报告招标责任科室。未经验收物资入库，发现质量问题由验收人员负责。

第十九条　财务科要建立价格拒付控制系统，所有招标物品原则上采用先使用、后付款的原则，货款支付严格按照医院财务相关规定执行；凡超过招标价格的物品，不能验收入账，不能上报财务付款。

第二十条　合同履行中，采购人员应与供应商（中标人）保持联系，掌握供货进度，协调、解决存在问题。

第二十一条 仓库相关人员及招标责任科室应收集物资使用信息，了解质量状况，出现质量问题时，及时向供应商（中标人）反馈有关情况，对出现的严重质量问题，应迅速报告有关领导。

第七章 采购监督管理

第二十二条 采购纪律规定。

（一）参与项目采购的工作人员，不准参加可能影响公平竞争的任何活动；不准收取供货方任何名目的"中介费""好处费"；不准在供货方报销任何应由个人支付的费用，不准损害医院利益，徇私舞弊，为对方谋取不正当利益。

（二）各使用科室或个人不得擅自实施采购行为，不得干扰招标采购工作。对于私自采购的物资，相关科室不予办理入出库手续，医院不予付款。

（三）凡违反本条前二款规定的，医院将依法、依纪给予处理。

第二十三条 医院党支部对招标采购活动的程序和过程实施全程跟踪监督；同时，招标采购活动接受全院职工和社会各界的监督。

第八章 附 则

第二十四条 物资采购坚持"质量第一、价格低廉、服务一流、就近采购"的原则，尽量选用标准化、系列化、国产化产品。

第二十五条 本办法自发文之日起执行。解释权归医院采购工作领导（监督）小组。

（二）A公立医院药品采购内部控制案例 [①]

1. 医院基本概况

A公立医院创建于 1943 年，于 1994 年被卫生部（现为国家卫生健康委）首批授予"三级甲等医院"称号。它是湖南省学科最齐全、医疗技术力量最雄厚的医院之一。也是国际动脉硬化（IAS）中国分会理事长单位、国家代谢性疾病临床医学研究中心核心单位成员、湖南省胃癌研究中心和湖南省脊柱微创诊疗临床示范基地。

A公立医院占地面积 100 余亩，建筑面积高达 20 余万平方米，院内绿化面积占比约 47%，是国家级园林单位。全院有 162 人在国家、省、市各级医学专业委员会任职，省市级学科带头人 85 人，博导、硕导 88 人。医院门诊全部实行全数字化服务，已推出门诊"一卡通"，自助服务系统、移动互联

[①] 该案例改编自：陈依 . A公立医院药品采购内部控制研究［D］. 衡阳：南华大学，2019.

网医院、分诊台全部采用自动排队叫号系统，医生全部实现电子开单、电子病历等。医院始终秉承"团结、求实、创新、维康"的核心价值观，坚持"关爱生命、患者至上"的服务理念，通过质量立院、科技兴院、人才强院、文化昌院不断前进。A 公立医院行政管理架构如图 4-10 所示。

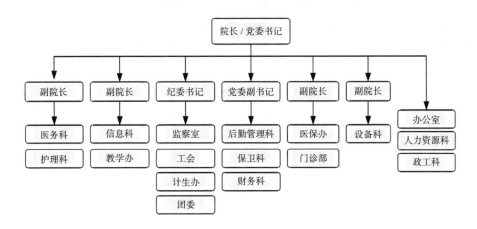

图 4-10　A 公立医院行政管理架构图

2. 医院药品采购业务概况

A 公立医院自成立以来，一直响应医疗体制改革的号召，相应调整医院内部管理政策。在药品采购业务方面，落实国家集中采购政策，采用药品分类采购的方式，采购方式主要分成三类：挂网采购、紧急采购和临时采购。

（1）挂网采购。A 公立医院药剂科药品组组长制订药品采购计划，药剂科主任及院领导审批药品采购计划，药品采购员将药品招标公告公布于湖南省医药集中采购平台，A 公立医院药事管理委员会依据"质量优先，价格合理"的原则确定药品配送企业，并签订药品购销合同。配送企业送货时还需要携带发票、随货单和药品检验报告等文件与药品一同送至药库，药品保管员根据验收程序检查药品，验收合格后完成药品入库。挂网采购是 A 公立医院最主要的药品采购方式，医院药品 95% 是通过挂网采购的，并采取主渠道进行配送。

（2）紧急采购。当某药品库存不足而科室又紧急需求时，药剂科需要紧急采购该药品。采购员通过在线询价与配送企业达成口头协议，配送企业应在 24 小时之内配送药品。当主渠道配送企业拖延配送或不配送时，医院也将采用紧急采购方式。

（3）临时采购。临时采购是针对特殊患者制订的采购计划，采购的药品在医院基本用药目录之外并且患者需要长期服用。

3. 医院药品采购组织

（1）药事管理委员会。A公立医院设置了药事管理委员会对药品采购业务进行监督，药事管理委员会的成员包括院长、药剂科主任、医务科主任以及大内科、大外科的专家。

（2）药剂科。药品采购供应管理是A公立医院药剂科的主要任务之一。因为医院药品种类多、需求量大、部分药品周转快，而且药品还是特殊商品，是医院的重要存货。A公立医院药剂科组织架构如图4-11所示。

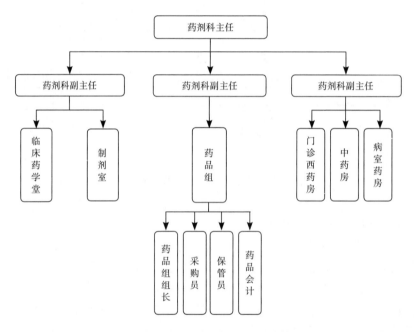

图4-11　A公立医院药剂科组织架构图

4. 医院药品采购业务内部控制

为了认真贯彻执行《中华人民共和国药品管理法》，规范A医院药品采购行为，A医院药品采购工作由药事管理和药物治疗学委员会领导，药剂科主任进行指导与监督，药品采购员实施采购。

（1）药品采购基本原则。坚持低价优质、品牌正宗原则；坚持对方的配送时间长短、提供服务质量、小品种供应能力与采购量相平行原则；坚持普通药品计划采购、急救药品和特殊药品临时采购原则。

（2）药品及药品销售商选择。药品采购实行规范化管理，采购药品包括中草药、中成药、西药及制剂用原辅料。药品采购计划和品种，应根据国家和A公立医院的《基本用药品种目录》《基本医疗保险用药目录》和处方集目录并结合临床需要制定。购进药品以质量为前提，从具有合法证照的供货单位进货。

药品供货方需提供相关材料给采购员，采购员报请 A 公立医院相关负责人审核同意。药品供货方需提供的资料包括企业经营执照复印件，企业 GMP、GSP 认证证书复印件，药品质量保证协议，药品销售代表的单位授权委托书和身份证复印件。

（3）采购专人负责。药剂科指定专人（采购员）负责采购工作，其他人员一律不得采购药品。如果临床特需急用的一次性购入药品，那么临床医师要填写特需申请表，科主任签字后，经过药剂科主任、医务部、主管院长批准再由采购员购买。保管员以表格形式提出药品采购计划，交药品组组长审核后，由药品采购员在网上采购；药品采购员每月对药品采购计划进行汇总交科主任审核，再交主管院长审核。任何人不得私自向外发出计划，亦不能接受无计划送货。采购员要及时以书面表格的形式向药房及相关科室通报新药信息。

（4）药品入库管理。药品保管员应按照 A 医院药品入库规范条例办理入库手续，签收该批次药品检验报告，并整理装订成册。对质量不过关、不符合入库要求的药品，应向采购员报告。购进药品时需取得合法合规的票据以及随货同行单（加盖供货单位原印章的《进口药品注册证》或《医药产品注册证》和《进口药品检验报告书》复印件），除了票据要交由财务部门人员入账后，药剂科也必须保留随货同行单存档备查。药剂科必须定期对进货情况进行质量评审，总结问题并加以分析和改进。

（5）药品原始资料管理。外派药品会计对药品销售方送来的发票进行审核，核对金额与药品入库单是否一致，若不一致，应以入库单为准并对发票金额进行核减，由药品采购员、药品保管员、药剂科主任、A 医院主管院长签字后交财务部。

与药品采购相关的原始资料由相应主管人员妥善保存，并按季度装订成册。药品采购员每月要对药品采购工作以表格的形式进行总结。表格所需体现的内容包括：当月药品采购实价金额和药品零售金额、当月药品出库金额和药品销售金额及当月药品库存金额；当月引进、停购药品名称和总的品规数。

5. 内部控制优化空间

（1）明确和拓展医院药事管理委员会的职责。明确和拓展 A 医院药事管理委员会的职责，更好地发挥药事管理委员会在药品采购环节的作用，其组织结构如图 4-12 所示。

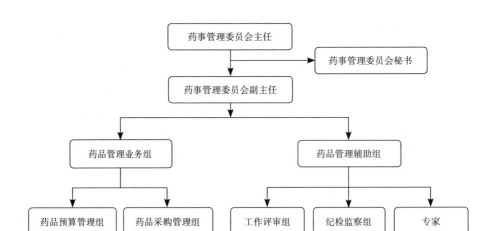

图4-12 某公立医院药品采购管理组织架构图

药品预算管理组：负责领导药品的预算编制工作，人员包括院长及财务科、药剂科、药库、门诊科、临床科的领导。

药品采购管理组：制定基本用药目录；确定A医院基本用药品种范围，对采购环节的药品价格进行议价审核。

工作评审组：评审药品预算编制、药品收支及采购、药品合同管理等工作。组织医院药学学术活动，为提高医师、护师和药师的业务水平提供平台，加强医务人员职业能力建设。

纪检监察组：监督检查药品年度预算和执行情况；监督检查药品收支财务工作和药品采购工作；监督检查医师处方和用药情况；如果出现不合理用药情况应及时通报并惩处相关人员。

专家组：负责评估和检查新老药物的临床疗效，讨论和确定淘汰品种；监测药品不良反应，规范药品不良反应报告。

（2）医院药品采购工作。

计划进药：A医院中设置了专门从事药品采购的委员会，在了解采购与用药需求之后，在充分参考医院用药目录的基础上，确定本期用药目录的名称、规格等。医院集中招标采购委员会则在候选名单中确定采购品种，在获得准许后，则交由药剂科在相关平台中进行定标采购。库管人员在每个月月末对药库进行盘查，针对药库中的用药状况以及临床效果制定相应的采购计划。采购人员在收到采购计划后进行核查、做出预算、获得报价，根据获标供货商的相关协议制定采购计划单，之后交由药剂、药房科负责人员对计划单进行核查，在获得同意后进行实施。

超计划进药：指因为部分突然缘由使库存药品无法达到用药标准而需要加大进药数量的情形。假如存在超计划进药状况，药剂科需要估测本月用药规模，进而制定相应的进药方案，在经过核查后，报负责部门进行审批，并且在获得委员会批准后，才可根据新方案购入药品。

紧急外购药品：指主要用于临床抢救所用，但是没有在用药目录范围之中，并且不具备替代药品，且必不可少的药品。依照相关规定，针对部分无法满足需求的药品，可以额外申请紧急进药，采购药品的数量则为一次使用数量。进行申请的人员为临床专业主任，主任需要对数量承担一定的责任，在经过医务科、药剂科等多科室审批后，交由相关领导和药物委员后进行核查后准许购入。部分特殊状况的紧急用药则采取药剂科报主管后进行审批，在获得准许后进行购入，事后则需要前往药事管理委员备案此次事件。在获得购入药品后，则及时地告知申请单位，所进药品需要一次全部拿走，如果用药之后存在剩余状况，也不允许进行退药。

（3）医院药品验收与结算。

医院将采购、质量验收、药品付款三方面业务进行划分，分别采取不同管理方式进行管理。药剂科在每个季度结束之后都需要将采购药品的相关信息进行整理，并交由药事委员会进行核查，受到药事委员会的监管。

根据计划购入的药品，在收到药品时便需要对药品进行检查，药库负责人与采购人同时进行核查，详细到药物外包装，并且对相关发票、随货同行单（无此单据则索要存根联）进行核查，并对有关证明进行备案。

验收内容涵盖日期、凭证号、品名、剂型、规格、单位、数量等，并且获得相应的资格证明，涵盖药品检验报告书和经营许可证等文件。针对进口药品，还需要具备相应的进口证明等；属于消毒范围内的药品则需要获得相应的卫生证明。所有文件都需要加盖公章。

对购入药品的质量需要严加把控，假如药品质量存在缺陷，则不准许入库。对药品质量不稳的供货商，需要停止合作。在对药品进行检查时，需要检查药物是否在国家标准范围内，并且检查包装有无损坏。对药物的生产批号和保质期进行核查，在经以上多方面核查并且通过相应标准后，才可入库。

发票、药物核查相符后，则由库账员将相关内容一一记录到电脑之中，形成一个较为完善的记录（涵盖药品名称、数量、零售价等多方面信息）。

药物经检查并达到标准后进行入库。根据相关药品管理制度，要对药物进行划分并且妥善保存。在一定的时期内对库房中的药品质量进行核查，如果药品质量存在问题则及时汇报相关负责人员并放置一旁，等待处理。

对药品货款价格进行结算时采取多级审核的方式。需要报账的发票需要由以下人员审核：采购人员、药库管理人、药品会计、药剂科负责人、财务科负责人、相关领导。

（三）S公立医院医用耗材采购内部控制案例①

1. 医院基本概况

S公立医院建立于1939年，经过80余年的努力和创新，医疗条件和科研水平取得了极大的进步。现为一所集医疗、科研、教学、预防于一体的二级甲等综合性医院，承担全区100多万名群众的医疗、急救、康复、教学和科研任务。医院业务面积22 000余平方米，编制床位500张，实际开放床位495张。目前，在职职工870余人，其中中高级职称270余人，拥有博士、硕士研究人员500余人，市区各类专家委员会成员40余人。医院年门诊量75余万人次，年平均累计收治住院病人2万余人次，年开展各类手术8 000余台。

S公立医院目前实行院长负责制（图4-13）。院长作为行政负责人，由党支部书记进行监督；院长下设有三位分管副院长，三位副院长则分别负责医院的行政、后勤和医疗工作。院长负责全院的经营管理及各项工作指导、监督和检查，党支部书记主要负责结合业务深入进行政治思想工作，保证医疗、预防、科研等各项任务的完成。

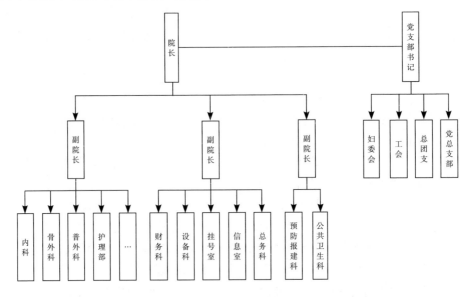

图4-13　S公立医院组织结构图

① 该案例改编自：杨乐.公立医院医用耗材采购环节内部控制研究——以S公立医院为例［D］.重庆：重庆工商大学，2021.

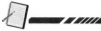

2. 医院医用耗材采购业务概况

（1）采购组织。S 公立医院由医用耗材管理委员会对医用耗材采购业务进行采购监督，医用耗材管理委员会成员包括分管副院长、器械科科长、总务科科长、各临床科室科长和各科室的医疗专家。

（2）采购方式。90% 以上的医用耗材是通过国家集中采购。在日常诊疗过程中，耗材分类采购模式主要包括挂网采购、紧急采购和临时采购。

（3）采购预算。由各临床科室负责编制各自科室的医用耗材预算，根据近三年数据进行预测与预案编制，医院财务科负责将各临床科室的上报数据进行汇总。医院通过制订准确的预算计划能够及时发现并解决医院在日常医用耗材采购活动中存在的问题。

3. 医用耗材采购业务内部控制

（1）医用耗材计划编制与实施。医用耗材管理科室根据不同科室业务特点和对医疗、教育、科研的需求，按批准计划方案对其内容进行采购。各科室根据本科室的需求，对本科室的库存和采购量进行控制，结合本科室的实际情况制订周采购计划，采购计划内容应尽可能准确、详细。

各科室每周周一填写医用耗材采购申请单交至设备科，采购申请单内容包括医用耗材品名、规格、型号、数量。根据耗材的基数，医用耗材、试剂的采购量应保证本科室 10 个工作日所需，如遇突发公共卫生事件、突发应急事件等情况可随时填报紧急采购。如遇所购买耗材缺货，设备科应积极督促供应商联系货源，并将到货时间及时反馈给申请采购科室。

供应室库房需常备一定基数的医用耗材，预防突发公共卫生事件、突发应急事件发生后，出现医用耗材短缺的情况。采购计划应准确填报，及时审核，保证科室医用耗材的日常需求。

（2）医用耗材采购及审批管理。首先，设备科根据各科室医用耗材申请单统计耗材采购量，通过信函、邮件等方式与供应商确定采购，确保能够追溯至每批产品的进货来源。

医用耗材的采购首选在市药品交易所注册的供应商。采购中出现不属于药品交易所网上交易的医用耗材品种时，在 S 公立医院原有耗材中标供应商中选择。各科室医疗、教学、科研需要的医用耗材，只能在未进入市药品交易所和区招标目录的医疗耗材供应商处采购时，设备科严格查验供应商提供的《医用耗材注册证》《医用耗材经营企业许可证》《医用耗材生产许可证》等证件，在符合准入资质的供应商中挑选。

其次，各科室需要购进新的医用耗材、试剂、高值耗材时，必须组织科室采购小组进行讨论，并将讨论结果与科室书面申请一并交由设备科。

设备科将耗材申购资料通过网络和纸质形式发给职能科室，并组织医务科、医保科、财务科、审计室、党总支办公室审核，医务科对新进耗材、试剂、高值耗材进入临床的意义，相同类别的新旧医用耗材的品种是否替换或延续批注意见。医保科对医用耗材进入临床后需要遵守的医保政策进行把控并批注意见。财务科对医用耗材是否为计价耗材、收费项目进行审核，最后由参加科室投票表决是否同意购进。同意购买的产品由设备科通知申请科室，原则上，未同意购买的产品半年内不得重复申请。

对同意购入的医用耗材，设备科每月组织审计科、财务科、院办公室、党办及使用科室负责人共同议价。议价前，设备科应寻找代理该产品的三家或三家以上供应商参与询价谈判。（询问厂商的方式有四种：从药品交易平台找相同的厂家；通过互联网查询；使用相同产品的其他医院的供应商；科室推荐。）会中，各参加审核科室根据产品质量、价格、售后服务等因素确定品牌和供应商。会后，设备科将会议资料和结果汇总，报院办公室审批，根据审批结果与供应商签订采购合和及廉政合同。

最后，在市药品交易所网上采购耗材应遵守"双控"原则，高于挂网价或医院采购价的产品不予采购。在采购过程中如遇厂家产品涨价，供应商应一个月前通知医院，并提供相关厂商盖章的证明和两家医院的供货发票复印件。经医院讨论同意后方可涨价，但不可高于市药品交易所挂网价格。

（3）医用耗材验收入库管理。所有医用耗材的验收由设备科，供应室的采购、库管人员共同负责。验收的内容包括耗材品名、数量、规格型号、生产日期、有效期、产品合格证等，以上检查内容都应该在验收记录上做好登记，对与采购合同不符的医用耗材做好记录，及时与厂商交涉。验收合格的医用耗材由库房保管人员办理入库登记手续。

科室医用耗材管理人员对领出的医用耗材、使用品种、数量、批号、领用人和时间做好记录。设备科医用耗材管理人员应不定时对科室医用耗材的库存和账实是否符合和使用进行检查，缺货状况下，及时向采购部门反映，有无快速解决方案。

4. 内部控制优化空间

（1）优化采购组织结构。根据《公立医院内部控制管理办法》要求，公立医院应该建立完善的内部控制职能部门，负责单位内部控制的建设；同内部审计、纪检等科室进行联合监督，增强医院采购环节的内部控制效果。在医院组织架构方面，S公立医院可以做到以下几点：

一是要建立和明确医院内部控制领导部门，组织医用耗材采购环节内部控制工作，完善医用耗材采购环节内部控制制度，及时修改完善内部控制制度和流程。同时，紧密联系各职能科室，如财务科、总务科、器械科、纪检科等，明确各自科室的权责，发挥他们在内部控制中的重要作用。

二是要分离有舞弊可能性的职能科室。采购项目的决策、采购执行的过程监督应相互分离。医用耗材购买申请和购买需求的可行性论证，由不同科室完成、不同副院长分管。建议器械科提供采购需求，医用耗材管理委员会发布消息，由多科室一同探讨，审计科将收集到的信息转交给器械科进行审核，由器械科收集后进行调整，整理提交院长办公室审议通过。

三是落实采购相关科室的岗位责任、厘清科室权责，结合工作实际进行科学、有效的分工，注重科室岗位权力制衡，促进互相监督。同时，落实重要岗位人员轮岗制度，通过建立关键岗位轮岗制度，有利于发现医院不同科室在内部控制活动中存在的隐患，并有利于增强科室活力。在采购环节中，关键岗位包括采购计划汇总、招投标岗位、采购岗位和入库管理岗位等。

（2）完善采购申请审核机制。临床科室出现购买需求时，向医用耗材管理委员会提交《S公立医院医用耗材采购申请表》。医用耗材管理委员会按照每次的采购申请，汇总采购医用耗材所需的详细信息。同时，医用耗材管理委员会应根据申请科室实际需要，在对所需医用耗材进行市场调查、行情分析的基础上，填写医用耗材市场调查记录和购置申请表，申请表内容包括医用耗材的用途、功能、功效等。医用耗材管理委员会申报时应注明所购医用耗材的数量、主要参数，送货时间、预计收货时间、售后服务等要求。如果是高值耗材采购，还需要提供两家及以上两家能够满足上述要求的同类耗材供应商。

5 000元限额以下的医用耗材，由职能科室（总务科、设备科、器械科）组成的采购小组在政府采购平台上，在医用耗材管理委员会的监督下进行采购。若采购平台上未提供计划采购的医用耗材，需求科室需要提供《医用耗材采购申请单（5 000元以内）》，填写耗材的名称、规格、物品数量、用途等。该申请单需要经过需求科室负责人签字，由医用耗材管理委员会负责审批，最终由分管副院长审批通过后，方可进行采购。在采购申请单通过后，由医用耗材管理委员会进行全院公示，同时提醒其他临床科室是否需要同类型医用耗材，以提高采购效率，节省时间成本。申请审核流程如图4-14所示。

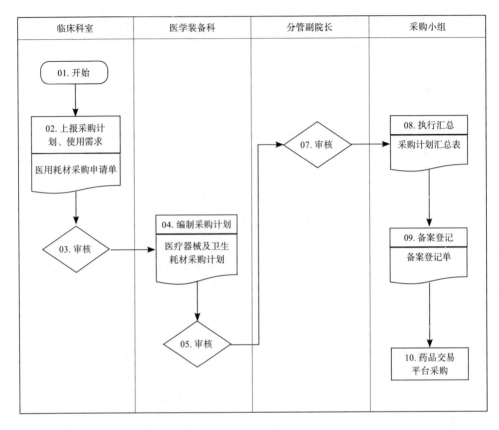

图4-14 医院耗材（5 000元以下）采购申请审核流程

5 000~500 000元的医用耗材，由招标办统一采购，需求科室应提供《医用耗材采购申请单（5 000~500 000元）》。申请单内容应包括采购医用耗材的品种、数量、规格、用途等，由需求科室集体讨论论证所购医用耗材，由医疗装备科进行监督。采购价值小于20万元的医用耗材听取分管副院长意见，20万元以上（含20万元）的医用耗材采购需经党委会决议并上报市卫生健康委、财政局进行专家审批，决定是否通过该项目。通过后，由医疗装备科提交院长办公室审议，审核无误后报院长审批。若符合政府采购文件的相关规定，由党委办公室委托市公共资源交易招投标中心进行集中采购，并签订委托合同。由公共资源交易中心制作并发布标书、询价、谈判等文件，根据投标结果确定供应商后，交由采购单位确认，同时公共资源交易招投标中心引入第三方专业的验收人员进行验收。申请审核流程如图4-15所示。

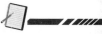

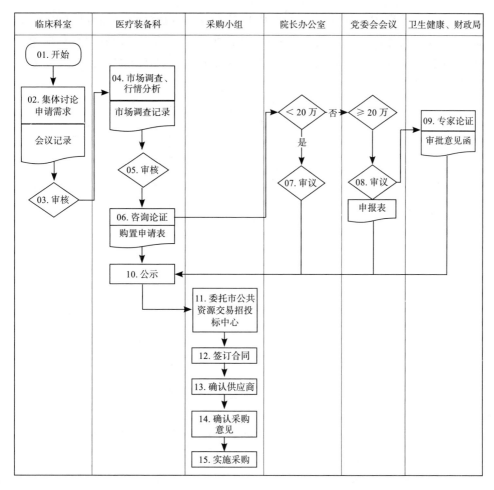

图4-15 医院医用耗材（5 000元以上）集中采购申请审核流程

（3）加强验收入库环节的管理。

低值耗材入库管理。医院采购的物资到达仓库时，应当由采购办的经办岗牵头，由归口职能科室总务护士、申购科室医务工作者、供应商组成验收小组。卫生耗材到达医院后，验收小组除了核对数量是否正确和外包装是否损坏外，必要时需要开箱检查箱内的物资是否符合采购招标时供应商承诺的各种参数标准。申购科室医师验收时主要考察到货物资是否符合申请时的要求，并对医用耗材进行专业性检查；验收小组负责人主要考察到货物资是否符合当初招标文件的参数要求；供应商的主要职责是保证物资准时送达，包装完好无损。如果存在采购计划和合同中未到货的医用耗材，应将品名和数量通知归口职能科室并通知医学装备科采购经办人员。多方验收可降低耗材在以后使用过程中的风险，克服以往的采购员因专业性不足而导致的问题。最后，归口职能科室采购经办岗每月 20 日前将收到的供应商发票在药交所电子交易平台系统中进行核对，核对无误后在平台上确认发票。验收入库流程如图 4-16 所示。

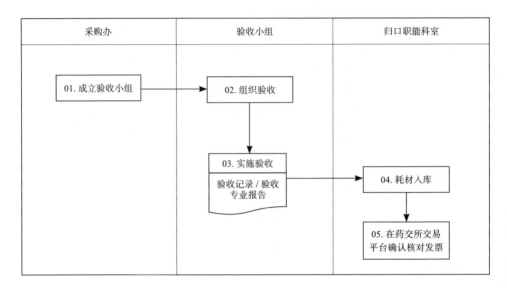

图 4-16　低值耗材验收入库流程图

高值耗材入库环节管理。高值耗材由于反向物流的关系，需要临床医生现行申请，填列高值耗材使用申请表，对高值耗材的名称、规格、型号、供应商等信息进行完整填列。经科室负责人审核无误后，通知供应商供货；在经医学装备科入库后，送达手术室接收并消毒，同时填写高值耗材使用接收表。在接收使用后由临床总务护士进行计费。验收入库流程如图 4-17 所示。

（四）H 集团医院医疗设备采购业务内部控制案例 [①]

1. 医院基本概况

H 集团医院地处 H 市核心区域，1958 年因当时举世瞩目的 H 市水利枢纽工程兴建而成立，目前已成为一家集医疗、教学、科研、预防、保健、急诊急救于一体的国家优秀二级甲等医院，是 H 集团下属的国有制福利性卫生单位，是水利部属各医疗单位中首批获准的国家二级甲等医院，担负着汉江流域水利水电工程开发建设和 H 市城区的医疗服务保障工作。

---

① 该案例改编自：李晓璐 .H 集团医院医疗设备采购管理研究［D］.南宁：广西大学，2017 年 .

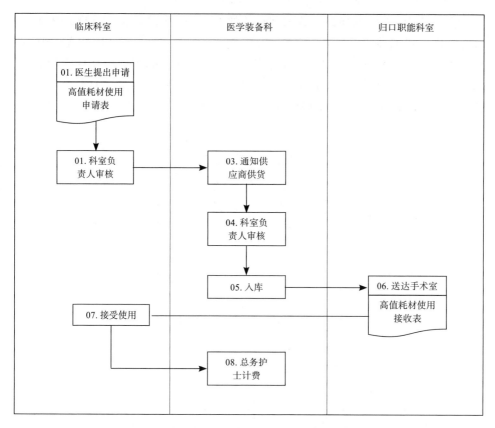

图 4-17 公立医院高值耗材入库验收流程

医院先后获得了全国水利文明单位、湖北省国资委文明单位；中共湖北省国资委、中共长江水利委员会先进党委；ISO9001／ISO14001 国际质量环境双认证单位；二级优秀医院等殊荣。该医院是 H 市 H 集团公司基本医疗保险定点医院，城镇职工基本医疗保险定点医院，农村合作医疗定点医院，中国人寿保险公司、中国太平洋保险公司定点医院等。

医院现有职工 600 余人，其中医技专业人员 320 余人，高级医技人员40 余人，设置 25 个临床科室，13 个机关、后勤管理科室。全院编制床位500 余张，固定资产达 3 亿元，全年医疗业务收入达 8 000 多万元。年平均门诊量为 10 万人次，出院病人为 10 000 人次，手术 1 500 台以上。拥有日立全开放式磁共振扫描仪、直线加速器、血管机、飞利浦 6 层螺旋 CT、CR、彩色 B 超、全自动生化仪、血液透析仪、腹腔镜、电子胃（肠）镜以及体外碎石机等高科技医疗设备 70 余台。

2015 年，H 集团公司投资 1.2 亿元为医院新建门诊综合大楼，2017 年 7 月基本投入使用。医院的建设随着水利行业的发展,即将进入一个新的历史时期。医院将进一步抓住机遇,深化改革,开拓创新,与时俱进,坚持以病人为中心,以高尚的医德、精湛的医术、先进的设备、优美舒适的环境为当地人民群众的健康服务,为H市地区的医疗卫生事业做出更大的贡献。H集团医院行政组织机构、机关组织机构如图4-18和图4-19所示。

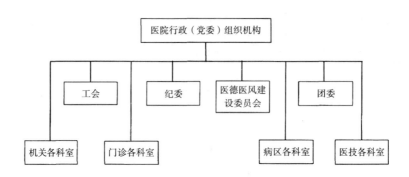

图4-18 H集团医院行政组织机构示意图

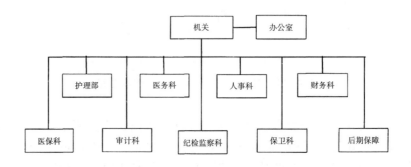

图4-19 H集团医院机关组织机构示意图

2. 医院医疗设备采购业务概况

该院除现有的医用仪器设备,每年都拟订设备采购计划,积极筹措资金,结合医疗市场的需求和临床医疗的轻重缓急,有步骤、保重点地进行医疗设备的采购和更新换代。H集团医院年度设备购置计划示意图如图4-20所示。

(1)依据临床诊疗的需求,制订采购计划。医院下属18个临床科室和10个医技功能科室,在确保准确诊疗、合理施治的同时,着重抓好常规设备和专项设备的使用管理,并根据设备的老化和技术更新的状况,每年定期考察医疗设备市场,追踪医疗新技术的运用,分析临床医疗设备的使用现状,适当安排采购一些大、中、小型的常规设备和专项设备。

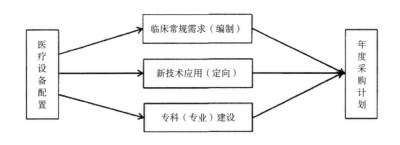

图 4-20 H集团医院年度设备购置计划示意图

（2）瞄准医疗新技术运用，制订定向采购计划。医疗质量和技术进步是医院的生命。该院在履行"救死扶伤，治病救人"职业方针的同时，依靠新技术的不断运用和开发，来扩大医疗市场，满足患者需求；结合医疗、临床教学和科技攻关，有针对性地引进新技术，采购新设备，不断提高医疗质量。医院靠质量求生存，靠技术求发展。

（3）结合专科专治的业务发展，落实采购计划。医院具有复杂的临床医疗技术专业门类的分工，如内、外、妇、儿、传染、康复、老年病等专科，专业划分较细，技术门类齐全。各科的业务技术成熟、进步都有待于医院合理的资源配置和投入，以此来完善医院的专科建设和特色医疗的创立。人类社会病种的日益繁多和复杂，造就了医疗手段的多样化、专业化和复杂化。尤其是一些疑难杂症、顽症、绝症的诊治都给临床科室提出了更高的要求。这就要求医院的医疗技术和设备要跟上专业发展的水平，以满足临床、科研、教学的需要。所以，专科专治的设备配置也是采购活动的重要依据和选项。

基于以上的设备购置状况，据不完全统计，该院每年均购置大型医疗设备（100万元以上）2～3台；中型设备（50万元以上）6～8台；小型设备（1万元以上）约15台。这样的规模添置，有效地保证和维持了医院正常的医疗服务。

3.医院医疗设备采购业务内部控制

该医院在医疗设备采购管理方面建立了一套工作机制，这套机制就是有领导、有制度、有措施、有监督。

1）建立了专项领导工作机构

医院设立了设备采购招标领导小组和办公室（图4-21），由分管院领导任组长，医务科、设备科、财务科、后勤保障以及纪检监察部门参加其中，负责设备采购招评标的具体工作。各参与部门各有分工，各负其责。

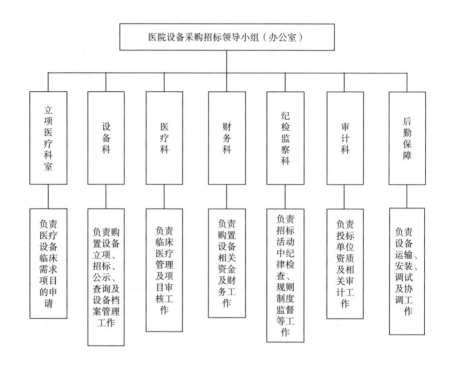

图4-21　H集团医院设备采购招标领导机构示意图

2）设立了完整的工作制度

就医院设备管理而言，制定了《医疗设备管理责任制（汇编）》，包括设备的申请、计划与审批制度；设备购置管理制度；设备验收入库制度；设备、器械仓库管理制度；大型精密仪器及设备管理制度；设备技术档案管理制度；设备维修管理制度；设备、器械报废及赔偿制度；计量管理工作制度；计量器具周期检验制度等，以及专业人员、管理人员的岗位责任制度等，使工作有章可循，有法可依（图4-22和图4-23）。

3）规范了医疗器械采购程序

医院的设备采购按照既定的工作程序（流程）进行操作（图4-24），均要求在公平、公正、公开、透明的基础上实施阳光采购。

（1）立项。基于医疗科室的医疗诊治实际，由临床科室提出的采购项目意向和业务开展的设想，以书面申请的形式报设备科立项。例如，购买牙科治疗仪、心电监护仪、X光机、胃镜诊断仪等。

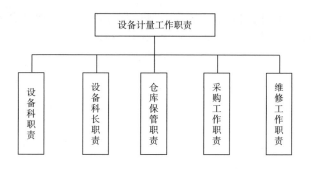

图 4-22 H集团医院医疗设备管理责任分工

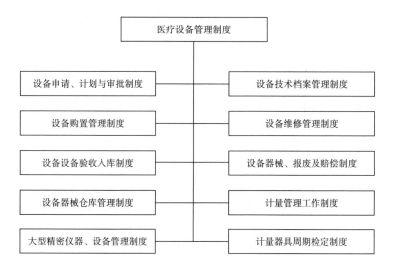

图 4-23 H集团医院医疗设备管理制度

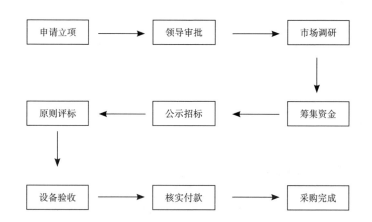

图 4-24 H集团医院设备采购流程示意图

（2）审批。由设备科汇集立项申请，将立项报告报医务科和分管院领导审批，并作为重点支持的医疗项目研究确定下来。

（3）调研。根据立项的设备，由院招评标小组办公室和及医务科、财务科、设备科、纪检等部门参与，通过电子商务查询的方式进行市场调研，了解该项目设备的品牌、性能、价格、售后服务以及商家资质的相关行情，研究确定采购方案。

（4）筹资。该院系国企医疗单位，在购买设备的资金来源上，一般有两种方式：一是自筹，金额不大时，本院自行创收解决，如购买中小型医疗设备；二是申报集团拨款购买，一般是购买金额较大的大型医疗器械，如 CT、核磁共振、X 光机等。也有医院与集团按比例分摊资金购买的。

（5）招标。在确定采购方案和筹集资金的基础上，制定招标文书，上网公示招标信息。该院规定，一般金额在 10 万元以上的设备必须通过招标购买，筛选投标单位或营销商，选择内容包括购置设备的品牌、性能、价格、售后服务、培训（设备使用与维护）等主要内容，综合考虑选择商家和谈判对象。

（6）评标。在采购方案和市场调研的基础上，院招评标领导小组成员部门参加，与符合资质要求、满足设备需求以及有诚信业绩的投标商家分别采取"背靠背"的形式，进行商务洽谈、评选打分，从中选定商家并签订采购合同，作为约定双方履行义务的法律依据（契约）。

（7）验收。双方签订采购合同后，要各自遵循谈判承诺和合同约定的条款，供应商要按期送货、安装、调试、操作培训以及处理一般故障。其过程须经院方使用科室和设备管理科室的人员进行严格的现场验收，直至设备达到正常运行使用状态。

（8）付款。主要由财务部门按照财务管理规则和合同条款办理拨款的相关手续。该院一般采取先预付 70% 的设备款，待该设备到货、安装、调试等投入正常使用后再付 20%；留 10% 作为所购设备的质保金。该设备无故障正常使用一年后再付剩余的 10% 设备款。

该院正是按照这样的采购流程和模式，多年来确保了采购设备的质量，提高了工作效率，杜绝了不正之风，维护了医院的合法权益，保证了医疗工作的顺利进行。

4. 内部控制优化空间

（1）医疗设备采购管理机制的措施。结合医院医疗设备管理的现状，建议该院把医疗设备采购管理纳入医院科学化、规范化建设的进程中，完善采购管理机制，实现"机制"框架下的联动运作。完善采购管理机制，包括设置专门管理机构，即招评标工作专职机构；明确各部门参与的工作内容和职责；

规范采购过程中的评价标准；多渠道筹集购置资金；优选合理合规的招标方式，以确保采购运作的规范，这是采购工作的前提和基础。

集团医院医疗设备采购管理机制如图 4-25 所示。

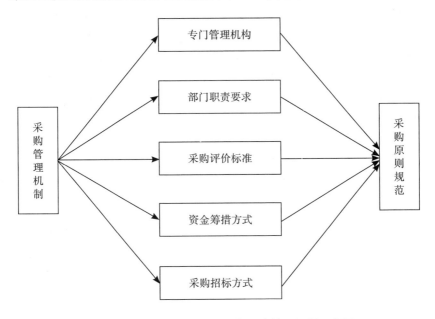

图 4-25　H 集团医院医疗设备采购管理机制示意图

（2）医疗设备购置立项的措施。医院医疗设备购置立项的选择是设备采购管理的关键，直接关系到采购的合理性和采购工作的成败。搞好设备购置立项，必须转变医疗设备技术引进观念和实施科学的效益评估。针对该院的具体情况，可采取相应的改进措施（图 4-26）。

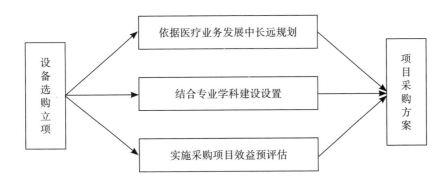

图 4-26　H 集团医院设备选购立项示意图

（3）医疗设备购置计划制定的措施。从医院设备采购实际情况来看，医疗设备采购的项目必须按预订的购置计划严格执行，特殊情况下可以考量各科室的设备需求状况，在对现有设备使用具体情况进行充分论证的状态下，支持和鼓励其开展新项目，引进新技术，配置新设备，改良和组装旧设备，使其使用效率达到最大化。因此，为了增大计划执行的力度，医院在制订医疗设备购置计划时，必须从医疗临床需求的实际出发，必须坚持履行设备系统性、回报率、购置效率、先进性、性价比五项原则，着力解决好设备需求与资金不足的关系，安排好轻重缓急相关事项，确定合理的选择，编制好设备购置计划。

（4）采购环节财务监控的措施。医疗设备采购关系到医院医疗技术的提高和医院的长远发展，采购质量的好坏、成本的高低，直接关系到医院的经济效益。该院在设备采购过程中存在着财务部门"四个不了解"的具体问题，因此，必须强调财务部门全程直接参与设备采购各环节的监控，以充分发挥财务的监督职能作用，主要包括采购计划的监控、采购涉税的监控、供应商选择的监控、付款条件的监控、质保条款的监控、设备交付条件的监控、收取发票的监控、验收的监控等。

第四节　公立医院资产业务内部控制建设

一、公立医院资产业务概述

医院资产业务包括流动资产、固定资产、无形资产、对外投资等业务。根据《医院财务制度》规定，各业务范畴如下。

（一）流动资产

流动资产是指可以在一年内（含一年）变现或者耗用的资产。医院的流动资产包括货币资金、应收及预付款项、存货等。

货币资金包括现金、银行存款、零余额账户用款额度等。货币资金是医院最活跃的资产，流动性强，是重要的支付手段和流通手段，因而是流动资产的管理重点。货币资金管理主要包括资金计划、资金收支、现金保管、银行账户管理、票据与印鉴管理等内容。

应收及预付款项是指医院在开展业务活动和其他活动过程中形成的各项

债权，包括应收医疗款、预付账款、财政应返还资金和其他应收款等。应收及预付款项管理主要包括往来余额对账、账龄管理、坏账管理。

存货是指医院为开展医疗服务和其他活动而储存的低值易耗品、卫生材料、药品、其他材料等物资。存货管理主要包括取得存货、验收入库、仓储保管、领用发出、盘点清查、存货处置等内容。

（二）固定资产

固定资产是指单位价值在 1 000 元及以上（其中：专业设备单位价值在 1 500 元及以上），使用期限在一年以上（不含一年），并在使用过程中基本保持原有物质形态的资产。医院固定资产分为四类：房屋及建筑物、专业设备、一般设备、其他固定资产。单位价值虽未达到规定标准，但耐用时间在一年以上（不含一年）的大批同类物资，应作为固定资产管理。

固定资产在医院资产总额中一般都占有较大比例，循环时间很长，因此，固定资产管理责任重大。固定资产管理是一项复杂的组织工作，涉及基建部门、财务部门、后勤部门等众多部门。同时，固定资产管理是一项较强的技术性工作，固定资产管理一旦失控，造成的损失将远远超过一般的流动资产造成的损失。

固定资产的取得方式一般有外购、自行建造和非货币性资产交换换入等，固定资产管理可划分为预算、采购和验收、使用与维护、盘点、处置五个主要环节，每个环节都具有更细化的业务活动。

（三）无形资产

无形资产是指不具有实物形态而能为医院提供某种权利的资产，包括专利权、著作权、版权、土地使用权、非专利技术、商誉、医院购入的不构成相关硬件不可缺少组成部分的应用软件及其他财产权利等。

无形资产管理包括无形资产的预算、取得验收、使用保全、处置四个主要环节，每个环节都具有更细化的业务活动。无形资产的财务管理具有如下特点：

一是基于无形资产的特殊性。为了保证无形资产的完整性、持续性和有效性，单位应承担各项与无形资产有关的维护费用。同时，应建立有效的约束和监督机制，加强对无形资产维护费用的内部审计监督和控制，保证无形资产维护费用性质和数量的合法性、合理性，防止无形资产维护费用成为单位的"隐形费用"。

二是基于无形资产的风险来源于创新过程的风险。由于研发投入、员工培训和组织资产等是单位创新过程中的主要投入要素，并大多集中在创新早期的探索阶段，对应的风险水平也高，在创新管理中分散和减少无形资产投资的风险，是管理和防范无形资产内在风险的重点。

（四）对外投资

对外投资是指医院以货币资金购买国家债券或以实物、无形资产等开展的投资活动。对外投资按照投资回收期的长短分为长期投资和短期投资。投资回收期一年以上（不含一年）的为长期投资。

投资活动一般包括拟订投资方案、投资方案可行性论证、投资方案决策、投资计划编制与审批、投资计划实施、投资项目的到期处置环节。医院应在保证正常运转和事业发展的前提下严格控制对外投资，投资范围仅限于医疗服务相关领域。医院不得使用财政拨款、财政拨款结余对外投资，不得从事股票、期货、基金、企业债券等投资活动。

二、公立医院资产业务的内部控制目标

（一）公立医院资金管理的控制目标

（1）确保货币资金安全完整，避免货币资金被盗窃、贪污和挪用等情况发生。

（2）确保单位货币资金周转灵活，满足支付业务活动的需要。

（3）确保货币资金使用符合国家法律和公立医院内部规章制度，确保货币资金相关业务权限的设置合法、合理，预防舞弊事件的发生。

（4）确保货币资金核算和披露真实、准确和完整，做到账实相符，不存在白条抵库等情况。

（二）公立医院存货管理的控制目标

（1）各项存货取得、领用和保管业务符合国家相关法律法规的规定。

（2）存货入库与验收手续完备、程序规范，存货入库为实际发生的而非虚构的。

（3）存货领用为单位业务实际需求，且履行了必要的领用审批手续。

（4）各项存货的入库、领用和成本核算及时、准确、完整，在恰当的会计期间记录在适当的会计账户。

（5）对存货实施了有效保护措施，保管人员与记录人、批准人相互独立。

（6）账面存货与实际存货定期核对相符。

（三）公立医院固定资产管理的控制目标

（1）坚持资产管理与预算管理相结合、资产管理与财务管理相结合、实物管理与价值管理相结合、资产管理评价与绩效考核相结合的原则。

（2）全面发挥固定资产的使用价值，确保固定资产的安全和完整，防止出现固定资产的闲置浪费、流失和不必要的损耗等现象。

（3）规范和加强公立医院固定资产管理，合理配置和有效利用固定资产，维护其完整和安全。

（4）建立健全固定资产台账、档案，保证固定资产账目真实、准确、完整。

（5）固定资产的确认、计量和报告应当符合国家统一的会计准则制度。

（6）确保固定资产财务账表与实物核对相符。

（四）公立医院无形资产管理的控制目标

（1）保护公立医院无形资产的根本权益，防止无形资产流失和被盗用，保护公立医院无形资产的合法权益。

（2）加强无形资产有序管理，使无形资产与其他资源合理搭配、组合，促使公立医院无形资产价值产生其应有的社会效益。

（3）充分利用现有无形资产服务公立医院经营活动，保证无形资产的有效利用。

（4）正确反映无形资产的价值，合理摊销，保证无形资产账目真实、准确、完整。

（5）无形资产的确认、计量和报告应当符合国家统一的会计准则。

（6）遵守商标法、专利法、合同法等法律、法规的规定，维护公立医院的合法权益，避免公立医院承担法律风险。

（五）公立医院对外投资管理的控制目标

（1）根据国家要求、发展战略、外部环境等，合理安排资金投放结构，科学确定投资项目。选择投资项目时应突出主业，谨慎从事股票投资或衍生金融产品等高风险投资。

（2）进行投资方案可行性论证，对投资项目进行严格的可行性研究与分析，重点对投资目标、规模、方式、资金来源、风险与收益等做出客观评价，从投资活动的技术可行性、市场容量与前景等多方面进行论证。

（3）按照规定的权限和程序对投资项目进行决策审批，要通过分级审批、集体决策来进行，决策者应与方案制定者适当分离。投资方案需要经过有关管理部门审批的，应当履行相应的报批程序。

（4）根据审批通过的投资方案，制订切实可行的具体投资计划，作为项目投资的控制依据。与被投资方签订投资合同或协议，明确出资的时间、金额、投资具体内容、项目进度、质量标准与要求等，并按程序报经有关部门批准。

（5）保证投资活动按计划合法、有序、有效进行，对投资项目进行跟踪管理，及时收集被投资方经审计的财务报告等相关资料，发现异常情况的，应当及时报告并妥善处理。

（6）根据各种条件和预估，准确对投资的价值进行评估，根据投资项目的公允价值进行会计记录。如果发生投资减值，应及时提取减值准备。

（7）保证投资资产的处理符合单位的利益，投资收回、转让、核销等决策和审批程序符合规定，必要时可委托具有相应资质的专门机构进行评估。

三、公立医院资产业务的主要风险

（一）公立医院资金业务的主要风险点

（1）货币资金未实行归口管理，可能导致账外设账，私存"小金库"。

（2）货币资金不相容岗位未能有效分离，可能导致利益冲突甚至舞弊。

（3）货币资金支付没有严格按照程序审批，支付后出纳人员没有及时登记入账。

（4）会计人员没有及时核对单位账和银行对账单，资金安全风险比较大。

（5）货币资金的定期核查（包括盘点、对账等）程序执行不到位，可能导致资金被贪污、挪用而不能及时发现。

（二）公立医院存货业务的主要风险点

（1）存货预算编制不科学、采购计划不合理，可能导致存货积压或短缺。

（2）存货验收程序不规范、标准不明确，可能导致数量克扣、以次充好、账实不符。

（3）存货仓储保管方法不适当、监管不严密，可能导致损坏变质、价值贬损、资源浪费。

（4）存货领用发出审核不严格、手续不完备，可能导致货物流失。

（5）存货盘点清查制度不完善、计划不可行，可能导致工作流于形式，无法查清存货真实状况。

（6）存货报废处置责任不明确、审批不到位、程序不合法合规，可能导致公立医院利益受损。

（三）公立医院固定资产业务的主要风险点

（1）固定资产管理不善，账账不符、账实不符，造成固定资产流失。

（2）固定资产配置不合理、使用不当、维护不力或处置不符合规定，导致资产价值贬损、使用效能低下、出现安全隐患或者资源浪费。

（3）资产使用安全不能保证，使用时并未执行严格的接触限制条件和审批程序。

（4）资产管理没有统一的登记汇总部门，资产清查与责任划分不清，职能分散在各个部门，较容易出现互相推诿的情况。

（5）固定资产管理人员配备不合理，聘用临时资产管理人员，而公立医院对临时聘用人员的约束力不够，存在潜在风险。

（6）缺乏有效的固定资产记录和清查盘点机制，可能导致账外资产、资产流失、资产信息失真、账实不符的现象。

（7）资产维修随意性较大，没有明确标准，存在过程监督风险，容易造成经费与资源的浪费。

（8）对资产处置没有严格执行审核审批程序，未按照国家有关规定执行，可能存在舞弊的风险，造成处置损失。

（四）公立医院无形资产业务的主要风险点

（1）无形资产验收人员选择不当，验收过程不规范，可能导致验收结果不准确，进而导致使用风险加大，并可能带来损失。

（2）无形资产的记录不及时、不准确、不完整，可能导致资产流失、信息失真、账实不符。

（3）取得的无形资产权属不清，未办理相关证明文件和手续，可能导致无形资产使用不合法，可能产生法律纠纷和经济损失。

（4）缺乏严格的保密制度，保密工作不到位，可能造成无形资产被盗用、无形资产中的商业机密被泄漏，公立医院经济利益受到损失。

（5）无形资产长期闲置或低效使用，失去其原来使用价值。

（6）不能有效使用、保护无形资产，造成无形资产使用效益低下，效能发挥不到位，影响公立医院目标实现。

（7）商标等无形资产疏于管理，导致其他单位侵权，严重损害公立医院利益。

（8）无形资产处置不规范，职责分工不明确、流程不清晰，对处置业务没有引起足够重视而任意处置无形资产，可能增加处置成本，降低处置效率，造成公立医院资产损失。

（9）无形资产使用或转让合同不符合合同法等国家法律法规和公立医院内部规章制度的要求，可能引起法律诉讼。

（10）无形资产管理没有形成统一的登记汇总部门，管理职能分散在各个部门，可能导致对资产管理部的职能不清楚，工作互相推诿。

（五）公立医院对外投资业务的主要风险点

（1）对投资项目或被投资单位未进行科学、严密的评估和论证或没有经过专业机构的独立评估，可能造成决策失误而导致重大损失。

（2）投资行为违反国家法律法规，可能遭受外部处罚、经济损失和信誉损失。

（3）追加投资行为不规范或没有经过严格审批，可能给单位造成经济损失和信誉损失。

（4）投资业务未经适当审批或超越授权审批，可能产生重大差错或舞弊、欺诈行为，从而导致损失。

（5）投资的收回不按规定权限和程序进行审批或投资收回协议签订不合理，可能导致单位资金和资产的流失和浪费。

（6）投资核销没有经过充分调研或没有经过严格审批，可能导致单位资产虚增或资产流失，造成资金和资产浪费。

（7）资产减值的确定和审批不合理、不规范，可能导致单位资产虚增或资产流失，造成资金和资产浪费及损失。

（8）资产减值的会计处理不规范或没有经过严格审批，可能导致资产账目混乱，增加管理成本或因资产减值会计披露不当而造成单位外部投资者的决策失误。

四、公立医院资产业务的关键控制措施

（一）公立医院资金业务的关键控制措施

（1）货币资金管理岗位责任制。单位应当健全货币资金管理岗位责任制，

明确财务部以及相关岗位的职责权限。货币资金业务的不相容岗位至少应当包括：货币资金支付的审批与执行；货币资金的保管与盘点清查；货币资金的会计记录与审计监督。

本单位货币资金的支付、保管由出纳员负责，货币资金的盘点清查由财务部门负责人指定的会计人员负责，货币资金的会计记录由会计人员负责，货币资金支付的审批由出纳员以外的人员按照授权分别执行。按照内部控制的要求，出纳员不得兼任稽核、会计档案保管和收入、支出、费用、债权债务账目的登记工作。出纳员仅负责货币资金业务中收入与支付的工作，除此之外的审批、复核等均不得由出纳员负责。

（2）货币资金的接触控制。公立医院货币资金的收付业务必须由收费员或出纳员本人办理，不得由其他人代为办理。库存现金由出纳员保管，不得委托他人代管，各业务处室涉及现金收付业务时，应办理相应的审批程序，并及时将现金收入交存出纳员。保险柜钥匙由出纳员自己保管并严格保密，出纳员调动岗位时应更换密码。

（3）货币资金的收支审批控制。把收支审批作为关键点，是为了控制资金的流入和流出，审批权限的合理划分是资金活动有序开展的前提条件。

首先，使用资金的部门应提出用款申请，记载性质、用途、金额、时间等事项，且经办人员在原始凭证上签章；其次，经办部门负责人、主管经理和财务部门负责人审批并签章，并根据权限划分上报相关领导审批；最后，出纳员根据审批意见支付资金，未经审批或超授权审批时，财务人员可以拒绝支付资金。

（4）货币资金的收支复核控制。复核是减少错误和舞弊的重要措施。根据单位内部层级的隶属关系可以划分为纵向复核和横向复核两种类型。前者是指上级主管对下级活动的复核；后者是指平级或无上下级关系人员的相互核对，如财务系统内部的核对。

（5）货币资金的收支记账控制。资金的凭证和账簿是反映企业资金流入流出的信息源，如果记账环节出现管理漏洞，很容易导致整个会计信息处理结果失真。出纳员严格根据资金收付凭证登记日记账，会计人员根据相关凭证登记有关明细分类账；登账时要准确登记金额、时间、摘要等内容。特别是摘要，一定要简明扼要，明晰表达业务性质。

（6）银行账户管理控制。银行账户是企业资金结算的平台，管理不善容易出现较大的风险。银行账户管理的关键控制点包括：银行账户的开立、使用和撤销必须有授权；严格按照《支付结算办法》等国家有关规定，加强银行账户的管理，办理存款、取款和结算，不得出租或出借账户；所有业务必须进入公司指定账户，不得另立账户或不入账户，开设账外账。

（7）票据与印章管理控制。印章是明确责任、表明业务执行及完成情况的标记。其关键控制点包括：限制接近原则的使用，只有获得授权的人员才能接触票据和印章；印章的保管要贯彻不相容岗位分离的原则，严禁将办理资金支付业务的相关印章和票据集中一人保管，印章要与空白票据分开管理，财务专用章要与企业法人章分开管理；空白票据和作废票据同样要保存好，并按序号登记，保证票据的全面性。

（8）货币资金的清查盘点。定期将现金、银行存款、商业票据等资金和明细账核对，并不定期进行抽查，避免出现舞弊等现象。

公立医院库存现金至少每月月末清查盘点一次，盘点时由财务部负责人指定会计人员对现金进行盘点并与现金日记账核对。盘点发现库存现金溢余或短缺时，必须当日查明原因并报财务部负责人处理。财务部负责人可以随时决定进行现金盘点，出纳员不得拒绝。

银行对账单的核对，要由出纳员以外的人员对账，并独立复核。对于未达账项要切实查清原因，并不断跟踪进展，避免长期未达账项的出现。

（二）公立医院存货业务的关键控制措施

（1）公立医院应当加强存货入库管理，严格执行存货入库的相关制度，规范存货验收程序和方法，对入库存货的数量、质量、技术规格等方面进行查验，验收无误方可入库。存货采购量较大的公立医院可建立公立医院统一的采购平台，由归口管理部门统一进行采购管理。

（2）公立医院应当加强存货使用管理，建立健全存货领用和审批流程。根据"计划采购、定额定量供应""定量配置、以旧换新"等管理原则，严格控制存货消耗，杜绝浪费。贵重、有危险性、有保密等特殊要求的存货，应当指定专人保管、专人使用，并规定严格的保管和使用审批程序，日常领用和使用要有相关记录。

（3）存货仓储期间要按照仓储物资要求的储存条件妥善贮存，做好防火、防洪、防盗、防潮、防病虫害、防变质等工作，不同批次、型号和用途的产品要分类存放。对代管、代销、暂存、受托加工的存货，应单独存放和记录，避免与本单位存货混淆。

（4）仓储部门应对库存物料和产品进行每日巡查和定期抽检，详细记录库存情况；发现毁损、存在跌价迹象的，应及时与采购、财务等相关部门沟通。对于进入仓库的人员应办理进出登记手续，未经授权人员不得接触存货。

（5）公立医院应当建立存货盘点清查制度，结合公立医院实际情况确定盘点周期、盘点流程等相关内容，核查存货数量、质量。公立医院至少在每年年度终了开展存货盘点，盘点清查结果应当形成书面报告。

（6）巡查和盘点清查中发现的存货盘盈、盘亏、毁损、闲置以及需要报废的存货，应当查明原因、落实并追究责任，并按照规定权限批准后处置。

【例4-17】　某公立医院推进"零库存"管理模式[①]，通过建立科学、合理的"零库存"管理系统，借助互联网等手段，尽可能地将所有物资的品牌、名称、规格、供应商等相关信息详尽录入系统并定期更新维护，对于不能满足临床需求的物资进行重点分析，重新决定该类产品是否继续采用这种模式，对于不能达到采购需求的供应商提出整改或适当舍弃。

由于医疗行业具有特殊性，在目前条件下适用于"零库存"管理模式的药品或耗材，不一定永久适用于这一管理模式，只能先应用这一模式进行管理，在有特殊要求的情况下，随时变化库存方式，以应对紧急情况。对于暂定适用"零库存"管理模式的物资，可以通过下列流程进行管理。

（1）使用者订购。由药房或需求科室根据实际需求，在系统里填写、提交申请表，填写药品名称、规格、数量、使用时间等详细信息，由库存管理人员在系统里审核。实行"零库存"管理模式的物资，在仓库中是没有库存余量的，库存管理人员审核通过后，将订单直接发往系统里相应的供应商。

对于使用科室，如有的病患接受某些药物的长期治疗，科室在确定使用时间后尽可能提前向库存管理处提交申请表，以便于库存管理人员尽早安排合适的时间进行物资运送；对于突发状况，可以根据实际情况由需求科室联系库存管理处，让供应商将备好的物资直接送往相应地点，后续完善入库领用等其他相关手续，这种情况下，供应商在保障运送物资质量的同时，应运送大于所需数量的物资，以防备运输过程中发生意外情况，还可以有所补救。此种方式是为保证应急情况的需求，尽一切可能保障医疗工作顺利开展。

（2）供应商配送。配送流程重点在供应商，因此，信誉好、资质好的供应商是"零库存"模式顺利实施的重要前提。在库存管理部门接收到临床科室的申请表后，立即联系相应供应商送货。这要求供应商能在第一时间接收消息并做出反馈，根据订单的信息准备货物，在规定时间送达。这

[①]　该案例改编自：伍雅雯."零库存"在医院药房存货管理中的应用——以Y医院为例［D］.宜昌：三峡大学，2019.

一模式的实质是将库存物资的存货压力转嫁给供应商，对供应商的选择除了要考虑配送物资的质量是否合格，是否能保证充足的供货外，还要考虑其配送是否能满足对供货时间的需求。一旦符合要求，下一步就是招标环节，就"零库存"管理模式需求与供应商充分沟通并形成书面合同，提供法律层面的保障。

所谓"院内供应链延伸服务"，或称SPD模式，是在保持医院耗材品种自主选择和招标采购权不变，以及保持与耗材供应商购销合同关系的前提下，选择一家实力雄厚、经营能力较强且符合资质要求的企业，按协议约定为医院提供耗材的院内供应延伸服务。服务主要内容包括协助院内完成耗材计划汇总，协助采购完成备货、验收、入库、配送等各项工作。SPD模式会随着国内医疗改革的深入而日渐蔓延，药品耗材零加成、降低药耗占比等对医院的压力，均能成为催化因素。该模式与"药房托管"在本质上有所不同，但对那些中小配送商的杀伤力一样惊人。这一风向对于有实力的大型供应商无疑是好消息，但使相对实力规模不足的中小型供应商几乎难寻活路，此举将加速市场的优胜劣汰，推动配送市场的新一轮洗牌。

（3）验收使用。供应商根据要求在规定时间将物资送到后，由库存管理人员进行验收确认，验收达标的物资则录入医院库存管理信息系统备查，这一行为是保证所有经过医院药房的物资都符合"单个可追溯"。相应的入库单、发票（特殊物资还应随货附上质检报告）等相关资料一同送达，由库存管理人员一一审核验收，保证单据与实物一致，确认无误后进行签收。签收的高值药品耗材通过HERP系统录入信息，生成独立的条码贴在每一个药品和耗材包装上。

完成所有高值药品耗材的贴码工作后，库管人员根据临床科室之前提交的申请表直接配送到各个科室，科室人员收到后，扫描条码确认领用出库。至此，物资是哪个批次、何时由哪个供应商送至医院、最终由哪个科室的工作人员领用，甚至用于哪个患者等信息都可以被记录于系统。

（4）财务结算。由于这些高值药品耗材几乎没有库存量，库存管理人员只需月底结账之前将当月供应商随货送达的入库单和发票全数核对、整理好，财务人员可以通过HERP系统直接看到某个供应商在当月的总送货量，同时也是使用量，与送来的发票、入库单一一对应无误，即为月末审核通过。之后，根据合同规定的账期等，依照计划付款，省去了传统库存管理方式下财务结算时，要依据核对的销售状况、要考虑盘存之后退换货的情况、要核对批次以免重复结算等情况，提高了结算工作效率。

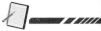

（三）公立医院固定资产业务的关键控制措施

（1）公立医院应当加强固定资产采购计划和预算编制管理。公立医院各部门应当根据公立医院事业发展规划提出采购计划，资产管理部会同相关部门对需购置资产的品名、规格、数量等进行充分论证，按规定程序批准后纳入年度预算，贵重仪器和大型设备的购置还应当组织专家进行可行性论证。

（2）公立医院应当加强固定资产的采购管理，固定资产采购应当建立完善的采购流程和严格的审批制度并严格执行。符合政府采购条件的，应当严格执行政府采购制度。采购金额达到招标条件的，应当严格执行招标采购制度。固定资产的采购应当建立严格的验收、交付制度，验收工作由资产管理部牵头，会同采购部门、使用部门和财务部等相关部门共同实施。

大型医疗设备等固定资产的购建和租赁，要符合区域卫生规划，经过科学论证，并按国家有关规定报经主管部门会同有关部门批准。

（3）公立医院应当加强固定资产的使用管理，明确资产使用、保管部门及责任人，落实资产使用人在资产管理中的责任。建立固定资产台账，加强资产的实物管理，完善固定资产管理信息系统，做好资产的统计、报告、分析工作，确保资产的有效使用。

（4）公立医院应当加强固定资产的出租出借管理，对外出租、出借固定资产的，应当按照主管部门要求履行报批或备案手续。公立医院应当选择适当的招标方式，公开择优选择承租方，出租收入应当按照规定及时上缴。

（5）公立医院应当建立固定资产盘点制度，明确资产盘点的范围、期限和组织程序，定期或不定期地进行清查盘点。发现账实不符的，应当编制资产盘盈、盘亏表并查明原因和责任，按照规定权限批准后进行账务处理。

（6）公立医院应当建立固定资产的报废和处置制度，每年定期组织相关部门和专业人员对固定资产的报废申请、处置依据、处置方式等进行鉴定和审核，按照国有资产管理相关规定由公立医院审核后报资产管理部批准或备案。公立医院收到批复后，及时对报废资产、处置资产按照规定的方式进行处置，并及时进行账务处理。处置收入按照规定及时上缴。

【例 4-18】　某公立医院针对设备管理[①]中存在的突出问题，如管理体制机制不健全、缺乏论证分析而盲目采购、设备利用率低等，提出了医疗设备管理组织构架与制度优化方案。

---

① 颜梦平.LD 医院大型医疗设备管理体系优化研究［D］.湘潭：湘潭大学，2020.

（1）医疗设备管理组织构架。如图 4-27 所示，院长直接领导院长办公会和主管副院长，并对医疗设备管理委员会负责，下设医疗设备管理处和临床医技科室。其中，医疗设备管理处采用三级管理模式，管理直接下属部门、医疗设备质量监控小组和临床医技科室。具体来说，院长办公会审核设备的采购计划，并通过医疗设备管理委员会讨论，形成初步方案，分年、分季度管理新增配置计划。医疗设备管理处下设医疗设备质量监控小组，负责全周期医疗设备的质量控制管理。

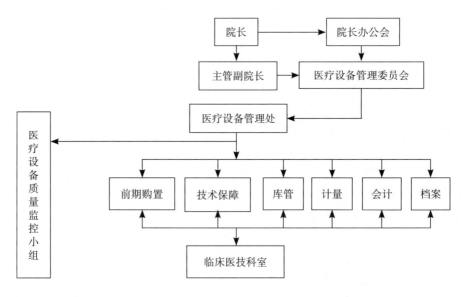

图 4-27　某公立医院医疗设备管理组织构架

（2）医疗设备管理制度体系。如图 4-28 所示，医院建立起院级、设备管理部门、设备管理辅助部门、临床医技部门四个维度的管理制度体系。每一层级应有相配套的医疗设备职责管理制度，相关人员应该落实责任，层层落实。制度管理体系的建立不仅要深入分析当前管理中的难点、堵点、痛点，更要放眼长远，建立健全医院长远发展的决策性管理制度支撑体系。首先，要精细化设备管理条例，抓好制度的落实，建立起完整的设备台账，提高相关人员的主动参与意识，最大限度发挥出医疗设备的经济和社会效益。其次，要在制度的实施过程中发现问题，不断改进和完善制度，使制度建设更贴合实际，对一些繁文缛节要及时废除，加大制度实施的力度。最后，经过实践和时间检验的好制度，先行试点，逐步推广到全院，既要注重保持制度的连续性，更要注重制度执行的稳定性。

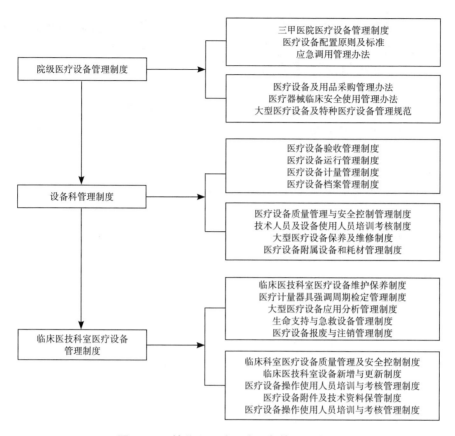

图 4-28　某公立医院医疗设备管理制度图

（四）公立医院无形资产业务的关键控制措施

（1）公立医院应当加强对品牌、商标、专利、专有技术、土地使用权等无形资产的管理，分类制定无形资产管理办法，落实无形资产管理责任，确保无形资产有效利用。

（2）公立医院应当加强无形资产的登记管理，全面梳理外购、自行开发以及其他方式取得的各类无形资产的权属关系，按取得成本或名义价格登记入账。

（3）加强无形资产权益保护，防范侵权行为和法律风险。无形资产具有保密性质的，应当采取严格保密措施，严防泄露商业秘密。公立医院购入或者以支付土地出让金等方式取得的土地使用权，应当取得土地使用权有效证明文件。

（4）公立医院应当建立无形资产业务的岗位责任制，明确相关部门和岗位的职责、权限，确保办理无形资产业务的不相容岗位相互分离、制约和监督。公立医院不得由同一部门或个人办理无形资产的全过程业务。

（5）公立医院应当配备合格的人员办理无形资产业务。办理无形资产业务的人员应当具备良好的职业道德和业务素质。

（6）公立医院应当建立无形资产业务的授权批准制度，明确授权批准的方式、程序和相关控制措施，规定审批人的权限、责任以及经办人的职责范围和工作要求。严禁未经授权的机构或人员办理无形资产业务。

（7）审批人应当根据无形资产业务授权批准制度的规定，在授权范围内进行审批，不得超越审批权限。经办人应当在职责范围内，按照审批人的批准意见办理无形资产业务。对于审批人超越授权范围审批的无形资产业务，经办人有权拒绝办理，并及时向审批人的上级授权部门报告。

（8）公立医院应当制定无形资产管理流程，明确无形资产的预算、取得与验收、使用与保全、处置等环节的控制要求，并设置相应的记录或凭证，如实记载各环节业务的开展情况，确保无形资产业务全过程得到有效控制。

（五）公立医院对外投资业务的关键控制措施

（1）投资方案的提出。医院组织专业团队进行投资方案的战略性评估，包括是否与企业发展战略相符合，投资规模、方向和时机是否适当，并对投资方案进行技术、市场、财务可行性研究，深入分析项目的技术可行性与先进性、市场容量与前景，以及项目预计现金流量、风险与报酬，比较或评价不同项目的可行性。

（2）投资方案审批。根据国家政策和内部制度要求，明确审批人对投资业务的授权批准方式、权限、程序和责任，不得越权。重大对外投资审批应实行集体决策审议或者联签制度。

（3）编制投资计划。医院应核查企业当前资金额和正常生产经营预算对资金的需求量，积极筹措投资项目所需资金。同时，制订详细的投资计划，并根据授权审批制度报有关部门审批。

（4）实施投资方案。根据投资计划进度，严格分期、按进度适时投放资金，严格控制资金流量和时间。以投资计划为依据，按照职务分离制度和授权审批制度，各环节和各责任人正确履行审批监督责任，对项目实施过程进行监督和控制，防止各种舞弊行为，保证项目建设的质量和进度要求。

（5）投资后的跟踪。做好跟踪分析工作，及时评价投资成效，将分析和评价的结果反馈给决策层，以便及时调整投资策略或制定投资退出策略，主要措施包括：指定专人跟踪投资项目或公司的运营情况，索取会计报告、运营分析等数据，关注投产后的相关问题及提出解决方案；定期分析项目或公司运营情况，专门形成分析制度，将公司运行情况上报决策层；要定期评估投资的成效，确定投资资产的价值，对资产减值情况进行评估，并决定信息披露的内容和方式。

（6）投资资产处置控制。投资资产的处置应该通过专业中介机构，选择相应的资产评估方法，客观评估投资资产价值，同时确定处置策略。投资资产的处置必须经过授权批准，并符合"三重一大"决策程序要求。

五、案例研究

（一）公立医院资产管理办法案例

某公立医院资产管理办法

1. 目的

为切实加强医院各类资产的管理，规范资产申请、采购验收、仓储配送、货款支付、领用调拨以及日常运维等的操作标准，确保医院各类资产的合法、安全、有序、高效运行，保障医院各项工作的正常开展，制定本管理办法。

2. 适用范围

本办法所称的资产是指医院拥有的各类固定资产、低值易耗品以及消耗性用品。

3. 作业说明

3.1 总则

3.1.1 资产的分类

资产可以按照不同的标准进行分类。资产的分类标准与具体内容如表4-14所示。

表4-14 资产的分类

序号	资产项目	具体内容	分类标准		
			固定资产	低值易耗品	消耗性用品
1	房屋建筑物		全部	—	—
2	医疗设备类	医疗设备	≥ 2 000 元	< 2000 元	—
		医疗器械	≥ 2 000 元	$2000 > x \geq 500$ 元	< 500 元
		设备维修工具	≥ 2 000 元	$2 000 > x \geq 500$ 元	< 500 元
		设备配品配件	—	—	全部

（续表）

序号	资产项目	具体内容	分类标准		
			固定资产	低值易耗品	消耗性用品
3	电子信息类	电子信息产品	≥2 000元	<2 000元	—
		电子维修工具	≥2 000元	2 000＞x≥500元	<500元
		电子备品配件	—	—	全部
4	办公资产类	办公家具设备	≥2 000元	<2 000元	—
		消耗性办公品	—	—	全部
5	后勤资产类	后勤工程通用设备	≥2 000元	<2 000元	—
		后勤工程维修工具	≥2 000元	2 000＞x≥500元	<500元
		后勤工程配品备件	—	—	全部
		消耗性后勤资产	—	—	全部
6	图书资料类	全部		—	—
7	交通运输类	全部		—	—
8	改良支出类	单项≥50万元		—	—

说明：①固定资产是指医院在医疗保健服务活动过程中，一般设备单位价值在2 000元（含2 000元）以上，使用年限在1年（不含1年）以上，并在使用过程中基本保持原有物质形态的资产。

②由于药品耗材采取全托管的管理模式，因此，药品耗材在仓库出库之前的管理由受托方负责。出库时，分两种情况：一是单独计费的，直接结转成本。二是不单独计费的，又分为两种情况处理：直接消耗的，计入科室成本；形成资产的，按本办法的相关规定进行管理。

3.1.2 资产管理的任务

建立健全资产管理制度，及时掌握各类资产的质量和使用情况，保障资产的安全、完整，提高各类资产的使用效益。

3.1.3 资产管理的原则

合法合规原则；归口管理与分级负责的原则；集中仓储与统一配送的原则；谁使用谁承担成本的原则；使用与属地管理相结合的原则。

3.1.4 资产管理的模式

3.1.4.1 归口管理部门划分。根据医院目前组织架构情况，各类资产的归口管理部门划分如表4-15所示。

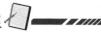

表4-15 资产的归口管理部门划分

序号	资产项目	资产分类		
		固定资产	低值易耗品	消耗性用品
1	房屋建筑物	后勤保障部	—	—
2	医疗设备类	设备管理部	设备管理部	设备管理部
3	电子信息类	信息管理部	信息管理部	信息管理部
4	办公资产类	后勤保障部	后勤保障部	后勤保障部
5	后勤资产类	后勤保障部	后勤保障部	后勤保障部
6	图书资料类	医务部	—	—
7	交通运输类	院务部	—	—
8	改良支出类	工程管理部	—	—

说明：①后勤保障部下设独立的仓储保管部门，负责后勤类资产的验收、保管与配送工作，包括后勤资产库、办公资产库、电子产品库等。

②设备管理部下设设备配件库、耗材库等，负责医疗资产的验收、保管与配送工作。

③根据实际情况，目前需设置图书资料库（图书馆），由医务部科教科管理。

3.1.4.2 各部门资产管理的职责如表4-16所示。

表4-16 各部门资产管理的职责

序号	部门	具体职责
1	资产使用部门	负责资产新增、报废的申请工作； 负责、参与资产保管、使用以及简单维护与保养工作； 参与各类资产的询价、比价、议价等工作； 参与资产采购的招标、商务谈判以及合同签订等工作； 参与资产的验收工作； 参与资产日常运行的维护与保养、盘点工作
2	归口管理部门	负责各类资产的询价、比价、议价等工作； 负责资产采购的招标、商务谈判以及合同签订等工作； 负责资产采购、验收工作； 参与资产的登记、建立台账工作； 负责资产日常运行的维护与保养、盘点工作； 负责资产需求预算的归口汇总工作； 负责资产采购付款的申请工作； 负责资产报废、调拨、核销等工作

（续表）

序号	部门	具体职责
3	仓储保管部门	负责办理资产的入、出库及明细核算，做到账卡、账物、账账相符； 负责资产的保管工作，编制各类资产的报表； 负责资产的配送工作； 参与资产的验收、清查、盘点工作
4	财务核算部门	负责资产整体管理和制度建设工作； 负责资产审核工作，做到账卡、账物、账账相符； 负责资产盘点的组织、督促工作； 负责资产报损和处置的账务核销

说明：资产不在使用部门的由资产所在地的部门指定专人负责，负责资产的保管、参与简单维护与保养工作。

3.1.5 资产管理的基本要求

资产管理应实现账、卡、物一致。

3.1.5.1 资产管理的建账要求如表 4-17 所示。

表 4-17　资产管理的建账要求

序号	资产项目		建账管理要求	
			归口管理部门	会计核算部门
1	固定资产	房屋建筑物	房屋建筑物管理台账	固定资产系统明细账
		医疗设备类	医疗设备管理台账	固定资产系统明细账
		电子信息类	电子设备管理台账	固定资产系统明细账
		办公资产类	办公设备管理台账	固定资产系统明细账
		后勤资产类	后勤设备管理台账	固定资产系统明细账
		图书资料类	图书资料管理台账	固定资产系统明细账
		交通运输类	交通运输管理台账	固定资产系统明细账
		改良支出类	改良支出管理台账	固定资产系统明细账
2	低值易耗品		低值易耗品管理台账	物资系统收发存明细账
3	消耗性用品		—	物资系统收发存明细账

3.1.5.2 资产的仓库设置与出入库管理如表 4-18 所示。

表 4-18　资产的仓库设置与出入库管理

序号	资产项目		库存管理	
			仓库设置	是否出入库管理
1	固定资产	房屋建筑物	—	出入库管理
		医疗设备类	设备资产库	出入库管理
		电子信息类	电子产品库	出入库管理
		办公资产类	办公资产库	出入库管理
		后勤资产类	后勤资产库	出入库管理
		图书资料类	图书资料库	出入库管理
		交通运输类	—	出入库管理
		改良支出类	—	出入库管理
2	低值易耗品		医疗、电子、办公、后勤资产库	出入库管理
3	消耗性用品		医疗、电子、办公、后勤资产库	出入库管理

3.1.6 资产的编码规则

所有资产编码由 JCI 编码 + 现有 12 位资产编码组成。现有资产编码由 12 位组成，即大类（2 位）+ 中类（2 位）+ 小类（2 位）+6 位流水号，具体分类如表 4-19 所示。

表 4-19　资产的编码规则

编码	类别名称	大类编码		
		固定资产	低值易耗品	消耗性用品
1	房屋及构筑物	10		
2	医疗设备类	11	21	71
3	电子设备类	12	22	72
4	办公设备类	13	23	73
5	后勤设备类	14	24	74
6	图书资料类	15		
7	交通运输类	16		
8	改良支出类	17		

说明：①上述编码规则中，仅规定了大类的两位编码，中类、小类编码由各归口管理部门编制并报财务备案。

②各归口管理部门按照上述编码规则，将本部门归口管理的已有的各项资产一次性完

成编码，形成各类资产的基本目录（详见附件一：《固定资产编码目录》）。

③资产编码一旦形成不得改变，对同一资产不能重复编码，同一编码不能重复使用。

3.2 资产管理的内容

资产管理的内容包括资产申请、采购、验收、仓储保管、货款支付、领用调拨、日常运维及财务管理。

3.2.1 资产申请的管理标准

3.2.1.1 资产的预算管理。各类资产采购支出均实行年度预算管理，由各资产需求部门负责编制本部门的资产需求预算，报资产归口管理部门汇总后形成各类资产采购支出预算。

3.2.1.2 使用部门根据需要请领。资产的请领分为定额资产请领与不定额资产请领，分两种方式进行控制。

3.2.1.3 定额资产的请领，原则上每月办理一次，由归口管理部门按每人每月办公费用标准进行控制。具体办理时，由资产需求部门提报 OA 流程，经院长审批后，由仓库安排人员统一配送。

3.2.1.4 不定额资产请领。必须在 OA 系统中先进行申请，由使用部门根据当年预算和实际需求，向归口管理部门提出申请计划。凡是构成固定资产的设备要进行收支效益分析，金额在 20 万元以上的大型设备，要有可行性论证报告和收支效益分析，经严格审核，院领导班子审批同意后，方可由归口管理部门组织采购。

3.2.2 采购的管理标准

3.2.2.1 医院采购实行政府集中采购、部门集中采购和医院自行采购相结合。政府集中采购和部门集中采购根据政府采购相关规定执行，必要时医院另行制定专门的采购管理制度。医院自行采购要求如表 4-20 所示。

表 4-20　医院自行采购要求

序号	资产项目	具体内容	资产分类		
			固定资产	低值易耗品	消耗性用品
1	房屋建筑物		招标方式	—	—
2	医疗设备类	医疗设备工具	招标方式	单件议价 批量招标	单件议价 批量招标
		设备维修工具	单件议价 批量招标	单件议价 批量招标	单件议价 批量招标
		设备配品配件	—	—	单件议价 批量招标

（续表）

序号	资产项目	具体内容	资产分类		
			固定资产	低值易耗品	消耗性用品
3	电子信息类	电子信息产品	招标方式	单件议价 批量招标	单件议价 批量招标
		电子维修工具	单价议价 批量招标	单件议价 批量招标	单件议价 批量招标
		电子备品配件	—	—	单件议价 批量招标
4	办公资产类	办公家具设备	招标方式	单件议价 批量招标	单件议价 批量招标
		办公工具	—	单件议价 批量招标	单件议价 批量招标
		消耗性办公品	—	—	单件议价 批量招标
5	后勤资产类	后勤工程通用设备	招标方式	单件议价 批量招标	单件议价 批量招标
		后勤工程维修工具	议价	单件议价 批量招标	单件议价 批量招标
		后勤工程配品备件	—	—	招标确定供应商
		消耗性后勤资产	—	—	招标确定供应商
6	图书资料类		议价	—	—
7	交通运输类		议价	—	—
8	改良支出类		招标方式	—	—

3.2.2.2 资产采购合同的商务签批按医院《合同管理办法》的相关规定执行。

3.2.3 验收的管理标准

3.2.3.1 根据资产是否需要经过安装调试，将资产验收业务分为不需安装资产的验收和需要安装资产的验收两大类。

3.2.3.2 不需安装可直接使用的资产的验收由资产归口管理部门、资产使用部门与资产供应商共同进行，并填写附件二《固定资产验收单》。

3.2.3.3 需要先安装调试后方可使用的资产安装调试合格后的验收工作由资产归口管理部门、资产使用部门与资产供应商共同进行，并填写附件二《固定资产验收单》。

3.2.3.4 资产验收结果的处理。验收不合格的设备由采购人员办理退换、索赔、拒付等事宜。

3.2.4 仓储保管的管理标准

3.2.4.1 各类固定资产的说明书、合格证、维护手册及保修单据，由归口管理部门送医院档案室统一归档保管。

3.2.4.2 在库固定资产、低值易耗品与消耗品的仓库保管，按照谁保管谁负责的原则，明确仓库保管人员的保管责任，严格各类资产收发的凭证与手续，确保库存资产的安全与完整。

3.2.4.3 盘点与对账。对各部门正在使用的固定资产、类固定资产，应由各资产归口部门每半年盘点一次，并与财务部进行账目核对，保证账物相符。如出现不符时，应编制差异表，注明差异原因。

3.2.4.4 对各仓库资产应由各仓库保管员每月盘点一次，并与财务进行账目核对。对盘点清查中发现的盈亏和资产毁损，应逐个查明原因，协商提出处理意见，报医院审批，并做好账册的调整工作。其中，涉及的责任人应承担相应的赔偿责任。盘点清查中发现的闲置资产要查明情况，并制订处理计划，账外资产要做盘盈处理，及时入账。

3.2.5 货款支付的管理标准

3.2.5.1 资产采购货款的支付根据合同规定的付款方式不同，分为一次性支付与分次支付两种情况。一般情况下，低值易耗品和消耗性资产的采购可按一次性付款的方式进行付款，固定资产的采购应按分次付款的方式进行付款。

3.2.5.2 一次性付款的办理由采购经办人凭合同、资产验收单和发票等原始资料走 OA 审批程序，办理签批手续。

3.2.5.3 分次付款的业务，按照付款时间的不同，分为预付款、到货款（或进度款）和尾款（或担保款），各类付款业务的办理均由采购经办人按照表 4-21 的规定进行办理。

表 4-21　分次付款业务规定

付款时点	申请单据	发票
预付款		收款收据
到货款（或进度款）	费用报销单	正式发票
尾款（或担保款）		原发票复印件

3.2.6 日常运维的管理标准

3.2.6.1 调拨与移交。在使用部门发生更替时，应先向资产归口管理部门申请，并办理资产调拨手续，对资产台账进行调整，财务部负责对账务进行调整。离职人员在办理离职手续时，所使用的各类资产应一律退还，如有遗失、人为损坏或配置配件缺失，离职人员应负责赔偿。若离职人员未退还其使用的资产却已办理了离职手续，由人力资源部负责追回。

3.2.6.2 操作与维修。各类设备的使用人，必须事先细读说明书，熟悉其性能，严格按照规定进行操作。各类固定资产在使用过程中，如需增加配件或进行维修的，应由资产使用部门提出维修申请，由资产归口管理部门负责完成。

3.2.6.3 固定资产报废条件。申请固定资产报废，应符合下列条件之一：

3.2.6.3.1 申请报废的固定资产已超过其使用年限，且不能继续使用。

3.2.6.3.2 因自然和人为的原因，固定资产受到毁损和丢失，且无法弥补和修复以便继续使用的。

3.2.6.3.3 由于历史原因，申请报废的固定资产存在重大质量问题，性能低劣且无法修复的。

3.2.6.3.4 因技术进步而遭淘汰，需要更新换代的。

3.2.6.3.5 其他合理报废原因。

3.2.6.4 固定资产报废审批权限。固定资产报废，由使用部门提出申请并填写附件三《固定资产报废申请单》，管理部门组织论证并出具论证报告，经院长批准后按程序办理，重大医疗设备报废需院领导班子集体决策。

3.2.6.5 固定资产报废处置。

3.2.6.5.1 凡已批准报废的固定资产，均由归口管理部门收回处置。固定资产处置，一般采用有偿调拨或者出售两种方式，必须严格履行审批手续。

3.2.6.5.2 固定资产处置的变价收入和残值收入，一律交医院财务部，按照会计制度有关规定进行账务处理。

3.2.7 责任追究

3.2.7.1 对于各使用部门，未经资产归口管理部门批准，擅自购置或采购人员工作不认真、错购、重购、乱购的，使用部门和采购人员应当分别承担经济责任，赔偿损失，并根据情节轻重追究相应法律责任。

3.2.7.2 因管理不善，验收不认真、保管不力、使用不当发生损坏、挪用、丢失、被盗等情况，按照损失程度予以赔偿，并根据情节轻重追究相应法律责任。

3.2.7.3 在资产管理中，对于有突出贡献的单位和个人，根据贡献大小给予相应的奖励。

3.3 附则

3.3.1 本办法由医院财务部负责解释。

3.3.2 本办法自下发之日起执行。

4. 教育

财务部对有关人员进行《资产管理办法》的培训，并每年一次对相关科室员工进行培训。

5. 监控措施

财务部对《资产管理办法》的实施情况进行监督与管理，提出持续改进的措施并加以落实。

6. 附件

6.1 附件一《固定资产编码目录》（略）

6.2 附件二《固定资产验收单》（略）

6.3 附件三《固定资产报废申请单》（略）

（二）公立医院货币资金内部控制典型案例 [①]

1. 公立医院货币资金舞弊典型案例简介

（1）据《中国审计》2002 年 7 月报道，原中国医学科学院住院部主任石某，从 1996 年年初至 1999 年年底，重复冒用曾经在医院住院治疗的病人姓名，冒领病人出院结算余款 1 081 笔，总计款项高达 920 万元；擅自将病人 300 余万元的住院预交不入账，由其个人支配。

（2）李某华是某医院门诊收费处的一名收费员。根据医院规定，收费员办理业务，需打印出三联单据，第一、二联交给患者，第一联由患者做报销凭据使用；第二联是在患者就诊时，交由各科室留存；第三联是存根联，由收费员留存。李某华在收费过程中，有意只将第二联交给患者。因为有些患者不需要报销，或者不清楚票据留存的规定，所以，一般不会向其索要第一联。随后李某华采用两种手段进行虚假退费：一是将未使用过的第二联撕下来手工填写与第一联相同的内容进行虚假退费，二是从由其本人保管的已经退费的票据中将第二联撕下来，与其留存的第一联订在一起虚假退费。由于医院的退费审核不严，李某华从 2009 年 8 月到 2010 年 4 月，利用自己手中的蓝、黄票进行虚假退费 38 次，将 17 000 元的公款据为己有。

（3）毛某，在丹阳市人民医院的住院处负责收费工作。毛某偶然在操作电脑系统时，发现该收费结账系统能够修改当前设置，他将系统收据号设置为最后一张，系统就出现了"设置下一张收据号失败"的提示，此时他强行操作，仍可继续为病人办理出院结账，并且可以正常提供出院发票。而后他从中发现，强行办理的这次出院结账，给患者提供的发票不显示发票号，结账费用不计入系统自动生成的财务报表。毛某的这次强行操作，使一笔住院收入就这样从账内流到了账外。毛某在任职的 7 年里，反复采用修改系统设置，强行结账套打无号收据的方法，总共作案 161 次，贪污公款 375 万元。

---

① 李媛 . 公立医院货币资金内部控制制度优化研究［D］. 石家庄：河北经贸大学，2014.

（4）李某原是浙江省杭州市萧山区中医骨伤科医院的出纳，在 2008 年至 2010 年两年期间，挪用公款数十笔，总计 637 万余元。工作中，由于岗位人员配置不足，加上财务处处长的信任，医院的财务专用章和法人章都是由其一人保管。这种情况下他便有机会私自开取现金支票、挪用医院公款。按照医院规定，出纳对现金要求"日清月结"，李某却没有按时存款，未按照现金管理制度保管现金。

（5）某医院门诊收费员在收费记账过程中，将一个自费病人的分类属性误输成了逗号，而这也并未影响收据的正常打印，结账时发现收费总额出现了非正常长款。该收费员未向上级传达实情，而是将长款据为己有，医院财务稽核时也并未发现异常。此后，该收费员有意识作案，两年内贪污了医院公款 30 多万元。

（6）马某是北京协和医院门诊处的一名收费员，他采用 F5 键的特殊打印功能，套打门诊收费的专用收据，然后伪造与患者交费内容相关的单据，进行虚假退费，侵吞了医院 61 万余元的公款。这一违法行为的揭露，源于一位患者对医疗收费明细的查询。

2004 年，患者赵某持 5 月份的门诊收费收据到收费处打印收费明细。工作人员查询系统后，发现该笔收费在患者不知情的情况下，已被马某于 5 月 20 日办理了退费。

（7）李某在 2009 年 5 月至 2012 年 3 月任安庆市某医院出纳员。他谎称单位急用现金，向医院出入院管理结算处私借大量现金，实则他是借来作为己用。他在日常工作中，通过结算票据不入账、篡改票据少入账等违法行为，侵吞公款 684.2 万余元。

（8）罗某是广州市某胸科医院原院长，在任职期间，利用手中权力，在医院大型物资招标采购业务中，收受贿赂 16 万元。作为院长，他负责医院的行政工作，而且分管该院医疗器械科工作，担任医疗器械招标组组长。如此一来，医院设备采购的决定权便由他一人掌控。他在供应商资质资格审查时为行贿供应商"开路"，与之同流合污，搞"暗箱操作"。招标过程中，"明招暗定"，暗自圈定采购标准，略过公开招标应有程序，使招标只是走个过场，跟供应商做背后交易。医院审计部门在其管制之下，对其招标受贿行为无可奈何。

（9）田强泉，起初是湖南一家医疗设备、药品公司的一名经销负责人，其哥哥田勇泉是湖南湘雅医院的院长。在哥哥的"庇护"之下，从 2001 年到 2009 年，田强泉经手累计销往湘雅医院的药物价值有 1.2 亿元之多。2003 年，他注册成立了一家药品器械公司。此后，湘雅医院的药品和医疗器械的采购业务，便被他设立的这家公司垄断。

田强泉为应对医疗设备的招标采购制度，采取"围标"的办法，即组织其下属多家公司参与投标，以使参与投标的企业都是"内部自己人"。然后让这些关系企业将标价报高，自己则报低（但仍然高于市场价），最后中标。湘雅医院设备科科长刘某、设备科采购员黄某、药剂科主任李某都因受田强泉的贿赂，而"方便"其经销之路。该医院的多名职工曾对这个贿赂要职人员的采购舞弊案进行举报，但都未见有回应。

2.公立医院货币资金内部控制缺陷剖析

前述案例暴露出了诸多货币资金内部控制缺陷（表4-22），给舞弊企图者以作案机会，造成了严重的后果。

表4-22　公立医院货币资金内部控制缺陷剖析表

案例佐证	内部控制缺陷	舞弊机会	引起的严重后果
门诊收、退费：案例二、案例五、案例六	①财务处审核单据不严谨，审核程序有漏洞 ②医院门诊退费制度不健全，退费审核不严格 ③人员岗位设置不合理，职责划分不明确 ④信息系统设计不合理	机会一：利用信息系统的漏洞，重复打印门诊收费专用收据，进行虚假退费 机会二：私提现金，挪作他用	①贪污金额高达几百万至几千万元，导致国有资产大量流失 ②严重侵犯了人民群众和医院的合法权益 ③破坏了医院在社会中的职业形象 ④隐性后果是导致医疗服务成本上升，服务质量下降，医患关系紧张，影响社会和谐稳定
财务结算：案例四、案例七	①印章保管不到位，财务专用章和法人章不能由一人保管 ②现金日常管理制度的执行情况，没有人员进行监督 ③借款审批程序不严格，缺少必要的手续 ④票据审查不到位	机会一：截留库存现金，现金未及时缴存银行 机会二：偷开现金支票，套取现金机 机会三：套取现金机会	
住院收、退费：案例一、案例三	①信息管理系统权限设置有问题，系统在使用过程中缺乏必要的检测与维护 ②医院定期轮岗制度形同虚设 ③住院病人预交金管理缺少制度约束 ④对退费事项的真实性审核不严	机会一：冒用病人姓名，虚报冒领病人出院退款 机会二：收取病人住院预交金不入账 机会三：人为设置电脑结账系统，强行给病人办理出院结算，使结账费用不自动计入报表数据	
物资采购：案例八、案例九	①岗位设置不合理，重要职务存在交叉 ②药品、医疗器械等医院所用大额物资采购程序缺少严格规定 ③医院监督机制不健全 ④授权不合理	机会一：利用职务之便，向供应商私自透露标底 机会二：组织招标企业帮助其"围标"，以高价中标	

（三）E公立医院固定资产内部控制案例 ①

1.医院基本概况

E医院属于财政补助事业单位，是一家市级公立三级专科医院，现有职工1 100人，其中医务人员936人，开放床位800张，年门诊量28.95万人次，出院2.08万人次。

医院执行新《医院会计制度》和《医院财务制度》。截至2017年年底，现有资产27 266万元，其中流动资产11 044万元，占资产总额的40.5%，固定资产14 728.04万元，占资产总额的54.02%，无形资产358万元，占资产总额的1.31%，在建工程1 136万元，占资产总额的4.17%。

E医院现在实行的是院长责任制，实行院党委领导、院长、行政、各科主任及职工民主管理制度。院办和院党委负责统一协调和领导医院的各项工作，院长是医院行政负责人，党委负责党办、团委、工会、监察室的组织工作，院办负责人力资源和其他行政科室的组织工作。另设有副院长6人，分别就各自专业，负责管理不同科室，协助院长对医院工作进行管理。职能科室包括院办公室、人力资源部、社会服务部、财务部、监察室、设备科、后勤处等，各行政职能科室在医院的统一领导下，按照各自的行政职责工作，协助临床医技等一线科室完成工作，共同维持医院的正常运转。具体结构如图4-29所示。

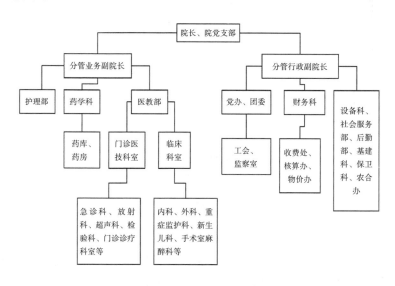

图4-29 医院结构图

---

① 张文静.公立医院固定资产内部控制问题研究——以E医院为例［D］.郑州：河南大学，2018.

2. 医院固定资产业务概况

经 2017 年年底资产盘点统计，医院固定资产总量为 14 728.04 万元（表 4-23）。其中：土地、房屋及构筑物 1 883.26 万元，占固定资产总额的 12.79%（房屋 1 883.26 万元，占固定资产总额的 12.79%）；通用设备 1 321.27 万元，占固定资产总额的 8.97%（汽车 264.50 万元，占固定资产总额的 1.80%）；专用设备 11 401.63 万元，占固定资产总额的 77.41%（单价 100 万元以上专用设备 4 821.37 万元，占固定资产总额的 32.74%）；家具用具装具动植物 121.89 万元，占固定资产总额的 0.83%。

表 4-23　固定资产情况表

单位：万元

固定资产类别	实有数量	实有原值	原值占比
合计	—	14 728.04	100.00%
土地、房屋及构筑物	—	1 883.26	12.79%
其中：房屋	10 714.74	1 883.26	12.79%
通用设备	1 804	1 321.27	8.79%
其中：汽车	13	264.50	1.80%
专用设备	1 600	11 401.63	77.41%
其中：100 万元以上专用设备	14	4 821.37	32.74%
家具、用具、装具及动植物	750	121.89	0.83%

根据《医院会计制度》《医院财务制度》和《卫生事业单位固定资产管理办法（试行）》的规定和要求，医院根据自身发展，对固定资产管理的部门设置和人员配置、调配使用、清点盘查和报废处置都制定了相应的流程和措施。

在目前的固定资产管理中，医院建立了分级归口管理的基本模式，成立物管科、设备科，与财务科一起各司其职管理固定资产。在资产的采购管理上，尽量规范化和科学化，减少盲目购置和资产闲置问题的发生；在资产入账管理上，医院按照财务制度的规定，对当前发生的交易事项进行计价核算，资产管理科室建立资产台账，与财务科每月对账核实，做到规范入账管理。

在日常使用管理中，尽量做到资源的优化配置，在维持医院的正常医疗活动的前提下，做到资源的优化配置，避免资产的闲置浪费，发挥设备的使用效率最大化和单位收益最大化。

3. 医院固定资产管理组织

根据《卫生事业单位固定资产管理办法》和《行政事业单位内部控制规范（试行）》，为了加强固定资产的管理，提高资产的使用效率，E 医院根据自身发展和实际情况，对于固定资产内部控制采取的是"统一领导、归口管理、分级负责、责任到人"的模式。

医院成立经济管理委员会，由医院的院长、副院长、院办公室主任、财务部部长、监察室主任、设备科科长、物管科科长和工会代表联合组成，对医院固定资产采购的申请和招标购买、验收及使用流程、报废处置的审核工作进行监管，确保资产的数量准确无误、保存完好无损和使用科学正确。

财务科是固定资产分类归口管理的部门之一，主要是负责固定资产总账的管理。财务科是固定资产的价值管理部门和核算部门，根据新《医院财务制度》和医院固定资产使用年限表的规定，及时入账固定资产，并按照规定年限，按照平均年限法来计提折旧。此外，财务科科长参加固定资产招标会议，每年积极配合资产管理部门进行固定资产的盘点，确保资产信息真实和准确。

设备科主要负责医疗专业设备的管理，对固定资产进行管理和科室间合理的调配；在专业设备的使用过程中，安排专业技术人员定期检查维修，确保专业设备的正确运行，保证医疗业务的正常开展。若固定资产毁损或者达到使用年限无法满足医疗业务的需要，则应该及时停止使用，并申请报废，并报财务科及时报废销账。

物管科的职责与设备科基本一致，物管科主要负责一般设备、房屋建筑物和交通工具的管理、调配等。

4. E 医院固定资产内部控制

（1）不相容岗位分离。E 医院建立了固定资产管理的不同科室和岗位，从制度上明确了各个科室和员工的职责与权限，确保在固定资产管理的业务流程中，严格做到不相容岗位必须相互分离，做到相互制约和互相监督。同一部门或同一人不允许办理固定资产业务的全部流程，对于同一部门的不同岗位，要定期轮换，防止舞弊现象的发生。

（2）固定资产购置的授权审批控制。E 医院在固定资产的购置方面也是有严格的申请和审批制度的。分管财务的副院长的审批金额权限为 2 000 元，超过 2 000 元必须经由院办公会讨论，在经济管理委员会通过后，才可由院长签字审批同意。

（3）固定资产的采购验收和日常管理。业务科室根据发展需要提出采购计划后，由资产管理部门和财务部门核定、经济管理委员会批准后，进行固定资产的公开招标采购。采购后，由专业技术人员验收合格，资产管理部门和财务部门建卡，登记台账、固定资产总账和明细分类账后，再由业务科室登记领取使用。日常定期对资产进行检查与维护保养、医疗设备性能测试；对于医疗大型精密仪器设备的使用，应由专业人员进行技术培训和指导；建立医院内部固定资产清查制度，定期盘点，保证账账、账卡和账实相符。对于不能继续使用的设备，及时维修或申请报废处置，并及时在账面反映出资产的变动情况。

（4）固定资产监督管理。医院设有监察科室，对医院的内部控制体系进行监督检查和负责内部审计工作，另有经济管理委员会对医院经济活动的流程、财务收支、会计信息的真实性、合法性进行内部审计监督；对资金的使用情况、预算的执行情况进行审计；对资产的购置、材料的大型采购等进行监督；对医院管理层进行经济责任审计监督。对固定资产内部控制的监督重点就是：固定资产管理部门设置、岗位设置、人员安排是否合理和相互制约；固定资产公开招标采购的合理合规性；资产使用的合理性和高效性，处置的合规合法性。

从以上 E 医院固定资产管理的制度和流程来看，医院对于固定资产的管理部门、使用部门的相关责任和权限都做出了具体的规定，建立了固定资产管理的规范流程，并制定了一系列的固定资产管理内部控制制度，对于固定资产的管理和监督都进行了规范，促进全院内部控制管理体系的建立和实行。

5. 内部控制优化空间

（1）健全固定资产岗位责任制。严格划分固定资产管理部门、财务部、固定资产使用部门的职能，每个岗位人员都应熟知其岗位职责，将医院固定资产管理流程从制度上进行规范化和科学化，既要分工明确，又要相互合作和互相监督，做到不相容岗位相互分离。

固定资产管理科室，即物管科和设备科，除了建立固定资产卡片台账以外，还要建立管理卡，卡上记录固定资产的购置时间、领用科室及时间、保管负责人、运行状况以及定期检测、保养情况。

财务科要规范固定资产的账务管理环节。对于固定资产实物要根据国家固定资产分类标准进行科学分类，并计入固定资产总账和明细账，在分类基础上对固定资产进行编号，务必保证"一物一卡"，资产卡片编号必须唯一，不可重复、错号，不能出现"一卡多物"的现象。

（2）控制采购预算流程。本年度固定资产的预算计划应在经济管理委员会和风险管理小组对成本效益、发展状况、风险评估等一系列数据进行分析的基础上，最后核定本年度固定资产投资预算。然后由各个业务科室负责人根据科室发展需要，书面申请固定资产的购置计划，经由经济管理委员会和院办公会审核，结合医院在相关医疗领域的未来发展前景、成本管理、效益分析等综合性信息进行评估，给予审批意见，杜绝固定资产的随意购置。

批准后，固定资产的购置应由相关工作人员先做市场调研，对于大型医疗设备，更要比对生产厂家、设备质量、精密程度、销售价格和售后服务等相关信息，然后进行公开招标采购，做出详细的招标记录，保证固定资产投资的有效性。

（3）完善日常保养维修管理。对于医院固定资产的保养维修，医院应该完善保养维修的相关制度。首先，要重视固定资产的日常保养维修，不能"轻保养，重维修"。不重视保养，会在日常工作使用中，无形地缩短固定资产的使用寿命，尤其是专业性强、精密度高的医疗设备，不重视保养会潜在地增加设备故障发生率和发生事故的风险。

首先，医院要做好维修人员的岗位培训，鼓励参加技能培训课程，提高维修人员的业务素质和工作能力。对固定资产进行定期检查和定期保养，如发现问题应及时反映给固定资产管理部门，并进行维修管理。对于价值较高、使用率高、精确度高、专业性强的大型医疗设备，医院应请专人进行管理和维护，发现问题，及时请厂家派人维修，以保证设备和人员的安全。固定资产的维修和保养情况，也应建立相关电子档案，及时、详细地记录固定资产的使用、保养、维修或改造的情况。根据记录进行数据分析，对于固定资产未来的维修、更替做出预测，有助于医院正确制订来年固定资产的预算计划，监督固定资产的管理状况和实际运营状况，同时对固定资产的故障做出预测，进行风险规避。

（4）建立固定资产盘点与报废审批制度。医院应建立严格清晰的固定资产盘点清查制度，采取年中和年末定期清查以及平时不定期抽查的方式对固定资产进行盘点。清查的过程，应由固定资产管理科室、财务部、经济管理委员会代表共同组成的清查小组来进行，通过全面盘点和记录，公平公正地提交清查报告，真实、完整地体现固定资产现存状况。

清查时，不能仅仅局限于清点固定资产的数量，还应该检查和记录固定资产的使用与维护状况，检查是否有长期闲置的固定资产，清查后应及时进行调配，盘活固定资产，做到物尽其用，避免资源的浪费。对于盘盈或盘亏的固定资产，找出具体根源，责任到人，及时纠正错误，必要时采取相关的奖惩措施。

发生固定资产毁损报废或者不满足医疗业务需要而变价处理的情况，必须提出书面申请并逐级上报，经由专业技术人员检查是否无使用和维修价值，最终经固定资产管理科室、经济管理委员会批准，上报卫生健康委和财政局提出报废申请，经上级主管局批准核实后，进行资产清理。在收到上级主管局的批复之前，任何部门和个人不允许自私处置固定资产。固定资产处置之后的收入，应上缴财政专户，在下次购置资产时可向上级部门申请该资金。

（5）建立固定资产效用考核制度。把固定资产的使用效用和管理情况纳入固定资产管理内部控制体系的考核标准中。从医院的领导层到中层到医院的每位员工，都应把固定资产的管理作为工作的一部分，自觉地加强对固定资产的管理。加强医院固定资产管理的责任制，明确每个科室负责人对固定资产管理的责任，明确每个员工对固定资产使用的规范化管理，将固定资产管理的职责落实到个人，保证医院固定资产管理的顺利进行和内部控制体系作用的有效发挥。在每月和年终考核时，把固定资产的管理和使用情况作为考核指标之一，与绩效考核挂钩，避免过度采购的同时，也要注重设备的正确使用和日常保养，提高资产管理效率。

第五节　公立医院基本建设业务内部控制建设

一、公立医院基本建设业务概述

（一）公立医院基本建设业务的内涵

医院基本建设业务是指筹措一定量的资金，经过项目建议书、可行性研究、批准立项、初步设计、概预算、招投标、建设过程管理、竣工验收、结算、决算等一系列建设程序，在时间、资源和质量约束条件下以建成固定资产为目标的业务活动。公立医院基本建设业务一般是以医院基本建设项目作为管理对象。

（二）公立医院基本建设项目的内涵

医院基本建设项目主要是指医疗、教学、科研、办公等业务用房以及公用设施的新建、改建、扩建及装修改造等工程，不仅具有一般基本建设工程具有的施工周期长、资金投入大的特点，还具有涉面广、专业功能复杂、医疗配套等要求，在工程管理方面具有以下特点[①]。

（1）复杂性。医院建筑功能专业、复杂，医院各个科室之间对建筑的要求不一，还要注意防止交叉感染、消毒杀菌、人文环境关怀等因素，这就要求医院在开展基本建设项目的过程中应严格按照各项设计、施工规范，改进施工方法，引进先进的施工技术，做好施工组织安排来降低对医院正常运营的影响。

（2）特殊性。医院基本建设项目有别于其他建设工程项目的主要原因是它实施的地点是医院，最终面向的服务对象是患者。目前，医院基本建设项目工程管理开始出现由施工管理向设计端和运营端延伸的趋势，最终实现全生命周期的管理，所以，风险管理也需要在全生命周期范围进行把控。医院具有不同的科室和部门，承担不一样的就医需求，一些像放置核磁共振、CT等大型设备的建筑物往往需要特殊的建设方案，并遵循特定的规范，因此，在对这类工程进行风险管理时也应区别于其他类型的建筑。因其特殊性，施工方案、施工技术等各方面的工作也需要进行系统、科学的安排，减少相关风险的产生。

（3）紧迫性。目前，我国尚未形成科学、合理和有效的医院基本建设项目风险评价理论，现行的有关项目风险评价体系需要进一步的完善，且与实际结合不密切，缺乏操作性。风险管理不足的医院基本建设项目，可能出现质量不合格的工程返修，从而增加人工、材料的消耗，这必然导致医院建筑使用寿命下降，在医院建筑的全生命周期内使用成本增加。并且，医院建筑质量的缺陷会给医护人员和患者带来潜在的安全威胁。

（三）公立医院基本建设项目风险的特征

基本建设项目是包括规划、勘察、设计、采购、施工、调试、竣工验收及移交等环节在内的有技术规定和起止日期的依法立项的新建、改扩建的各类（土木工程、建筑工程及安装工程）工程。基本建设项目风险是指项目在决策、实施和运营的过程中，由不确定性的因素造成的效果与目标之间的偏差，具体是指损失和收益的不确定性。基本建设项目风险具有以下特征[②]。

（1）多样性。基本建设项目的风险来源多种多样，比如，来自政治、自然和经济等方面的风险。并且这些风险并不会单独存在，而是共同作用于一

①②　本部分改编自：苏利．公立医院基建项目风险管理问题研究［D］．北京：北京建筑大学，2018.

个项目，风险之间相互联系，相互影响，共同决定了一个项目风险的大小及方向。不仅引发风险的原因多样，风险对项目造成的后果也多样，涉及的利益方也很多。

（2）相对性。特定的风险造成的后果并不都是一样的，不同项目结果不一样。每一个工程项目对于风险的承受能力都不一样，承受能力取决于盈利能力、项目投资额度以及人才资源等情况。

（3）长期性。项目从立项到结束有一个自己独特的生命周期，风险的长期性是指在全生命周期的范围内都要面对来自各个阶段的风险，比如，在设计阶段可能会出现设计依据不合理、设计与施工脱节等风险；在施工阶段可能出现施工组织混乱、火灾等各种风险；在运营阶段可能会出现运营能力不足、人员素质偏低等相关风险。

（4）整体性。风险因素并不是单独作用于某一特定阶段上的，每个风险都有可能对工程项目整体目标的实现造成影响，在某一阶段产生的风险可能会直接影响其他阶段。比如，恶劣天气导致工程无法施工，就会有可能增加项目施工时间；要弥补工期，就会造成人力资源、财力资源等的极大浪费。任何一个风险事件都不是对工程某一方面造成影响，而是随着项目的开展延伸到整个项目。任何一个小事件都有可能演化成较为严重的事件，从而对工程项目产生较大的不良的影响。

（5）规律性。工程项目风险虽然具有随机性，但风险的发生通常情况下遵循着特定的规律。我们能够从以往风险发生的经验中探寻风险发生的规律与机制，并在以后的工程中对其加以预测。

二、公立医院基本建设项目立项管理的内部控制建设

（一）基本建设业务立项管理的控制目标

（1）基本建设业务项目立项经过严格周密论证，符合国家有关投资、建设、安全、消防、环保等规定及医院内部规章制度等程序规范，符合法律法规及国家政策规定。

（2）基本建设业务项目立项决策科学合理，符合国家和医院的利益，技术上可行，能够产生预期的经济和社会效益。

（3）合理保证建设勘察、项目设计方案的科学性、合理性，保证工程造价的准确性。

（二）基本建设业务立项管理的主要风险点

（1）基本建设项目管理建议书内容不合规、不完整，项目性质、用途模

糊，拟建规模、标准不明确，项目投资估算和进度安排不协调的风险。

（2）基本建设项目引发的社会稳定性风险。目前，医院大多位于市区。医院基建项目的开展不仅会对患者就医产生不便，还会对周边建筑、街道造成影响，比如，项目的开展造成拥堵，导致周围居民、患者产生不满情绪。

（3）基本建设业务项目管理缺乏可行性研究、可行性研究流于形式或可行性研究的深度达不到质量标准的实际要求，可能导致无法为项目决策提供充分、可靠的依据。决策不当将使预期效益难以实现，甚至有导致项目失败的风险。

（4）基本建设业务项目管理评审流于形式，可能误导项目决策；权限配置不合理、决策程序不规范可能导致决策失误，给医院带来巨大损失的风险。

（5）基本建设业务项目管理决策失误，可能造成医院资产损失或资源浪费的风险。

（6）由于医院具有特殊性，其基建项目的开展需要考虑的因素较一般工程项目多，且行政主管单位也不同，这就造成了政府审批冗余的风险。

（7）基本建设业务项目未经适当审批或超越授权审批，可能产生重大差错或舞弊行为，从而使医院蒙受财产损失的风险。

（三）基本建设业务立项管理的关键控制措施

（1）通过政府采购方式选择具有专业胜任能力的机构进行项目建议书和可行性研究报告的编写工作。项目建议书可由医院委托专业机构进行编写。当单位的人员水平达不到项目建议书的编制要求时，医院可委托咨询机构编制，但要注意咨询单位应对医院建设项目充分了解，咨询单位的选择也必须经过集体决策才能决定。另外，在建议书的编制过程中，双方必须保持充分沟通，以避免编制的项目建议书出现需求不清、规模测算不准、后期使用不便等风险。

（2）重大建设项目应当经单位集体决策，严禁任何个人单独决策建设项目或者擅自改变集体决策意见。

（3）集体决策时应当详细记录决策过程、各方面意见，与项目建议书和可行性研究报告等相关资料一同保管，以便落实项目决策的责任。

（4）建设项目立项后、正式施工前，应依法取得建设用地、城市规划、环境保护、安全、施工等方面的许可。医院基建项目选址的确定是项目建议书中最主要的内容。医院基建项目的开展必然会对周围建筑造成不同程度的影响。在项目建议书的编制过程中，既要充分注意周围地质、管线、交通和天然气等相关因素，也要考虑医院医疗设备、特殊病房、医疗流线是否合理。

（5）医院应加强与政府部门的沟通，取得政府部门对基建项目的支持。同时，医生应该定期向政府有关部汇报项目情况，为项目开展争取好的政策环境。加强与国土、环保等部门的沟通，详细掌握项目周围交通、地势和管线等情况，避免出现社会稳定性等风险。

三、公立医院基本建设工程设计和概预算管理的内部控制建设

（一）基本建设工程设计和概预算管理的控制目标

（1）确保设计单位符合资质要求，设计方案合理。
（2）确保工程成本概算合理，技术方案能够有效落实。

（二）基本建设工程设计和概预算管理的主要风险点

（1）设计单位的风险。医院较一般建设工程项目具有较大的特殊性，不仅要考虑其功能布局、医疗工艺和流线设计等方面，还要考虑减少对医院正常运营的影响。因此，如果一家设计单位没有相关的设计经验，难以系统性地考虑医院基建项目设计，就会造成潜在的风险。

（2）设计人员的素质风险。设计员的综合素质不足也是造成医院基建项目设计风险的因素之一。医院基建项目无论大小都是一项系统性的工程，如果设计人员专业水平差别较大，就会造成分项工程难以协调。

（3）选择不合适的设计依据。设计依据是医院基建项目设计的前提，如果设计人员对医院项目了解不够，就会造成设计上的风险，这是医院在进行项目设计时重要的考虑因素。

（4）设计审查监督不严格。设计审查监督是对设计是否科学合理等方面的把关，但是在实际操作过程中，由于各方面的原因，设计审查监督出现纰漏也会对设计质量造成不良的影响，使后面工作难以开展。

（5）不合理设计变更。不合理的设计变更会对项目的进度控制、质量控制和投资控制等造成不良的影响，因此，在设计阶段应谨慎做好设计工作，尽量避免设计变更风险。

（6）概预算管理风险。首先是没有严格按照可行性报告编制设计概算，概算审核比较随意，与实际施工支出差异较大。其次是基建项目的资金需求巨大，基建项目资金的来源主要有财政拨款、单位自有资金和商业银行贷款。许多单位为了争取有限的国家财政拨款，增大成功申报的概率，人为压缩概算和预算，等到申报成功后又把摊子铺大。最后是概算的审核流于形式，没有按既定程序进行概算的审核，导致实际施工造价远远超出概算金额，无法进行后期的财务管控。

（三）基本建设工程设计和概预算管理的关键控制措施

（1）加强设计审查工作。医院基建主管部门应严格审查设计单位的资质与能力，确保设计阶段的顺利实施。审查的内容具体包括资质证书审查、能力审查和经验审查三个方面。其中，资质证书审查是指设计单位如果想开展某些项目，必须有满足项目要求的资质证书；能力审查是审查设计单位项目负责人的能力是否足够、专业与职称是否满足要求等内容；经验审查对医院基建项目尤为重要，主要是审查相关设计单位是否有医疗建筑设计经验，以降低设计质量不合格而带来的风险。

（2）限额设计。限额设计是指初步设计由最初的投资管理目标确定，然后按照批准的初步设计控制施工图设计。限额设计应做到在各个阶段开始之前，将上一阶段审定的投资额作为本阶段投资控制的目标，在纵向上做到从可行性研究报告、初步设计概算和施工图设计等阶段严格控制投资，在横向上做到明确各职能部门、相关人员的经济权利与责任，做到严格控制工程造价。

（3）加强设计阶段的组织协调工作。医院基建项目设计阶段涉及多个相关单位和部门，这就要求医院应该加强组织协调工作。应加强与设计单位的协调沟通，积极向政府部门报备项目材料，做好设计交底工作，同时，在设计过程中还应充分听取有关专家的建议，吸收先进经验，优化设计。

（4）在项目建议书和可行性研究基础上，概算的设计要尽可能详细。一类费用要列出每一个工程细项，如打桩、支护、装修、给排水、消防、通风、弱电等的明细费用，并预留一部分不可预见费。二类费用也要尽可能考虑到所有工程相关费用，并预留一部分其他费用。其中二类费用中的建设单位管理费要预计出支出细分明细。

四、公立医院基本建设工程招标管理的内部控制建设

医院基本建设招标、投标属于基础建设业务工程招标投标的一部分。医院基本建设招标管理就是医院对基本建设招标的管理工作，而医院作为救死扶伤的场所，关系着患者的身体健康，甚至患者的生命，存在着特殊的重要性和特殊性。做好医院基本建设招标管理工作，不仅影响医院的发展，更影响医院对患者的服务。

（一）基本建设工程招标管理的控制目标

（1）确保医院招投标程序合法合规。

（2）确保标底经过审定，密封保存，不得对外泄露。

（3）确保评标过程公开、透明，评标小组客观、公正地履行职务。

（二）基本建设工程招标管理的主要风险点

（1）招标人未做到公平、合理，如任意分解工程项目，致使招标项目不完整，或逃避公开招标；招标人为指定单位设置资格条件、评标规则等，从而可能导致中标价格失实，中标人实质上难以承担工程项目。

（2）投标人与招标人串通，存在暗箱操作或商业贿赂等舞弊行为；投标人与投标人私下合作围标，以抬高价格或确保中标；投标人资质不符合要求或挂靠、冒用他人名义投标等，导致工程质量难以保证。

（3）开标不公开、不透明，损害投标人利益；评标委员会成员缺乏专业水平，或者招标人向评标委员会施加影响，使评标流于形式；评标委员会与投标人串通作弊，损害招标人利益。

（三）基本建设工程招标管理的关键控制措施

（1）招标应坚持公开、公正、公平的原则，以资质能力、技术水平、管理水平、社会信誉和合理报价进行公平竞争。新建、装修、改造、粉刷及各种基建工程都需要开展招标工作。同质比价、同价比质，在质量优先和合理最低报价的基础上确定中标单位。

（2）招标文件应提前报送纪委，纪委全程参与招标，而不能仅仅参加会议。流程合法合规，但是要符合常理，经得起推敲。

（3）招投标过程必须坚持不相容职责和岗位相分离，使用人、招标人和验收人相互分离。

五、公立医院基本建设工程施工管理的内部控制建设

（一）基本建设工程施工管理的控制目标

（1）项目施工前按照规定办理各项手续，确保项目施工手续完整、符合法律法规。

（2）严格按照合同确定的工期、进度进行施工建设，确保项目施工的质量、进度和安全。

（3）按项目施工进度需要购置工程物资，确保材料和设备的质量与标准，防范物资采购过程中发生贪污腐败行为。

（4）按规定进行工程价款结算，保证预付款、进度款拨付规范合理，确保资金的使用效率。

（二）基本建设工程施工管理的主要风险点

施工阶段是医院基建项目的实施阶段，在很大程度上决定着工程质量的

好坏，涉及的主要参与主体是施工企业，因此，存在着以下几方面的风险。

（1）施工组织风险。合理的施工组织是项目顺利实施的重要保障。合理安排施工组织应综合考虑项目周围环境条件、各分项工作的施工顺序以及人员安排等。如果施工组织不合理，就会造成施工现场混乱，影响施工的顺利进行。

（2）安全风险。在医院基建项目施工过程中，由于操作不规范等原因，安全风险不仅存在于项目参与人员中，还存在于患者和医护人员中。因此，在施工过程中参与人员应采取措施降低施工风险，减少对医院运营的影响。

（3）价格风险。医院基建项目面临着不同程度的价格风险。如果一个医院基建项目工程量大、持续时间长，那么就面临着价格风险，主要体现在建筑材料和劳动力等方面。

（4）不可抗力风险。由于工程项目受气候、政策影响比较大，因此，不可抗力的风险也是需要着重考虑的。比如，在冬天，北京市政府会对施工有一定的限制，会对工期造成影响；夏天暴雨同样也会影响施工的进度。

（5）工程物资采购管控风险。工程物资采购、收费、保管等记录不完整，材料质次价高，可能引发成本风险。

（6）工程价款结算管理风险。建设项目价款结算管理不严格、价款结算不及时、项目资金不落实、资金使用管理混乱等因素，都可能引发工程质量低劣、进度延迟或中断的风险。

（三）基本建设工程施工管理的关键控制措施

医院基建项目施工阶段是项目全生命周期中工作量最大，投入的人、财和物最多的阶段，也是实现项目整体目标最关键的阶段。该阶段不仅涉及利益主体众多，而且面对的风险更加复杂。

（1）加强现场安全控制。医院基建项目安全控制主要是指对作业现场人的不安全行为和物的不安全状态进行监控与管理。在工作中，医院应完善各种规章制度，项目安全管理规章制度是项目安全的制度保障，规定好项目组织结构、人员培训、安全培训等情况。医院还应加强对现场人员安全意识的教育，加强对安全器具使用的培训，检查特种人员的资质情况等。

（2）完善施工组织设计。为了有效地执行施工组织设计，在项目开始前，医院应对项目涉及人员进行交底，详细传达施工组织设计的关键点和重点，以保障施工的质量与进度。为了保障施工组织设计的实施，医院还应制定科学的管理制度，只有制定科学、合理的制度，才能保障施工顺利实施，缩短工期，降低项目成本。最重要的是做好统筹安排，医院基建项目施工是一个动态的、系统的任务，这就要求项目管理人员统筹各项人、财和物的安排，进一步完善实施组织设计，保障施工的连续性与节奏性。

（3）积极应用信息化技术。医院基建项目应结合自身实际情况积极应用信息化管理技术和手段。通过信息化方法可以优化和辅助管线综合，可以进行施工进度模拟与施工进度跟踪分析等，用诸如 4D 可视化的方式直观展示，从而能够有效预测与避免可能出现的风险。施工阶段应用信息化手段一定要组织好各部门的交流和沟通。比如，可以通过每周例会的方式汇报各个工作阶段的任务和成果，以便信息化团队更好地开展工作。

（4）实行严格的建设项目监理制度。建设项目监理人员应当具备相应的资质和良好的职业操守，深入施工现场，做好建设项目进度和质量的监控，及时发现和纠正建设过程中的问题，客观公正地执行各项监理任务。未经工程监理人员签字，工程物资不得在工程上使用或安装，不得进入下一道工序施工，不得拨付工程价款，不得进行竣工验收。

（5）建立建设项目进度价款支付环节的控制制度，对价款支付的条件、方式以及会计核算程序做出明确规定，准确掌握工程进度，根据合同约定，及时支付工程款。

（6）实行国库集中支付的建设项目。应当按照财政国库管理的相关规定，根据项目支出预算和工程进度办理资金支付等相关事项。应当按照上级主管部门下达的投资计划（预算）专款专用，按规定标准开支，严禁截留、挪用和超批复范围使用资金。经批准的投资概算是工程投资的最高限额，未经批准，不得突破，应当杜绝超规模、超预算现象发生。

（7）对于自行建造的工程项目，以及以包工包料方式委托其他单位承建的建设项目，应当建立对工程物资采购、验收和付款等环节的控制程序；由承包单位采购工程物资的，应当加强监督，确保工程物资符合设计标准和合同要求。严禁不合格工程物资投入工程项目建设。

六、公立医院基本建设工程变更管理的内部控制建设

在基本建设项目的设计和施工过程中，经常会出现工程变更问题，随之就会导致各种变更风险，不仅会对基本建设项目的施工质量造成一定的影响，还容易给医院带来程度不一的经济效益损失和社会效益损失。因此，加强对基本建设工程变更风险的管理控制是尤为重要的。

基本建设工程设计变更是指由设计单位提出的对承包合同之设计资料做出的补充、完善、优化，以及根据发包方要求的功能改变而做出的相应变更。

（一）基本建设工程变更管理的控制目标

确保设计变更经过有效审核，建设项目工期和质量得到有效控制。

（二）基本建设工程变更管理的主要风险点

基本建设工程变更风险，主要指的是在建筑工程施工各阶段中，设计和施工单位对具体环节的施工内容、流程、数量、标准以及质量等进行变更而给工程项目的质量、性能以及医院效益带来的各种风险，主要体现在以下几个方面。

（1）合同条件风险。主要是指因基本建设工程合同的内容条件不合理、不完善或落实不到位而造成的风险，包括合同中的条款内容二义性、施工方案缺陷、工程标准不确定、变更责任不明等。

（2）经济风险。主要是指因社会大环境变化等因素造成工期延长、造价上升等而导致的风险，包括投资环境变差、宏观经济形势不佳、通货膨胀等。

（3）政策法规风险。主要是指在施工期间国家或地方政府出台新的建筑法规或政策而对建筑工程造成的不利影响，包括工程量清单新计价方法的推行、环保标准的更新等。

（4）技术风险。主要是指由施工技术工艺水平造成的不确定性风险。

（5）人员素质风险。主要是指因设计人员、施工人员以及管理人员等的素质水平差异而引起的风险。

（6）自然条件风险。主要是指由自然环境造成的风险问题，包括暴雨、雷暴、台风、地震、洪水、严寒、火灾、地震、泥石流以及其他地质自然灾害。

（三）基本建设工程变更管理的关键控制措施

（1）医院要根据国家相关建筑工程管理的规定，结合工程项目实际，建立健全工程变更风险管理规章制度，明确建设项目各阶段、各环节工程变更风险的管理控制内容、标准和要求，规范风险管理工作的流程和步骤，并积极推行工程变更风险管理责任制度，完善工程变更风险管理控制监督机制，不断完善风险管理绩效考评制度，从而更好地保障建筑工程的施工质量和使用性能。

（2）医院必须加强对初步设计的重视，严格工程设计流程，规范设计人员具体工作情况，提高对设计前实地勘测的要求，在确保建筑主体工程设计的同时，加强对附属建筑的设计，并增强工程设计的科学性、合理性、切实性、统一性和规范性，从而更好地控制工程造价成本，避免因工程变更造成的损失。

（3）医院要加强对招标文件内容的规范管理，明确市场行情和动态，完善工程定额的制定，严格工程量清单编制，明确合同变更时的具体处理方式，并在合同签订时，对其中的工期、工程价款、工程质量以及后期保修等问题进行明确、细致的规定，以便更好地增强施工合同的科学性、法律性、完整性、可靠性和准确性，降低工程合同变更发生的可能性。

（4）医院要促使施工单位在开工前联合监理单位等对施工图纸进行严格、科学、专业的审查，对不符合实际施工情况的设计要及时同设计单位沟通协调，待调整后，经过再次审核合格后方可进行施工，从而有效减少施工过程中对图纸的变更。同时，医院还要加强对施工人员的管理，避免和降低施工中随意变更施工图纸的问题，从而更好地确保工期进度和施工质量。

七、公立医院基本建设工程竣工验收管理的内部控制建设

工程竣工验收是基本建设工程项目内部控制的最后环节，是对工程项目实施进行审查、考核、评价的过程。如果验收环节管理不规范、审核不严格，会直接导致工程竣工后发生重大隐患，使得项目投资达不到预期目标。

（一）基本建设工程竣工验收管理的控制目标

（1）项目竣工后，按照规定时限及时办理竣工决算和验收，确保医院基本建设项目竣工验收和资产移交过程合法合规。

（2）及时办理竣工验收和资产移交手续，确保基本建设工程项目质量合格、符合设计要求，医院资产安全完整。

（3）建立健全基本建设工程项目核算账户，及时处理会计核算事务，确保医院基本建设工程项目会计核算真实完整、决算报告及时准确。

（4）做好基本建设工程项目档案文件、材料的收集、整理、归档和保管工作，确保基本建设工程项目档案管理合理有效，并按规定移交资产接收单位。

（二）基本建设工程竣工验收管理的主要风险点

（1）未组织项目竣工决算审批与审计的风险。主要体现在以下几个方面：①未及时编制竣工决算报告，未及时对项目发生的会计资料进行收集、整理和账务处理；工程竣工时未对现场资产进行盘点核实、未对债权债务通过函证等方式进行核实，导致决算报告不真实、不完整。②未履行竣工决算审批，未组织财务部门和使用单位等部门及人员对竣工决算的完整性、准确性、规范性进行审查，并取得造价单位、监理单位、设计单位的肯定，可能存在竣工决算失真风险。③未实施竣工决算审计，未能及时发现工程项目实施过程中存在的问题并要求有关各方立即整改和完善，可能导致工程项目建设成本虚增，给医院带来损失。

（2）工程项目验收程序不规范、把关不严的风险。在工程项目交付竣工验收时，验收人员没有保持合理谨慎的态度或胜任能力不足等，使不合格的

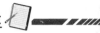

工程通过验收，给工程项目留下隐患。

（3）未制定项目后评估机制的风险。如果工程项目未达到预期效果而没能及时发现，责任追究落实不到位，未能及时采取应对措施，会给医院造成损失，同时影响医院中长期战略目标的实现。

（三）基本建设工程竣工验收管理的关键控制措施

（1）医院要及时组织工程项目竣工审批与决算审计工作。具体控制措施如下：①在编制竣工决算前，财务部门、工程管理部门等相关单位应对所有财产和物资进行清理，对清理差异进行正确的会计处理。加强对工程剩余物资的管理，对剩余物资及时办理退库手续。②医院应成立由财务、工程技术等人员组成的编制机构，共同负责竣工决算的编制工作。③医院相关部门应当对竣工决算进行审批，审批部门及人员应当重点审查决算编制的依据是否充分，相关文件资料是否存在遗漏，是否对剩余物资进行处理，决算编制方法是否正确。另一方面，要检查工程结算审核报告中的签章是否齐全。④医院应加强竣工决算审计，对建设投入、财产清单、物资结余等内容进行审查。财务部门应当将经审核的造价金额作为新增固定资产的成本，未经审计或审核的竣工结算报告，财务部门不得向施工单位支付相关款项。未进行竣工决算审计的工程项目，相关单位原则上不得办理工程项目竣工验收手续。⑤医院应建立由财务部门、审计部门参与的概预算和决算评价机制，在竣工决算后对概预算与决算进行差异分析，及时总结。对于超预算又未履行恰当审批手续的行为，应当追究有关人员的责任。

（2）医院应规范工程验收程序，严格审核把关。具体控制措施如下：①工程项目竣工后，由监理单位、设计单位监督施工单位进行预验收并对竣工资料进行审核。预验收合格后，业主单位组织相关单位依据设计与合同的要求进行竣工验收。对验收中发现的问题，应及时要求施工单位按照有关规定进行完善和整改。②施工单位交付经初验的工程项目，应当符合合同约定的技术标准，并有完整的工程资料为支撑，具备完整的竣工条件，对验收各方提出的质量问题，施工单位有进行返修的义务，返修后要由业主和监理单位的复验记录。③验收合格的工程项目，由建设单位编制交付使用财产清单，使用单位与项目组在财产交接清单上签名确认。对于竣工验收后尚有收尾零星工程的项目，建设单位应按照验收规范对零星工程组织验收。

（3）医院应制定工程项目后评估制度。医院应当对工程项目进行后评估，通过后评估，对整个项目是否达到预期目标进行综合评价，并对项目建设过程中存在的问题进行总结，提高未来工程项目设计和建设水平。后评估的评价成果应当加以利用，作为对参建人员考核和责任追究的依据。

八、华中科技大学同济医学院附属同济医院的工程项目内部控制建设案例分析 [①]

（一）加强工程项目内部控制的关键控制措施

同济医院根据《医疗机构财务会计内部控制规定（试行）》（卫规财发〔2006〕227号）制定了《内部控制规定实施细则》，并于2012年修订。医院工程项目内部控制主要围绕以下几方面展开。

（1）岗位控制。医院设有基建科，作为房屋建筑物建造和大型修缮项目归口管理部门，根据工程难易程度配备相应管理和专业工程技术人员，明确了相关部门和岗位的职责权限，确保不相容岗位相互分离。

（2）授权批准。严禁未经授权人员办理项目业务，重大建设项目要求具备相应管理机构的批复，如项目建议书批复、项目总体规划批文、可行性研究报告批复、设计变更批文、投资概算批复及环境影响评价批复等。

（3）建设程序控制。建设项目按规定程序组织落实，先提出项目建议书，编制可行性研究报告并报批；可行性研究报告批复后，才进行方案设计、初步设计和施工图设计，编制概（预）算并报批。严格建设程序管理，坚持先勘察、后设计、再施工的操作程序，不搞"三边（边立项、边设计、边施工）"工程。审计人员参与立项评估、可行性研究和经费预算、招标、施工图纸会审和施工图预算审核、施工合同签订，现场了解施工进度，复核隐蔽工程施工工艺过程和工程量增减，做好定额单价、原料用量及材料差价、工程取费标准审计。

（4）项目决策。采取专家评审、职代会讨论、结果公示等方式，广泛征求各方意见，对拟建项目的必要性、可行性、投资估算、概算及筹资方案进行论证、选择。

（5）概预算控制。基建项目概预算委托有资质的专门机构编制，并上报国家卫生健康委和中介机构审计。经批准的项目投资概算是工程投资的最高限额；施工图预算在设计概算控制下完成。

（6）招投标控制。项目勘察、设计、施工、监理和重要设备材料的采购，按《中华人民共和国招标投标法》要求进行招标。

（7）合同管理。依据《中华人民共和国合同法》订立勘察合同、设计合同、施工合同，明确工程质量条款，保证工程项目达到预期目的，如期完成建设任务。分项目建立合同台账，明确合同内容、合同金额、期限、付款进

---

① 本案例改编自：郑大喜.基本建设项目财务管理研究——以同济医院为例［J］. 现代医院管理，2014，12（6）.

度等要素。

（8）质量控制。按国家施工及验收规范，技术操作规程、技术标准、质量评定标准，施工图及说明、图纸会审纪要、设计变更通知、施工组织设计、有关技术方案和会议记录进行施工管理，由基建科、施工单位、设计单位、勘察单位、监理单位等组成竣工验收小组，对工程量和质量进行验收。

（9）资金管理。按批准的概预算筹集、控制和使用，开立基建资金专用银行账户，实行专款专用。

（10）价款支付。工程价款支付先由经办人员审核支付凭证，再经基建科、审计部门审核后按审批权限及程序报批，最后由财务复核后支付。

（11）竣工决算控制。工程竣工后，按实际工程量编制竣工决算和财务决算。

（二）加强工程项目概预算管理

同济医院建立了设计概算收口制度，由基建科组织有关单位审核工程初步设计、批准概算工程量的合理性，汇总工程量、工程设计变更等资料，并依据合适的实际工作量，参照市场价格、概算取费标准，与初步设计、批准概算进行比较，提出收口意见，由财务审查设计概算的编制依据、编制深度和编制内容。

对批复的概算按项目具体实施内容进行分解，在此基础上制定项目控制预算，严格按控制预算招标。项目实施过程中，动态跟踪实际工程款支付与控制预算及分解概算的比较。作为基层预算单位的国家卫生健康委委属（管）医院预算进入中央部门预算体系，每年按规定向主管部门、财政部报预算（含建设项目预算）。医院基本建设、大型修缮等发展建设财政定项补助的确定，应结合财政预算重点资助范围、医院长远或阶段性工作任务和计划，考虑预算执行能力，实事求是、量力而行申报建设项目支出预算。

同济医院制定了《基本建设财务管理办法》《大型改扩建、修缮支出项目管理办法》《财务支出审批规定》等内部文件。医院编制下一年度预算时，财务处会同基建科根据各建设项目工程进度计划等，测算其资金需用量，编制项目总预算，组织工程、技术、财务、审计等专业人员对编制的预算进行审核（包括编制依据、定额套用、取费标准和工程量计算等）。在初步设计和工程概算获批后，按部门预算管理要求，做好项目库建设，及时向国家卫生健康委申报项目预算，待财政部审核批复部门预算后，国家卫生健康委再向医院批复年度预算（含项目支出预算表），作为安排项目预算的依据。

财务人员结合医院资金来源，预测基建资金需要数量和时间，制订年度用款计划，每月根据实际情况拟定月用款计划，统筹安排资金，合理确定筹资数量与时间。月末由基建科根据各基建项目进度实施计划报下月资金需用量，保证预算序时、均衡执行。借助预算管理信息系统，配合电子经费卡的运用，掌握项目拨款、支出核销和预算执行进度，进行超支预警，生成项目预算报表。

（三）加强工程建设成本管理

医院建设投资会计核算在保留参照《国有建设单位会计制度》规定，单独建账、单独核算的同时，还应按《医院财务制度》和《医院会计制度》要求，将基建账相关数据并入医院大账，以便完整反映医院资产负债状况和整体经济运行情况。同济医院严格按主管部门批准的概预算建设内容，设置了"在建工程"科目，核算为建造、改扩建、修缮固定资产以及安装设备而进行的各项建筑、安装工程发生的实际成本，"在建工程"科目下设"基建工程""设备安装"和"建筑工程"明细科目，并借助会计核算系统的项目辅助核算功能，分项目进行明细核算。"基建工程"科目及其明细科目核算由基建账套并入"大账"的基本建设支出。"基建工程"科目下设"建筑安装工程投资""设备投资""待摊投资""其他投资"等明细科目。"设备安装"反映医院为安装设备而进行的各项安装工程发生的实际成本。"建筑工程"反映医院为改建、扩建及修缮固定资产而进行的各项建筑安装工程发生的实际成本。记账凭证中的"在建工程"科目显示工程项目名称，财务人员可以借助会计核算账套中的项目总账、明细账、项目统计分析功能，查找各建设项目的收支明细、结余情况。基于全过程成本控制和目标管理思想，医院做好工程项目人工费、材料成本、机械使用费、辅助工程及临时设施成本、成本失控风险等成本管理。

（四）加强工程价款结算管理

同济医院设置了工程进度备查账簿，按施工单位、工程项目名称（工程项目下按合同进行细分）进行明细登记，保证往来结算的准确和清晰。支付工程款前，财务人员严格审核有关工程管理人员对支付工程款的意见和支付申请等相关凭证。

1. 工程进度款结算审核

（1）用款计划审核。审查所需付款项是否列入批准的计划项目，对无计划、超计划的项目不予开支。

（2）付款依据审核。审核付款是否达到合同规定的事项、付款条件，是否附招投标文件，工程结算会签单，合同、施工单位工程进度报表、审计审核的工程结算书。其中，工程结算会签单注明监理对工程质量控制和工程量的核定意见，基建科提交的分管院领导签批的本期应付工程款金额，财务人员的审核意见。

（3）授权审批审核。查看资金支付审批程序及权限是否正确，是否有基建科或总务科科长、后勤处处长、分管副院长（1万元以上）、院长（30万元以上）的签字。

（4）付款票据审核。查看发票是否真实；设备到货验收单与合同的设备名称、规格、型号等是否一致，将施工方提供的设备明细清单等资料按要求审核无误后收存。

（5）付款额度审核。检查是否符合合同规定的付款金额，发票金额是否正确，有无按合同约定扣除工程质保金、施工配合费、施工用水电费等余款。因工程变更等原因造成价款支付方式和金额发生变动的，要求提供完整书面文件及其他相关资料。

2. 工程完工结算审核

编制项目竣工财务决算报表，送审计；根据审计结果，编制交付使用资产明细表；根据审计报告办理工程价款结算，进行结算账务处理；调整基建项目竣工财务决算。

3. 质保金付款审核

检查合同规定的质保金是否到期，质保期内有无质量问题和整改情况等，根据职能部门的签批意见审核支付。

（五）加强建设项目财务决算管理

同济医院已经成立建设项目竣工财务决算领导小组，领导和督促竣工财务决算工作，领导小组下设竣工决算工作办公室，挂靠财务处。在编制项目竣工财务决算前，财务人员认真做好各项清理工作（包括账目核对及账务调整、财产物资盘点核实、债权债务清偿、档案资料整理等），做到账实相符。根据基建工程结转固定资产政策，并结合审计报告，转出已交付使用固定资产的投资价值。对中介机构审计提出的问题及时整改、调整，准确核定新增资产的价值。

医院固定资产投资决算报表包括：①资金平衡表；②投资项目表；③资产基本情况表；④项目统计分析表，分行业统计项目基本情况。基建会计结合医院资产情况表、基本建设情况表以及工程项目总账和明细账，初步设计及投资概算批复、项目竣工决算报告等资料，编制固定资产投资决算报表，说明固定资产投资总体情况与分类投资情况、资产形成结果、财政性资金到位与使用情况等。

竣工财务决算的编报内容包括：①基本建设项目竣工财务决算报表；②竣工财务决算说明书。

（六）开展重点建设项目预算绩效评价试点

国家卫生健康委和财政部门提出，选择重点项目积极试点，稳步推进，逐步扩大财政补助支出预算绩效管理工作的实施范围。绩效评价内容主要包括：资金使用情况、财务管理状况和资产配置、使用、处置及其收益管理情况；为加强管理所制定的制度、采取的措施等；绩效目标实现程度。以量化指标考核为主、定性指标考核为辅设置项目绩效评价指标，包括目标设定、勘察设计、招投标、建设程序、质量管理、资金到位率、预算执行率、财政专项拨款执行率、工程成本节支、单项工程和分部工程验收、基础工程和主体结构工程优良率、概算执行、超概算审批、资金支付、会计信息质量、工程审计、竣工财务决算编制、改善就医环境面积、单位建筑面积造价、新增门急诊人次、新增出院患者人数、次均门诊费用、人均住院费用、平均住院日、百元固定资产业务收入、患者满意度、经验总结推广等。综合考虑项目不同实施阶段的特点和医院实际情况，以及项目的复杂多变，按实际情况对指标灵活取舍，指标权重动态调整。同济医院已为纳入绩效评价试点的第二门诊部改造、PET-CT中心改造项目分别撰写了绩效报告，并上报主管部门。

第六节　公立医院合同业务内部控制建设

一、公立医院合同业务概述

（一）合同概述

合同是民事主体之间设立、变更、终止民事法律关系的协议。医院合同是指医院与自然人、法人及其他组织等平等主体之间设立、变更、终止民事权利义务关系的协议。合同是当事方遵循自愿、平等、诚信的原则，经协商一致形成的内容符合法律规定的具有法律效力的协议文本。依法成立的合同，受法律保护。依法成立的合同，仅对当事人具有法律约束力，但是法律另有规定的除外。

合同具有以下法律特征：①合同是两个以上法律地位平等的当事人意思表示一致的协议；②合同以产生、变更或终止债权债务关系为目的；③合同是一种民事法律行为。

合同的内容由当事人约定，一般包括下列条款：①当事人的姓名或者名称和住所；②标的；③数量；④质量；⑤价款或者报酬；⑥履行期限、地点和方式；⑦违约责任；⑧解决争议的方法。当事人可以参照各类合同的示范文本订立合同。

当事人在订立合同过程中有下列情形之一，给对方造成损失的，应当承担赔偿责任：①假借订立合同，恶意进行磋商；②故意隐瞒与订立合同有关的重要事实或者提供虚假情况；③有其他违背诚信原则的行为。当事人在订立合同过程中知悉的商业秘密或者其他应当保密的信息，无论合同是否成立，不得泄露或者不正当地使用；泄露、不正当地使用该商业秘密或者信息，给对方造成损失的，应当承担赔偿责任。

合同生效后，当事人就质量、价款或者报酬、履行地点等内容没有约定或者约定不明确的，可以协议补充；不能达成补充协议的，按照合同相关条款或者交易习惯确定。当事人就有关合同内容约定不明确，依据前条规定仍不能确定的，适用下列规定：①质量要求不明确的，按照强制性国家标准履行；没有强制性国家标准的，按照推荐性国家标准履行；没有推荐性国家标准的，按照行业标准履行；没有国家标准、行业标准的，按照通常标准或者符合合同目的的特定标准履行。②价款或者报酬不明确的，按照合同履行地的市场价格履行；依法应当执行政府定价或者政府指导价的，依照规定履行。③履行地点不明确，给付货币的，在接受货币一方所在地履行；交付不动产的，在不动产所在地履行；其他标的，在履行义务一方所在地履行。④履行期限不明确的，债务人可以随时履行，债权人也可以随时请求履行，但是应当给对方必要的准备时间。⑤履行方式不明确的，按照有利于实现合同目的的方式履行。⑥履行费用的负担不明确的，由履行义务一方负担；因债权人原因增加的履行费用，由债权人负担。

有下列情形之一的，合同债权债务终止：①债务已经履行；②债务相互抵消；③债务人依法将标的物提存；④债权人免除债务；⑤债权债务同归于一人；⑥法律规定或者当事人约定终止的其他情形。合同解除的，该合同的权利义务关系终止。

（二）合同管理的基本流程

合同管理是指合同管理部门在国家政策法律的约束下，根据本单位合同管理相关规章制度，组织人员和部门，对合同立项调研、拟定、审批、履行、变更、评估、存档等环节，进行审查、评估、改进等行为的总称。合同管理的特点是全过程、全方位和动态化。全过程是指合同在拟定、签订、履行、变更、终止、存档等整个合同管理过程。全方位是指合同标的的实现条件、合同签订履行的政策法规要求、合同当事方在履约方面的资质能力、合同拟定审核的制度流程和人员素质、合同管理的手段、纠纷处理措施等要素都包含于合同管理之中。动态化是指对合同管理的制度流程进行全方位、全过程的及时调整，防止因为忽视合同管理要素的变化而出现合同履约风险，同时利用 PDCA 模式不断优化合同管理内容和流程，持续改进。

合同管理流程大致可以划分为合同订立、合同履行和合同后评价三个阶段。合同订立包括合同调查、合同谈判、合同文本拟定、合同审核和合同签署等环节；合同履行阶段包括合同履行，合同补充和变更、合同解除、合同结算和合同登记等环节；合同后评价是在合同履行完毕之后对合同的评价。

1. 合同调查

在实践中，合同调查往往是合同有效执行的保障与基础。未进行充分有效的合同调查将导致合同无效或合同无法履行。因此，在合同订立前，医院应当进行合同调查，充分了解合同对方的主体资格、信用状况等有关情况，以确认对方当事人是否具备民事权利能力、民事行为能力及合同履约能力，从而实现合同管理的目的。

合同调查应确认合同对方是否具备民事权利能力与民事行为能力，相关代理人是否存在没有代理权、超越代理权或者代理权已终止的情形，以避免合同无效。

合同调查应确认合同对方是否具备合同履约能力，调查的方式方法可多种多样。一是资料调查，要求合同对方提供身份证件、法人登记证书、资质证明、授权委托书、经审计的财务报告、以往的交易记录等等；二是进行现场调查，实地了解和全面评估其生产能力、技术水平、产品类别和质量等生产经营情况，分析其合同履约能力；三是与合同对方的主要供应商、客户、开户银行、主管税务机关和工商管理部门等沟通，从第三方的信息来源交叉验证合同对方的生产经营、商业信誉、履约能力等情况；四是对于第一手资料难以取得，或者影响重大、法律关系复杂的合同，可以委托专业机构就对方当事人的履约能力、资信状况等进行调查。

2. 合同谈判

初步确定准合同对象后，医院内部的合同承办部门在授权范围内与对方进行合同谈判，协商确定合同谈判事项，确定合同谈判目标及参与人员。对影响重大、涉及较高专业技术或法律关系复杂的合同，医院应当指定法律、技术、财会、审计等专业人员参与谈判。必要时，医院可聘请外部专家参与，并充分了解外部专家的专业资质、胜任能力和职业道德情况。

医院应做好谈判前的准备工作，收集谈判对手资料，充分熟悉谈判对手情况，做到知己知彼；研究国家相关法律法规、行业监管政策、产业政策、同类产品或服务价格等与谈判内容相关的信息，正确制定谈判策略。

医院应按照自愿、平等原则，磋商合同内容和条款，尤其要关注合同核心内容、条款和关键细节，如合同标的的数量、质量或技术标准，合同价格的确定方式与支付方式，履约期限和方式，违约责任和争议的解决方法、合同变更或解除条件等。谈判的过程中医院要充分发挥团队智慧，及时总结谈判过程中的得失，并及时对谈判策略进行调整。

3. 合同文本拟定

医院在合同谈判后，根据协商谈判结果，拟定合同文本。合同文本的拟定是合同管理的核心流程之一，双方的权利义务主要通过合同文本体现。《中华人民共和国民法典》分则列举了买卖合同，供用电、水、气、热力合同，赠予合同，借款合同，保证合同租赁合同，融资租赁合同，保理合同、承揽合同，建设工程合同，运输合同，技术合同，保管合同，仓储合同，委托合同，物业服务合同，行纪合同，中介合同和合伙合同，每种合同都有其特殊性及专属适用条款。医院在合同文本拟定的过程中应结合合同法及相关司法解释的要求，凡国家和行业有合同示范文本的，可以优先选用；但对涉及权利义务关系的条款应当进行认真审查，并根据实际情况予以补充完善。

采用格式条款订立合同的，如果医院是提供格式条款的一方，应当遵循公平原则确定当事人之间的权利和义务，并采取合理的方式提请对方注意免除或者限制其责任的条款，按照对方的要求，对该条款予以说明；对格式条款的理解发生争议的，应当按照通常理解予以解释；对格式条款有两种以上解释的，应当做出不利于提供格式条款一方的解释。格式条款和非格式条款不一致的，应当采用非格式条款。

合同一般由业务承办部门起草、法律部门审核。重大合同或者法律关系复杂的特殊合同，法律部门参与起草。

4. 合同审核

合同文本拟定完成后，医院组织各专业的人员进行严格评审，重点关注合同的主体、内容和形式是否合法，合同内容是否符合医院的经济利益，对方当事人是否具有履约能力，合同权利和义务、违约责任和争议解决条款是否明确等。相关部门提出不同意见的，应当认真分析研究，慎重对待，必要时应对合同条款做出修改；无法修改的，应说明原因，并准确无误地加以记录。内部相关部门应认真履行职责，合同审核的情况应形成闭环，并作为合同后评价的重要依据。

5. 合同签署

经审核同意签订的合同，医院应当与对方当事人正式签署并加盖医院合同专用章。医院应当按照规定的权限和程序与对方当事人签署合同。正式对外订立的合同，应当由医院法定代表人或由其授权的代理人签名或加盖有关印章。授权签署合同的，应当签署授权委托书。合同的授权委托应作为医院内部控制体系的重要组成部分。

属于上级管理权限的合同，医院应当提出申请，并经上级合同管理机构批准后办理。上级单位应当加强对下级单位合同订立、履行情况的监督检查。

6. 合同履行

合同订立后，医院应当与合同对方当事人一起遵循诚实信用原则，根据合同的性质、目的和交易习惯履行通知、协助、保密等义务。

（1）合同履行的日常监控。医院应当遵循诚实信用原则严格履行合同，对合同履行实施有效监控，对合同履行过程形成的相关依据，根据要求予以保留，强化对合同履行情况和效果的检查、分析和验收，确保合同全面有效履行。

（2）合同的变更与解除。合同生效后，医院就质量、价款、履行地点等内容与合同对方没有约定或者约定不明确的，可以协议补充；不能达成补充协议的，按照国家相关法律法规、合同有关条款或者交易习惯确定。如果医院属于应当先履行债务的当事人，有确切证据证明对方有下列情形之一的，可以中止履行：①经营状况严重恶化；②转移财产、抽逃资金，以逃避债务；③丧失商业信誉；④有丧失或者可能丧失履行债务能力的其他情形。

（3）合同纠纷处理。承办部门履行合同过程中发生合同争议或纠纷事件时，根据医院政策规定提出相应的处理意见和措施，在规定的时效内与合同方交涉相关事宜。经协商谈判取得一致意见的，就纠纷事项达成新的协议，并按规定的权限与程序提交相关负责人审核批准；无法达成一致意见，则应根据合同约定选择进行仲裁或诉讼。当事人应当履行发生法律效力的判决、仲裁裁决、调解书；拒不履行的，对方可以请求人民法院执行。

7. 合同结算

合同结算是合同执行的重要环节，既是对合同签订的审查，也是对合同执行的监督。在合同承办部门提交结算的相应凭据之后，一般由财务部门负责办理。医院财务部门应当根据合同条款审核相关资料后办理结算业务。未按合同条款履约的，或应签订书面合同而未履行的，财务部门有权拒绝付款，并及时向医院有关负责人报告。

8. 合同登记

合同登记管理制度体现合同的全过程封闭管理，合同的签署、履行、结算、补充或变更、解除都需要进行合同登记。合同管理部门应当加强合同登记管理，充分利用信息化手段，定期对合同进行统计、分类和归档，详细登记合同的订立、履行和变更等情况，使合同管理全过程在控，并便于进行后评估。

9. 合同管理的后评估

合同作为医院承担独立民事责任、履行权利义务的重要依据，是医院运营管理活动的重要痕迹，也是医院风险管理的主要载体，因此，要建立后评估制度，至少于每年年末对合同履行的总体情况和重大合同履行的具体情况进行分析评估，对分析评估中发现的合同履行中存在的不足，应当及时加以改进。

合同后评估的主要内容包括：合同的签订是否符合规定程序；合同审核意见是否得到合理采纳；合同是否全面履行；合同履行中存在的不足及改进；合同纠纷是否得到妥善处理；合同是否适当归档；合同管理中是否有成绩、创新，是否存在违法违规行为；合同管理的内部控制是否设计有效、执行有效；是否存在提高合同管理效率和效果的建议等。

医院对分析评估中发现的合同履行中存在的不足，应采取有效的措施予以改进；医院应当健全合同管理考核与责任追究制度。对合同订立、履行过程中出现的违法违规行为，医院应当追究有关机构或人员的责任。

二、公立医院合同业务内部控制体系建设

（一）医院合同管理的主要控制目标

（1）优化合同管理流程。因业务需要，医院从合同策划到合同履行后的档案归档一般需要较长的周期。如果中间环节管理不善，很容易导致合同执行混乱甚至出现合同纠纷。通过合同管理流程的梳理，医院可以优化其流程。

（2）降低合同管理风险。合同管理的风险主要集中显现在履行阶段，但也隐含在整个合同管理流程中，尤其以合同准备阶段为甚，且是各种因素综合作用的结果。合同管理的目标是做到"事前预防"，通过合同条文的明确，医院可以有效保障自身利益，降低自身风险水平。

（3）提高合同管理效率。医院通过有效甄别合同潜在风险，规范合同条款以及管理流程，可以减少合同管理过程中的"盲点"，提高合同管理的效率。

（4）规范合同过程管理。医院通过合同签订前的需求调查、合同签订、合同执行以及归档管理等环节，促进合同的规范管理，确保不相容岗位互相分离以及分级授权的实现等，既能提高效率又能降低风险。

（5）推动医院规范管理。合同管理是医院日常管理的重要内容。合同管理的规范有效无疑可以促进和推动医院相关管理水平的持续提高，为医院的规范运营提供良好的保障。

（二）医院合同管理各环节的主要风险点

1.合同调查环节的主要风险点

合同订立前，医院应当进行合同调查，充分了解合同对方的主体资格、信用状况等有关情况，确保对方当事人具备履约能力。该环节的主要风险

包括以下几方面：

（1）医院忽视被调查对象的主体资格审查，准合同对象不具有相应民事权利能力和民事行为能力或不具备特定资质，与不具备代理权或越权代理的主体签订合同，导致合同无效，或引发潜在风险。

（2）医院在合同签订前错误判断被调查对象的信用状况，或在合同履行过程中没有持续关注对方的资信变化，致使医院蒙受损失；对被调查对象的履约能力给出不当评价，将不具备履约能力的对象确定为准合同对象，或将具有履约能力的对象排除在准合同对象之外。

2. 合同谈判环节的主要风险点

初步确定准合同对象后，医院内部的合同承办部门将在授权范围内与对方进行合同谈判，按照自愿、公平原则，磋商合同内容和条款，明确双方的权利义务和违约责任。该环节的主要风险有以下几方面：

（1）忽略合同重大问题或在重大问题上做出不当让步。

（2）谈判经验不足，缺乏技术、法律和财务知识的支撑，导致医院利益受损。

（3）泄露本医院谈判策略，导致医院在谈判中处于不利地位。

3. 合同文本拟定环节的主要风险点

医院在合同谈判后，根据协商谈判结果，拟定合同文本。该环节的主要风险包括以下几方面：

（1）选择不恰当的合同形式。

（2）合同与国家法律法规、行业产业政策、医院总体战略目标或特定业务经营目标发生冲突。

（3）合同内容和条款不完整、表述不严谨不准确，或存在重大疏漏和欺诈，导致医院合法利益受损。

（4）有意拆分合同以规避合同管理规定等。

（5）对于合同文本须报经国家有关主管部门审查或备案的，未履行相应程序，导致违反相关法律规定或导致合同无效。

4. 合同审核环节的主要风险点

合同文本拟定完成后，医院应进行严格的审核。该环节的主要风险点包括以下几方面：

（1）合同审核人员因专业素质或工作态度原因未能发现合同文本中的不当内容和条款。

（2）审核人员虽然通过审核发现问题，但未提出恰当的修订意见。

（3）合同起草人员没有根据审核人员的改进意见修改合同，导致合同中的不当内容和条款未被纠正。

5. 合同签署环节的主要风险点

经审核同意签订的合同，医院应当与对方当事人正式签署并加盖医院合同专用章。该环节的主要风险点包括以下几方面：

（1）合同正式签署风险。超越权限签订合同，合同印章管理不当，签署后的合同被篡改，因手续不全导致合同无效等。

（2）合同分送相关部门的风险。主要表现为：合同被送到了不相关的部门；收到合同的相关部门没有采取妥善措施处理合同；因保管不当导致合同泄密。

6. 合同履行环节的主要风险点

合同订立后，医院应当与合同对方当事人一起遵循诚实信用原则，根据合同的性质、目的和交易习惯履行通知、协助、保密等义务。该环节的主要风险点包括以下几方面：

（1）本医院或合同对方当事人没有恰当地履行合同中约定的义务。

（2）合同生效后，医院对合同条款未明确约定的事项没有及时签订补充协议，导致合同无法正常履行。

（3）在合同履行过程中，医院未能及时发现已经或可能导致医院利益受损的情况，或未能采取有效措施。

（4）合同纠纷处理不当，导致医院遭受外部处罚、诉讼失败，损害医院利益、信誉和形象等。

（5）合同未订立前，一方已经履行主要义务，导致合同实质性成立，但合同会与原定计划存在偏差，导致易产生实质性纠纷。

7. 合同结算环节的主要风险点

合同结算是合同执行的重要环节，既是对合同签订的审查，也是对合同执行的监督，一般由财会部门负责办理。该环节的主要风险点包括以下几方面：

（1）违反合同条款，未按合同规定期限、金额或方式付款。

（2）疏于管理，未能及时催收到期合同款项。

（3）在没有合同依据的情况下盲目付款等。

（4）付款或履约超出对方履约的程度。

8. 合同登记环节的主要风险点

合同登记管理制度体现合同的全过程封闭管理，合同的签署、履行、结算、补充或变更、解除等都需要进行合同登记。该环节的主要风险点包括合同档案不全、合同泄密、合同滥用等。

9. 合同后评估阶段的主要风险点

合同后评估阶段的主要风险点包括以下几方面：

（1）未能有效识别合同管理中存在的问题。

（2）以往合同出现的问题重复出现。

（三）医院合同管理各环节的关键控制措施

1. 合同调查环节的关键控制措施

合同调查环节的关键控制措施包括以下几方面：

（1）审查被调查对象的身份证件、法人登记证书、资质证明、授权委托书等证明原件，必要时，可通过发证机关查询证书的真实性和合法性，关注授权代理人的行为是否在其被授权范围内，在充分收集相关证据的基础上评价主体资格是否恰当。

（2）获取调查对象经审计的财务报告、以往交易记录等财务和非财务信息，分析其获利能力、偿债能力和营运能力，评估其财务风险和信用状况，并在合同履行过程中持续关注其资信变化，建立和及时更新合同对方的商业信用档案。

（3）对被调查对象进行现场调查，实地了解和全面评估其生产能力、技术水平、产品类别和质量等生产经营情况，分析其合同履约能力。

（4）与被调查对象的主要供应商、客户、开户银行、主管税务机关和工商管理部门等沟通，了解其生产经营、商业信誉、履约能力等情况。

（5）对于经常发生的采购业务，可以设立合同对手的基本门槛，如建立合格供应商名录、合格分包商名录等，并且进行动态更新，以减少日常合同调查工作量。

2. 合同谈判环节的关键控制措施

合同谈判环节的关键控制措施包括以下几方面：

（1）医院应收集谈判对手资料，充分熟悉谈判对手情况，做到知己知彼；研究国家相关法律法规、行业监管政策、产业政策、同类产品或服务价格等与谈判内容相关的信息，正确制定本医院谈判策略。

（2）医院应关注合同核心内容、条款和关键细节，具体包括合同标的的数量、质量或技术标准，合同价格的确定方式与支付方式，履约期限和方式，违约责任和争议的解决方法，合同变更或解除条件等。

（3）对于影响重大、涉及较高专业技术或法律关系复杂的合同，医院应组织法律、技术、财会等专业人员参与谈判，充分发挥团队智慧，及时总结谈判过程中的得失，研究确定下一步谈判策略。

（4）必要时可以聘请外部专家参与相关工作，并充分了解外部专家的专业资质、胜任能力和职业道德情况。

（5）医院应加强保密工作，严格责任追究制度。

（6）对谈判过程中的重要事项和参与谈判人员的主要意见，予以记录并妥善保存，作为避免合同舞弊的重要手段和责任追究的依据。

3. 合同文本拟定环节的关键控制措施

合同文本拟定环节的关键控制措施包括以下几方面：

（1）医院对外发生经济行为时，除即时结清方式外，应当订立书面合同。

（2）严格审核合同需求与国家法律法规、产业政策、医院战略目标的关系，保证其协调一致；考察合同是否以生产经营计划、项目立项书等为依据，确保完成具体业务经营目标。

（3）合同文本一般由业务承办部门起草，法律部门审核；重大合同或法律关系复杂的特殊合同应当由法律部门参与起草。国家或行业有合同示范文本的，可以优先选用，但对涉及权利义务关系的条款应当进行认真审查，并根据实际情况进行适当修改。

（4）通过统一归口管理和授权审批制度，严格合同管理，防止通过化整为零等方式故意规避招标的做法和越权行为。

（5）由签约对方起草的合同，医院应当认真审查，确保合同内容准确反映医院诉求和谈判达成的一致意见，特别留意"其他约定事项"等需要补充填写的栏目，如不存在其他约定事项时注明"此处空白"或"无其他约定"，防止合同后续被篡改。

（6）合同文本须报经国家有关主管部门审查或备案的，应当履行相应程序。

（7）合同文本或合同所涉事项须报上级批准的，应当履行相应程序。实践中对合同的效力可以约定附条件，附生效条件的合同，自条件成就时生效；附解除条件的合同，自条件成就时失效。对合同的效力也可以约定附期限。

（8）对于医院经常发生的业务，可以拟定格式合同，以减少合同文本拟定量。

4. 合同审核环节的关键控制措施

合同审核环节的关键控制措施包括以下几方面：

（1）审核人员应当对合同文本的合法性、经济性、可行性和严密性进行重点审核，关注合同的主体、内容和形式是否合法，合同内容是否符合医院的经济利益，对方当事人是否具有履约能力，合同权利和义务、违约责任和争议解决条款是否明确等。

（2）医院应建立会审制度，对影响重大或法律关系复杂的合同文本，组织财会部门、内部审计部、法律部、业务关联的相关部门进行审核，内部相关部门应当认真履行职责。

（3）医院应慎重对待审核意见，认真分析研究，对审核意见准确无误地加以记录，必要时对合同条款做出修改并再次提交审核。

（4）未按提出的审核意见进行修改的，承办部门应书面说明无法响应修改的原因。

（5）医院应将审核意见形成闭环，并再次经合同承办部门审核、有权审批部门批准，作为合同签订的前置程序。

5. 合同签署环节的关键控制措施

合同签署环节的关键控制措施包括以下几方面：

（1）医院应按照规定的权限和程序与对方当事人签署合同。对外正式订立的合同应当由医院法定代表人或由其授权人签名或加盖有关印章。授权签署合同的，应当签署授权委托书。

（2）医院应严格合同专用章保管制度，合同经编号、审批及由医院法定代表人或其授权人签署后，方可加盖合同专用章。用印后，保管人应当立即收回印章，并按要求妥善保管，以防止他人滥用。保管人应当记录合同专用章使用情况以备查，如果发生合同专用章遗失或被盗现象，应当立即报告医院负责人并采取妥善措施，如向公安机关报案、登报声明作废等，以最大限度消除可能带来的负面影响。

（3）医院应采取恰当措施，防止已签署的合同被篡改，如在合同各页码之间加盖骑缝章、使用防伪印记、使用不可编辑的电子文档格式等。

（4）按照国家有关法律、行政法规规定，需办理批准、登记等手续之后方可生效的合同，医院应当及时按规定办理相关手续。

6. 合同履行环节的关键控制措施

合同履行环节的关键控制措施包括以下几方面：

（1）医院应强化对合同履行情况及效果的检查、分析和验收，全面适当执行本医院义务，敦促对方积极执行合同，确保合同全面有效履行。

（2）医院应对合同对方的合同履行情况实施有效监控，一旦发现有违约可能或违约行为，应当及时提示风险，并立即采取相应措施将合同损失降到最低。

（3）医院应根据需要及时补充、变更甚至解除合同。一是对于合同没有约定或约定不明确的内容，通过双方协商一致对原有合同进行补充；无法达成补充协议的，按照国家相关法律法规、合同有关条款或者交易习惯确定；二是对于显失公平、条款有误或存在欺诈行为的合同，以及因政策调整、市场变化等客观因素已经或可能导致医院利益受损的合同，按规定程序及时报告，并经双方协商一致，按照规定权限和程序办理合同变更或解除事宜；三是对方当事人提出中止、转让、解除合同的，造成医院经济损失的，应向对方当事人书面提出索赔。对于合同的补充、变更及解除的授权及流程需严格管理，原则上，补充及变更合同同样应执行谈判、补充协议文本拟定、审核及签署流程，以防止补充协议不具备合法性、经济性、可行性、严密性。

（4）医院应加强合同纠纷管理。在履行合同过程中发生纠纷的，应当依据国家相关法律法规，在规定时效内与对方当事人协商并按规定权限和程序及时报告。合同纠纷经协商一致的，双方应当签订书面协议；合同纠纷经协商无法解决的，根据合同约定选择仲裁或诉讼方式解决。医院内部授权处理合同纠纷，应当签署授权委托书。纠纷处理过程中，未经授权批准，相关经办人员不得向对方当事人做出实质性答复和承诺。

（5）对合同的履行情况医院应及时进行确认，并取得书面证据，作为向对方收取款项或要求履行义务的依据。

（6）合同未订立前医院应避免履行义务或对方履行义务，以免实质性生效的合同不符合原定的预期及产生纠纷。

7.合同结算环节的关键控制措施

合同结算环节的关键控制措施包括以下几方面：

（1）财会部门应当在审核合同条款后办理结算业务，按照合同规定收、付款。

（2）建立供应商信用评价制度，并及时催收到期欠款。

（3）未按合同条款履约或应签订书面合同而未签订的，财会部门有权拒绝付款，并及时向医院有关负责人报告。

8.合同登记环节的关键控制措施

合同登记环节的关键控制措施包括以下几方面：

（1）合同管理部门应当加强合同登记管理，充分利用信息化手段，定期对合同进行统计、分类和归档，详细登记合同的订立、履行和变更、终结等情况，合同终结应及时办理销号和归档手续，以实行合同的全过程封闭管理。

（2）建立合同文本统一分类和连续编号制度，以防止或及早发现合同文本的遗失。

（3）加强合同信息安全保密工作，未经批准，任何人不得以任何形式泄露合同订立与履行过程中涉及的国家或商业秘密。

（4）规范合同管理人员职责，明确合同流转、借阅和归还的职责权限和审批程序等有关要求。

（5）往来业务相关的重要传真、电子邮件等数据电文，合同管理单位应将电子文档留存，同时要求对方补寄纸质原件并向对方送达纸质原件，要求对方签收或保存邮寄回单，如果有诉讼将作为重要依据。

9.合同后评估阶段的关键控制措施

合同后评估阶段的关键控制措施包括以下几方面：

（1）对于发生法律纠纷的合同必须进行后评估，对流程及文本进行完善，对相关责任人员进行追责。

（2）对于重大合同必须进行后评估，并采取相关措施。

（3）进行常规性后评估，在每年年末对合同履行的总体情况进行分析评估，对分析评估中发现的合同履行中存在的不足，应当及时加以改进。

三、公立医院合同业务的案例分析 [①]

（一）A 医院合同管理现状

A 医院是一家二级医院，地处 B 市郊区县的 LS 镇，隶属于 B 市民政系统。合同管理属于 A 医院后勤系统采购过程中非常重要的内容。

A 医院后勤采购基本以委托代理机构进行招标和院内比选确定供应商为主，后勤办公室具体负责采购过程中院内招标比选的组织工作。当一个采购项目正常开展时，后勤部门作为采购项目的组织者，根据项目情况临时召集相关人员组建采购团队，一般情况下，后勤负责人担任采购团队管理者，负责采购过程中统筹协调相关部门和对上级领导的请示汇报，采购团队其他成员则主要是负责项目调研、实施的班组长和负责合同文本资料的办公室文员。采购团队负责拟定能够反映采购项目特点、内容完整、标准明确、服务要求具体、责权利全面的采购文件，并对合同标的的市场情况进行调研，对潜在供应商的履约资质和能力进行考察，对拟定合同按签批流程进行送审，对履行完毕的合同进行分析总结并存档等。

在委托代理机构进行公开招标时，由采购团队向委托代理机构提供拟采购货物或服务的具体要求、采购预算金额等内容，并与代理机构就合同基本框架和条款进行沟通协商，形成拟定的招标文件，然后交给医院财务、审计等部门审核，经医院相关领导签批同意后作为招标文件的组成部分，通过招标文件的领取，让潜在供应商对采购合同的内容和要求有一个基本了解，为后期正式合同的签署打下基础。

对于 A 医院后勤系统来说，不同类型的采购标的和采购形式对应着不同要求的合同管理。对于采购金额不到 3 万元的项目，由于是直接由后勤部门确定供应商，因此，其合同一般比较简单，管理过程也不复杂。但对于采购金额大于 3 万元小于 10 万元的采购项目，按照院内采购制度，要通过院内比选的方式确定供应商，而比选必须在审计、纪检部门的现场监督下进行，且合同签订过程也要得到财务、审计部门的审核，因此，流程和形式比直接采

---

① 本案例改编自：罗刚. A 医院后勤系统合同管理研究［D］. 北京：北京建筑大学，2020.

购要复杂很多。而对于10万元以上的重大采购项目，由于要委托招标代理公司进行公开招标才能确定供应商，不但要制定招标文件、发布招标公告，还要外请专家组成评标小组对投标供应商的投标文件进行评分，通过特定媒体发布相关公告，且公告有公示期要求。相较直接采购和院内比选，这种采购流程最复杂，需要的时间最长，其合同签订和履行的要求也最高，风险也最大，对于后勤系统和相关配合部门，如财务、审计、纪检的合同管理能力都提出了更高要求。

（二）A医院后勤系统合同管理存在的问题

A医院后勤系统人员年龄结构偏大，学历偏低，原有管理模式比较松散粗放，尤其是与合同管理相关的班组长和后勤办公室人员，缺乏合同管理所需的专业素养、法律法规意识不强、对合同管理的重要性认识不够、主动学习的积极性不强，因此，后勤系统在合同管理的过程和效果方面都差强人意，存在诸多问题。

1. 合同内容不够严谨

通过对A医院后勤系统现有合同进行查阅就会发现，很多合同内容简单，核心条款遗漏情况严重，有的货物购买合同甚至不到一页，只是简单约定购买的货物名称、数量、价格、结算方式，其他需要明确的，诸如送货时间、地点、交接流程、验收标准、违约赔偿、争议解决等重要内容均没有明确，内容不完整、不严谨情况非常突出。

严谨的合同内容是保证合同有效履行的前提和基础，重要性不言而喻。一份合同内容严谨与否，主要从四个方面进行评判：一是合同格式和内容符合相关法律法规要求，即合规性；二是合同条款涵盖范围合理，不遗漏重要事项，即全面性；三是合同条款意思表达准确，符合实际，没有歧义，即精准性；四是条款及内容之间前后有序、主从有别，即逻辑性。

由上可以看出，要拟定一份内容严谨的合同需要负责拟定的相关人员具有认真、细致、专业的基本素质，这对于A医院后勤系统人员整体素质本就不高，而且普遍缺乏工作责任心的现状来说，就是一个难解之题。

2. 履约能力调查流于形式

履约能力调查主要通过两种方式进行：一是书面资料查阅审核，二是实地调查了解。随着经济社会的发展，书面资料的查阅审核可借助权威网站、手机App、电话咨询等方式进行，而实地调查了解则需要到被调查单位和相关场所找到与项目实施有关的人员进行实地询问，如有必要，还需对一些现场状况进行摄录，取得调查所需的音视频资料。书面资料查阅与实地调查两种调查方式可以互相印证，相辅相成，两种方式结合使用，就能比较全面、真实、具体地掌握被调查单位的履约能力。

一般书面资料查阅审核的内容主要包括供应商提供的企业法人执照或营业执照、资质等级证书、生产许可证、特许经营资质、依法纳税证明、第三方信用服务机构出具的信用记录或信用报告、政府采购供应商资格证明文件、依法缴纳社会保险费的证明、服务人员资格证书、业绩证明资料等。而实地调查了解则需要提前做好调研计划，包括访问时间、访问场所、访问人员、访问问题、注意事项等。为了让实地调查更有真实性、全面性，也可以安排暗访，这样更容易接近事实真相。书面资料查阅审核操作简单，但真实性、可靠性存在一定的风险，实地调查了解到的内容可信性更强，但操作难度大，不容易实现，且需要付出大量的时间和精力，需要调查者具有很强的责任心、优秀的业务能力、良好的沟通技巧、周密的计划安排等。

A医院后勤系统由于人员素质整体不高，责任心不强，履约能力调查大部分停留在书面资料查阅审核阶段，很少进行实地调查了解，这就使履约能力调查的效果大打折扣，为后期合同拟定和履行造成很大隐患。比如，A医院后勤系统在组织殡葬服务采购比选过程中，某班组长负责调查参选服务商的履约资质能力，但由于该班组长工作态度不认真，没有深入调查服务商实际经营状况，因此，其向比选评分小组提供的履约资质能力报告缺乏事实基础，导致比选出的服务商受到其他参选供应商的质疑，认为其不具备正常履约能力。后经进一步调查，医院发现该中选供应商在比选之前，曾经在其他项目的服务运行过程中，因为重大工作失误而接受过行政管理部门的处罚，确实存在履约能力缺陷问题，因此，只能将比选结果推倒重来，前前后后折腾了一个半月的时间，严重影响了比选工作的正常推进和医院的荣誉。

3. 不重视合同补充变更管理

合同补充变更是保障合同正常履行的一种有效方式，这里的合同补充变更主要是指合同主体内容不变，合同当事方之间通过签订补充协议的方式对原合同中某些条款进行补充完善，原合同其余条款继续履行。通过签订补充协议的方式，不但能保障合同当事方的利益免受重大损失，而且对于原合同的顺利执行也是一种有益补充。

在实际的合同项目履行过程中，作为项目实施过程的主要监督者的班组长由于责任意识差，不能及时跟进合同项目的履行情况，往往都是在对方提出合同履行不下去的时候才发现出了问题，不能做到及时发现立即报告，由此极易造成合同当事方之间的推诿指责。在这种情况下，要想谈判补充变更相关合同条款就变得复杂而艰巨。

比如，A医院与XL公司就保洁服务项目于2016年签订了《保洁服务合同》，在服务费用部分约定了保洁服务费总金额和保洁服务人数，合同期限自2016年

6 月 1 日起至 2018 年 5 月 31 日止。但随着 A 医院临床业务的发展，不断有新的科室成立，保洁服务范围随之不断扩大，原合同规定的保洁人数已不能满足实际工作需要。负责保洁工作的班组长缺乏合同补充变更意识，工作敷衍，没有及时发现这种状况并报告后勤负责人，导致保洁服务质量由于人手不够而下降，进而发生地面积水保洁员未及时清理造成患者家属滑倒摔伤的不良事件。好在医院之前购买了场地险，及时向患者家属进行了赔偿，使事情得到了解决，但由此给医院造成了直接经济损失近万元，医院的社会声誉也因此受到不良影响。为此医院约谈 XL 公司，调查事情发生的原因，这才发现竟然是保洁服务人员数量不足，忙不过来，而且 XL 公司已经几次向负责保洁工作的班组长通过书面申请的方式反映该情况。但该班组长认为合同既然已经签订就不能进行谈判更改，因此，一直未予重视和理会。按照 A 医院后勤系统管理制度，班组长是合同项目履行的监督人和联系人，负责对项目供应商进行业务监管和信息的沟通上报，如果 XL 公司越过该班组长直接找后勤负责人反映情况，又怕因此而得罪班组长，招致其在以后的工作中找麻烦、生是非。因此 XL 公司一直隐忍不发，直到不良事件的发生，才不得已说出事情的真相。

针对此次不良事件，医院认为虽然 XL 公司情有可原，但过错毕竟存在，于是依据合同对 XL 公司做出了扣罚 20% 履约保证金的处罚。同时，医院也对负责保洁监管工作的班组长做出了扣罚个人 40% 绩效奖金并写出书面检查的处理决定。受此事件的影响，医院、XL 公司、班组长均付出了经济和管理的双重代价，教训不可谓不深刻。

另外，医院与 XL 公司就补充增加 4 名保洁人员事宜签订了补充协议，协议就原合同（2016 年版）中有关保洁人数和服务费总金额部分进行了相应调整（保洁服务费人均标准与原合同保持一致），原合同其他内容不变。至此，保洁服务在原合同和补充协议的共同约束下，重新进入正常工作状态。

虽然合同当事方通过补充协议的签订让合作关系得到了延续，但回顾整个过程，如果双方的工作人员都有强烈的合同管理意识，能够将履约条件的变化情况及时报请上级，以对原合同进行评估，补充变更相应条款，签订补充协议，就不会有不良事件的发生，也不会让双方的经济和声誉都遭受损失。

4. 履行监督制度不完善造成签订与履行脱节

A 医院后勤系统的合同监督不完善主要体现在缺乏合同履行监督制度，具体来说就是对合同履行的监督责任人、监督方式、监督内容、监督考核缺乏内容完整且明确的规定。签订与履行脱节，主要是合同内容不能充分反映项目特点，不能为合同履行过程中遇到的主要问题提供有前瞻性和针对性的遵循与参考。

合同履行监督责任人一般是合同项目实施的现场监督人员，对于 A 医院来说，后勤采购项目的监督责任人就是该项目的班组长。监督方式主要是指合同履行过程中采取的监督手段，比如定期检查、随机抽查、现场查验、资料审核等。监督内容是指合同约定的当事方的责权利条款履行情况，一旦发现当事方没有按照合同约定的责权利正常履约，监督负责人要及时将情况向上级领导报告，并采取合理应对措施，防止出现严重问题，造成重大损失，另外，也要做好预判工作，对于一些苗头性的问题要能及时发现并提出预警，防止简单事情发展成复杂问题，给后续履约工作带来麻烦。

签订与履行脱节主要是指合同在拟定、履行两个环节，相关负责人之间缺乏有效信息交流，把自己配合对方的义务当作负担，导致合同文本不能反映项目实际特点，或者在合同履行过程中出现问题时，不能在合同中找到相应约定。对于A医院后勤系统来说，后勤办公室人员主要负责合同文本的拟定、送审，班组长负责合同履行的监督，两人应该在合同拟定和履行过程中互相配合、查漏补缺、荣辱与共。但在实际工作中，两个岗位的人员认识有偏差，总是认为两个环节互相独立，也不愿为了做好合同管理加强沟通与了解，造成各自关心的重点不同。办公室人员更关心合同的格式和审核便利程度，不愿就专业问题与班组长进行沟通了解；班组长则认为草拟合同本来就是办公室人员的事，与自己无关，不愿参与到办公室人员草拟合同的工作过程中，更不用说主动将合同履行过程中需要注意的专业问题反馈给办公室人员了。这样就会出现合同拟定与履行脱节，合同条款在实际履行过程中不能提供具体参考和借鉴的问题。

比如，食堂采购食品原材料的合同，一般合同期限最少为两年，负责合同拟定的后勤办公室人员由于不懂食堂采购工作的内容，认为食品原材料价格只要在合同中进行明确约定就完全可以，根本不会想到个别种类的食品原材料市场价格在合同期内有可能出现大幅波动的情况，因此拟定的合同中，根本就没有能反映市场运行规律的有关价格调整的原则性特别条款。而作为合同履行监督者的食堂管理员，虽然熟悉不同种类食品原材料的市场价格变化规律，但他认为合同拟定是办公室人员的事，将来合同履行不下去也是因为合同拟定人员没有做好合同，跟自己无关，因此，不愿与办公室人员就合同条款进行沟通商议，更谈不上将自己掌握的项目特点全面、细致地向其进行解释说明了。合同签订后不久，由于市场猪肉价格大幅度上涨，与合同约定价格出现很大差距，食品原材料供应商为了维护自身经济利益提出价格调整申请。食堂管理员认为合同是后勤办公室拟定的，自己只负责监督供应商是否按照合同约定执行，供应商要调整价格就要找后勤办公室去修改合同，自己在没有接到新的合同前坚决不同意调整价格。供应商将此情况向后勤办公室反映后，负责合同拟定的工作人员认为当时合同拟定时，食堂管理员和供应商并没有说价格会有调整的可能，现在提出来修改，那得由食堂管理员和供应商提出书面申请，证明是他们的工作没做好，造成需要补充变更合同的问题。供应商被食堂管理员和后勤办公人员之间的相互推诿弄得实在没了办法，最后只能找到后勤负责人，如实将情况进行了反映。在后勤负责人的努力协调下，组织与供应商签订了补充协议，就原合同没有明确和约定不全面的条款进行了补充完善，才让整个事件有了一个稳妥的解决。

5. 信息化建设滞后

对于 A 医院后勤系统而言，合同管理信息化建设存在以下几个方面的问题：①资金投入不足。医院普遍以临床业务为发展保障重点，资金重点投入到临床，相比之下对后勤信息化建设重视不够，投入资金严重不足。后勤系统除了库房有出入库物资管理系统外，其他信息化管理系统基本都没有，这些都在一定程度上制约了后勤信息化建设，合同管理信息系统作为后勤信息化建设的一部分，更是严重滞后。②没有发挥好考核奖惩的作用。缺乏对合同管理人员的信息化能力考核及奖惩，使合同管理人员缺乏紧迫感、主动性，觉得学与不学一个样，反正也不会影响自身利益。③缺乏顶层设计。医院在信息化建设上缺乏系统规划，不能将合同管理系统与医院其他信息系统相结合，比如与财务管理系统、物资管理系统的互联互通，这些系统基本都是独立建设独立运行，只注重纵向深入，没有横向联系，条块分割明显，不能发挥管理系统整合的协同作用。

6. 缺乏评估改进环节

合同履行完毕后的评估改进主要是指对合同立项、履约能力调研、内容拟定审核、合同履行、补充变更、归集存档等环节进行逐一分析，找出其中存在的不足，分析问题产生的原因，制定整改措施，形成 PDCA 循环，为将来同类合同的管理提供参考与借鉴。

对于很多单位来说，合同都是针对某一项目在某一时期内而订立的。按照 A 医院合同管理的传统，在合同履行完毕后一般都采取归档保存方式，合同一旦归档便宣告整个合同项目管理周期的结束，从此合同就被束之高阁，不再具有什么价值。其实，这种传统的合同管理方式并没有实现闭环模式，存在很多漏洞和不足，是亟须改变的。通过评估改进，即对合同要实现的目标（plan）以及执行过程（do）进行分析总结（check），然后制定出改进的措施（act），将改进措施与合同一并存档，为以后制定同类合同提供指导。通过这种方法，单位就能不断发现当前合同管理工作中存在的问题，找到问题也就为整改落实提供了目标和动力，才能真正让合同管理形成闭环。将来做好同类项目的合同管理便有据可依，有证可查，减少以往合同管理工作中的盲目性和随机性，降低合同管理的风险，为不断提高合同拟定、履行的效率和质量提供持续改进的方法保障。

（三）A 医院合同管理问题的应对方案

1. 完善合同管理制度

对于 A 医院后勤系统的合同管理而言，医院应当以预防、减少和及时解决合同纠纷，维护医院合法权益，提高经济效益为目标，依据国家法律法规、行业标准、市场规律，结合后勤工作的实际情况和特点，由后勤部门牵头，组织其他相关部门和人员，拟定出内容完整、合法合规、符合实际、科学合理、执行性强、不断改进的一整套制度，以医院名义向全院颁布施行，为后勤合同管理的有效进行提供根本制度保证。有了合同管理制度，就为合同管理提供了制度遵循，使之成为有源之水、有本之木。只有建立完备的合同履行监督制度，明确合同履行的监督责任人、监督方式、监督内容以及监督工作考核的相关规定，才能让合同履行监督做到有规可依，有章可循。

1）明确合同管理目标

A 医院后勤系统合同管理的目标是在合法合规、公平合理的基础上降低合同履约风险，预防、减少和及时解决合同纠纷，实现医院合同权益，提高医院经济运行效益。

为了达到上述目标，首先要在 A 医院的合同管理制度中予以明确和强调。写入制度是第一步，也是相对来说最容易实现的一步。有了目标，后勤系统合同管理工作的流程、标准、手段、人员素质提升才有了方向和遵循。

主管后勤工作的 A 医院领导和后勤相关人员应当根据合同管理制度中有关合同管理目标的要求，将文字性的制度转化为思想和行动，改变原有观念，站在合同管理工作的全局高度，明确不断降低系统性风险就是合同管理目标的导向，以后勤不同种类合同为研究对象，抓住以往合同管理工作中存在的问题，进行分析梳理归纳，分清共性问题和个别问题，找到问题产生原因。以合同管理目标为遵循，医院应制定出切实可行的整改措施，不断提高合同管理能力，降低合同管理过程中的不确定性、随意性。只有这样，后勤系统合同管理工作才能经得起现实的考验，才能为医院维护合法权益、提高经济效益提供保障。

2）完善合同管理内容

合同管理的内容主要包括部门和人员职责、合同当事方履约能力、市场调研、合同文本拟定签批、合同纠纷处理、合同补充变更、培训与考核、合同档案管理、合同履行评估、工作流程等。医院只有将这些内容细化到操作层面，才具有指导性和可执行性，才能让合同管理人员清楚地知道自己该做什么、如何去做，否则就是水中月、镜中花，没有了实践指导意义。

至于如何细化 A 医院合同管理的内容，可从以下几个方面入手：

（1）明确不同部门和岗位的工作职责。尤其是清楚确定不同部门、不同岗位人员的工作边界，防止推诿扯皮。部门和岗位的合同管理工作职责的确定，主要从责任、权限两个方面进行。A 医院后勤、财务、审计等部门没有专职负责合同管理的人员，其部门和岗位职责的确定只能在现有部门和岗位职责的基础上，进行一定程度的补充优化。

对于无法厘清的工作职责，应该由医院更高一级的议事协调机制统筹解决，这样就能避免不同部门、不同岗位之间，由于无法明确职责归属而产生的推诿扯皮问题。有分有统的职责确定方式，既能避免分工不明造成的人浮于事，又能保证业务交叉部分能在不同部门或岗位之间顺畅衔接。另外，部门和岗位职责确定之后，还要有动态调整机制，不能一定终身，必须紧跟环境条件的变化，适时对部门和岗位职责做出调整，这样才能更好地适应合同管理工作发展变化的需要，为实现医院后勤系统的合同管理目标打下制度基础。

（2）制定切实可行的工作标准，包括工作内容、工作流程、工作方式、完成时限、交接条件、审核规则、注意事项、纠纷处理方案等，让这些内容能真正指导人员开展工作，成为他们的工作工具和"百宝箱"，减少实际工作中的盲目性、随意性。

对于 A 医院的合同管理工作标准来说，由于其广泛存在于工作流程、工作方式、完成时限、交接条件、审核规则、纠纷处理等内容中，医院要针对不同内容的特点，统筹考虑，比如经过哪些流程、通过哪些方式完成、工作完成时限、工作交接条件、如何审核、哪些事项需要特别注意等。只有将这些情况说清楚、讲明白，医院才能让工作标准可落地能执行，才能发挥标准对于工作的指导、规范作用。工作标准一旦确定，就要进行公示，这样既能让职责部门和相关人员明白自己在合同管理方面应该做什么、如何做、多长时间做完、达到怎样的标准才算做完、做的过程中应该注意什么，也有利于其他部门和人员进行监督，以更好地推动合同管理工作向前发展。

以履约能力调查为例，为了降低合同履约风险，负责项目的班组长要通过资料查阅和现场调查的形式，对潜在合作方的资信、技术、团队、同类项目履约情况等进行摸底，这是合同管理工作中非常重要的一个环节。对于 A 医院来说，应当明确合同项目的履约能力调查责任人、调查内容、调查形式、调查时限、调查结论等内容，只有制定这样的履约能力调查标准，才能让这项工作具有可行性、可信性，也便于监督、回溯。

（3）制定工作质量考核奖惩办法。医院应让每个岗位工作质量都有考核内容、考核方法，且与经济利益挂钩，奖励工作认真、成绩优秀的人员，同时也要对工作中敷衍塞责、问题频出的人员进行相应的惩处，达到奖优罚劣、奖勤罚懒的目标。

合同管理工作质量考核奖惩办法的实施，能够最大限度地调动合同管理工作人员的积极性、创造性，也能增加工作过程的规范性。考核奖惩办法的内容必须结合不同岗位、不同部门、不同时段的工作特点统筹考虑，否则就失去了科学性、合理性和可操作性。

合同管理工作质量考核与奖惩是相辅相成的关系，只有考核没有奖惩会让考核缺乏利益约束，失去激励与鞭策的作用；只有奖惩没有考核会使奖惩失去依据与公平，没有威信可言。只有两者结合，才能形成一个完整的管理环节，就像一枚硬币的正反两面，缺一不可，互为依存。

合同管理工作质量考核奖惩办法的制定必须考虑以下几个维度的兼顾：一是定量考核与定性考核相结合；二是结果考核与过程考核相结合；三是自我评价与外部评价相结合；四是物质奖惩与精神奖惩相结合；五是关键指标考核与整体考核相结合；六是短期考核与长期考核相结合。

（4）制订人员培训计划。医院应通过有针对性、实践性的培训，不断提高合同管理人员的专业素质和能力。

做好合同管理相关人员培训是提高 A 医院合同管理能力和水平的重要方法和手段。员工是组织发展的根本，是创造价值的源泉，只有加强对员工的培训，才能提高员工的工作能力，形成推动组织不断向前发展的动力。当前社会经济发展日新月异，竞争日趋激烈，随着形势的发展，工作内容的变化，培训必须作为应对以上发展变化的有效手段并予以足够重视。

合同管理培训首先要提高参加培训人员对于合同管理重要性的认识，教育引导参训人员改变不好习惯、更新思想观念、挖掘自身潜力，激发他们对于从事合同管理工作的积极性和创造性；其次要教授他们在合同管理方面的知识，提高他们在合同管理方面的实际工作能力，具体包括解决问题的能力、沟通协调能力、团队配合能力、成熟稳定的心理承受能力等。

（5）建立重大合同审查制度。将合同金额超过 30 万元和事关全院运行安全的合同归类为重大合同，从合同立项开始，按照审慎原则，集中力量进行审查，将履约风险降到最低。

对于合同金额超过 30 万元和事关全院运行安全的重大合同，应由主管后勤的医院领导牵头组织，多部门参与，对合同立项条件进行科学而深入的论证，让专业法律人员、财务审计人员对相关合同条款严格把关，选派精干力量对合作方的资信状况、技术水平、团队管理、以往业绩进行充分调研，如有必要，也可以聘请第三方的专业机构对重大合同进行辅导，以最大限度地降低合同履约风险。

（6）重视合同补充变更。在日常合同管理工作中，由于合同项目执行条件的变化，经常需要对原合同进行及时补充变更，否则很容易产生履约纠纷，对合同双方的利益造成损失。

根据对A医院后勤系统2018年全部28份合同的分析，合同期限一个月以上的有12份，占比达到了43%左右。合同期限越长，履约条件发生变化的概率就越大，这些履约条件包括政策法规、市场供需状况、突发事件、合同当事方的运营状况等等，对于医院后勤系统来说，以上这些履约条件的变化都是未知的履约风险。为了最大限度地降低履约风险，需要后勤人员在合同期限比较长的项目上投入更多的精力和关注，以及时掌握变化情况。如遇重大变化，A医院后勤系统应积极通过与合同签约方协商的方式，对受影响较大的原合同条款进行补充变更，以确保双方利益免受重大损失。

（7）运用合同评估改进方法。对于执行完毕的合同要进行复盘分析，从立项调研、履约能力调查、合同文本拟定开始，直至合同履行完毕归档，全过程全要素地分析其中的得与失、利与弊，找出不足之处，并制定整改措施，为将来做好同类合同管理提供指导与借鉴。

合同改进作为实现合同管理不断提升的重要环节是最容易在实际工作中被忽视的，因为在人们的传统意识中，合同一旦执行完毕就应该存档归结，然后开始一个新的合同管理周期。对于A医院来说，通过合同改进工作的实施，对执行完毕的合同进行过程分析、查漏补缺、梳理总结形成整改报告，才能为将来做好同类合同的拟定、履行提供有价值的参考和借鉴，从而实现合同管理工作不断完善不断进化的良性循环。

3）梳理合同管理流程

合同管理流程是指合同管理过程中需要经过的必要环节和前后步骤。梳理合同管理流程的意义在于降低合同管理的风险、提高合同管理的质量和效率，以更好地实现单位的经济社会效益。

梳理好A医院后勤系统的合同管理流程，需要做到分类实施、结合实际、前后衔接，针对不同项目，通过实际调研明确合同性质和特点，以降低合同履约风险和提高合同履约能力为目标，依据部门分工和岗位职责，制定可执行性强、流程前后衔接紧密、全要素覆盖的合同管理环节。

好的制度流程，能让一群散兵游勇成为一支攻无不克、战无不胜的精锐之师；差的制度流程，能让一只精锐部队变成内部涣散毫无斗志的乌合之众。制度流程要规定清楚相关部门在合同管理工作中负责的具体环节、完成时限、完成标准等内容，让合同管理的制度从悬挂在墙上、表现在纸上的文字，变成警醒和约束合同管理人员的行动指南。流程图是合同管理流程最简明扼要的表现形式，事前事后逻辑关系清楚明了，部门之间和不同岗位之间如何衔接直观易懂，对于提高合同管理能力是一个有力工具，需要重视也值得研究。

4）强化合同管理手段

合同管理手段主要是指监督检查、信息化建设等，为了强化合同管理手段的运用，首先加强合同管理人员对于合同重要性的认识，思想上重视了，必然能够促进责任心的增长。

医院领导要率先垂范，带头重视合同管理，对于一些阻碍合同管理正常运行的制度性问题，要及时召集相关部门和人员，讨论制定改进措施，保障医院层面的规章制度能够适应合同管理的需要。后勤、财务、审计等合同管理相关部门的负责人和相关工作人员，要把自己摆到合同管理工作中，找准自己的角色定位，不敷衍、不推诿，相互协作，共同做好合同管理工作。

另外，评价考核和奖惩措施作为一种重要的管理手段，能更好地激励约束他们主动改正自身存在的一些弱点。评价考核的标准就是合同管理人员努力的方向，通过定量和定性两个维度，对人员的合同管理工作过程和任务完成情况进行考核惩罚。

在合同管理工作中，医疗要根据不同任务、不同岗位、不同阶段有不同要求的实际，坚持针对性强、不断完善的原则，对团队成员做到奖优罚劣、奖勤罚懒，对个人而言做到激励发扬优点、督促改掉缺点。医院要能让工作人员的工作热情与能力得到提升，帮助组织更好地实现管理目标，这是一种"双赢"的制度设计，也为组织的文化建设提供了制度保障。

医院应当加大对后勤合同管理的信息化经费支持力度，还要加强对合同管理人员的信息化培训。只有掌握信息化这个尖兵利器，不断提高合同管理的并行效率，才能让合同管理人员能够直观地看到每个项目的进度、面临的主要问题，让各种信息能及时在不同部门、不同岗位间顺畅交流，让协同办公成为可能。

2.培养人员专业素质

一个组织要想实现自身的生存、发展必须依靠组织内的成员来完成，离开组织成员，其他如制度流程、目标愿景便失去了存在的价值和意义，而这些成员的素质是能否实现组织目标和贯彻制度流程的决定因素。这里的人员素质主要是指工作态度、专业知识和技能、组织协调能力、视野格局等，不同岗位对人员素质的要求是有很大差别的。

（1）养成守法依规习惯。守法依规说起来容易做起来却很难，因为在现实的合同管理工作中法律与规矩都是刚性的，它不以人的意志为转移，而在合同管理的实际工作中又有很多的不确定性。这种刚性与不确定性本身就是一种矛盾关系，让身处其中的合同管理人员倍感无奈。

法律与规矩的刚性是不能触碰逾越的，但法律与规矩往往也具有比较宽泛的边界与标准，并不是那么详细和具体，我们完全可以在学懂弄通法律与规矩的前提下，在不违法违规的基础上，运用所谓"刚柔相济"的原则，去灵活处理合同管理过程中遇到的一些问题。

　　为了让工作人员养成守法依规的习惯，A医院后勤系统应当针对合同管理工作中经常出现的一些违规问题，从专业培训、工作检查、绩效考核等几个方面着手，进行重点督促改进。

　　具体来说就是以典型合同项目为例，组织后勤系统合同管理人员全员参与，从合同立项开始，包括供应商履约能力调查、合同文本拟定、部门审核会签、签订合同、变更补充、纠纷解决、履约完毕、评估总结、合同归档等环节，逐一梳理，对其中容易出现的违规问题进行说明分析，让大家明白错在哪儿，为什么错。参加过培训的人如果还被查出犯类似的错误，就要通过绩效考核进行惩处，让工作与利益挂钩，这样就会促使大家认真对待，不再敷衍。

　　（2）明确职责强化责任。岗位职责是工作人员应当完成的工作任务和承担的相应责任。责任是指权利和义务。有权利则必然要承担义务，否则权利便失去了来源。明确岗位职责、强化责任意识必须通过建章立制予以保障。将不同岗位、不同部门在合同管理中应当完成的工作任务、拥有的权利和承担的义务，用规定的形式予以明确和公示。通过绩效考核的方法对履职尽责情况进行奖惩，这样才会形成管理上的闭环，最大限度地避免由于工作职责不明确导致的效率低下、规范性差的问题，使合同管理能够顺畅地在这些部门和岗位中进行。

　　A医院后勤合同管理工作中，涉及合同牵头部门、审批部门，岗位既有负责合同项目实施和履约能力调研的班组长，也有负责起草合同、送审报批的后勤办公室工作人员，更有负责合同审核的后勤、财务、审计部门的负责人。这些岗位的人员在合同管理工作中对自身责任的认识是否深刻到位，直接决定了A医院后勤系统合同管理水平的高低，必须作为合同管理职责规定的重点加以要求和考核。

　　如果这些人没有很好地履行工作职责，态度敷衍，不能主动做到勤了解、多查看，遇事推诿扯皮，甚至违反廉政规定收受对方好处，就容易发生合同管理问题，导致单位利益受损，就要根据职责规定和绩效考核要求给予明确、严厉的惩处，以约束警示合同管理人员，使其不敢懈怠、不能懈怠。

　　3. 实现合同管理动态化

　　对于A医院后勤系统的合同管理来说，动态化管理主要是指对合同履行过程中出现的变化做到有计划有应对，具体来说就是要做到在合同拟定时对容易出现的履约风险有科学预判并反映到合同条款中，即使一些特殊情况没有在合同中进行约定，合同履约过程中出现重大变化时，仍能及时通过与供应商沟通磋商签订补充协议的方式进行有效化解。另外，在合同履行完毕进行评估总结时，要实事求是地查找不足，制定整改措施，为将来同类合同的管理打好基础。

比如，在后勤的一些改造施工合同中，一般都会约定工期，但随着国家越来越重视环保工作，在一些重污染天气时会要求工地停工，所以，我们在拟定合同时必须将有可能造成停工的情况写入合同条款。而我们在签订合同约定工期时根本无法准确预测出施工过程中会出现的重污染天数。为了更好地解决工期约定这个关键条款问题，我们可以通过增加特别条款的形式，在正常工期的基础上明确，如遇重污染天气工期可相应延后，延后天数以政府发布的停工通知为准，并要求施工方将停工通知做好存档。此外，还要及时向院方提交书面情况说明，以备结算查证使用。这样通过提前约定的方式，将在合同履约过程中大概率发生的事件，在合同拟定阶段列入相应条款，从而实现合同预防性动态化管理，防止了合同纠纷的发生，最大限度维护了医院利益。

（1）完善动态化管理制度。完善动态化管理制度就是把合同管理动态化作为合同管理制度的重要组成部分，明确列入相关工作内容和工作流程，并随着合同管理形势的变化和标准的不断提高进行同步改进。

A医院后勤系统合同管理的制度建设与单位的治理能力、发展诉求和文化氛围密切相关，当合同管理的形势和标准发生变化时，要对合同管理制度的相关内容进行及时修订，用动态化的形式来保证制度的适用性，否则就会大大降低制度的科学性、合理性。

组织架构也是制度建设的重要内容，为了做好合同管理制度中有关动态化管理的工作，可以为了某一特定重要任务而成立临时组织。比如为了保障合同履约，抽调负责监督合同履约的后勤班组长、负责合同拟定的后勤办公室人员、负责资金支付的财务出纳、审计员等，成立由后勤部门牵头，财务、审计等部门人员参加的合同应急处置小组，对合同在履约过程中出现的重大变化情况及时跟进调查，给出初步建议，并交由三个部门负责人协商讨论，以确定解决方案，报请医院批准，从而在组织制度方面为实现合同动态化管理提供有益支撑。

合同的变更处理就是合同管理动态化的具体体现之一。在A医院后勤系统复杂的合同管理工作中，有很多合同由于履约条件的变化，需要对原合同条款进行变更，以更好地保障医院权益。如果不能及时对原合同进行变更，就会产生合同纠纷，甚至导致毁约，从而影响医院后勤正常运行，让医院利益受损。

为了规范处理合同变更问题，A 医院后勤系统应建立合同变更制度，明确变更条件、评估变更影响、制定变更流程、公开批准权限。以变更流程为例，正常情况下首先是变更的提出，其次是变更的评估、审查、谈判，最后是变更的批准与执行。如果合同当事方之间对合同变更产生重大分歧无法达成一致，就需要启动纠纷处置机制，通过法律、仲裁等方式予以解决，以减少损失，维护医院权益。

（2）改进动态化管理考核办法。改进动态化管理考核办法，是对合同管理制度中有关动态化管理的考核办法适时做出调整，不断适应新情况、新需要，这样才能保证合同动态化管理的生命力。

动态化管理考核办法一般围绕风险防控和突发情况应急处置进行，主要考核常见重大风险防控在合同条款中是否有具体体现、合同履约中突发情况的紧急应对是否及时有效，以及合同履行完毕是否进行评估改进等内容。

一般常见的考核形式以书面资料审核为主，因为这种方式相对来说操作简单，易于组织，但缺点也显而易见，就是形式化严重，只注重面上的东西，缺乏深入了解的突破口，不能真实反映相关工作人员对合同管理的思想认识水平，也不能及时掌握实际工作中存在的问题，使考核促进管理、考核提升能力成为一句空话。因此，除了书面资料审核，在动态化管理考核办法中，必须以重点合同项目为切入点，通过与相关责任人谈话，结合项目现场调查的形式，围绕合同管理方面存在的问题和困难，增强考核的真实性、针对性。

以实事求是、侧重问题解决为导向的考核，才是合同管理动态化的最终目标。通过评估总结在合同项目实施过程中存在的问题，厘清是体制机制原因还是执行层面的原因，在掌握真实、完整情况的基础上，发挥好考核的激励约束作用，让合同管理人员找到自身努力改进的方向，达到促进合同管理能力提升的目标。

4. 利用信息化做好合同管理

随着业务的发展和时间的累计，不同项目、不同类型的合同会越积越多，传统的纸质合同不论是调阅查询还是存储归档，都存在易散乱、费工时的问题。为了提高合同文档的管理效率，我们可以更多借助现代化的信息手段，比如借助电子扫描技术，将原有的纸质合同扫描成电子档案的形式。另外，我们可以利用电子数据易分类好统计的特点，将合同管理流程纳入电子化管理范畴，将传统的合同立项、履约能力调研、合同文本拟定、审核签订、合同履行、补充变更、评估总结、归结存档等环节依托网络进行，提高业务并行化处理能力，让工作进展情况在不同部门、不同岗位之间变得更加透明，每个工作人员的工作内容可溯可查。这样会大大增强合同管理的时效性和规范性，让以往在合同管理方面存在的效率低下问题得到根本性解决。

电子签名随着信息化技术的发展已经变得非常可靠和方便，合同管理不同岗位的工作人员根据授权在拟定、审核、调阅合同时，完全可以通过不同电子终端来进行，基本不受时间和空间限制，极大方便合同管理工作的进行。

（1）明确信息化管理目标。工作目标是工作开展的前提和方向，有了明确的工作目标才能确定工作的内容和流程。合同管理的信息化目标是让合同管理更加规范、高效，提高合同立项、履约能力调研、合同文本拟定、审核签订、合同履行、补充变更、评估总结、归结存档环节的工作效率，为及时、准确发现合同管理风险提供有效工具。

A医院后勤系统开展合同管理的信息化建设，必须围绕提高合同管理水平、降低合同履约风险来进行，必须让信息化手段顺畅融合到合同管理的整个流程，相关领导必须充分认识到信息化是一种行之有效的现代化管理手段，利用好信息化的管理平台，改进传统合同管理模式和流程，改变效率低下的现状，让合同管理人员不再为签批进度不好把控、合同修改不能在不同部门不同岗位之间同步、查阅调取合同资料劳神费力而发愁，这既是客观需要，也是合同管理人员的工作诉求。通过实施合同管理的信息化建设，信息化平台在后台串联起各个环节和各个岗位，让合同管理进度随时更新随时提醒，让合同相关数据资料的调取查阅更加方便快捷，而这些愿景就是合同管理信息化的具体目标。

（2）加强信息化管理手段。随着A医院后勤系统合同种类和数量越来越多，传统的单纯依靠人工纸质形式进行合同管理的模式，存在合同模板针对性差、审批进度不易控制、信息共享不够及时、查询调取不够方便、分析评估不够准确、汇总统计费时费力、合同迭代提高缺乏有力工具的诸多问题，已经不能完全适应形势的发展和管理的需要，迫切需要引入信息化管理系统，对合同管理流程进行改造升级，解决合同管理实际工作中存在的痛点、难点。合同管理的信息化系统，不是单机就能实现，要结合合同管理需要，在所有相关部门引入相关系统，只有形成协同效应，才能最大限度地发挥信息系统的优势，让合同信息不再像以往一样分散、无序、僵化，而是变成便于拟定更新、便于调取审核、便于分类存档、便于分析总结的信息流在整个系统中顺畅流动，让合同管理变得灵活、高效、安全。

我们必须与时俱进，充分利用好信息化这一手段，通过教育培训和考核的形式，让每名参与合同管理的工作人员都树立信息化意识，提高信息化工作能力。信息化管理与原有的人工、纸质方式相比，不但工作手段和工作媒介发生了巨大变化，工作习惯的改变和信息化工作能力的要求更让一些合同管理人员感到不适应、难接受，而这一点能否改变也是合同管理信息化能否实现的关键。

对于A医院后勤系统来说，合同管理工作中，班组长的作用是非常关键的，他们不但要负责合同立项的调研，更要负责履约过程中的现场监督。但他们大多数年龄偏大、学历偏低，有的甚至连基本的办公软件都不会使用。要想改变这种状况，可以从以下两个方面入手：①加强思想教育，要通过会议动员和个别谈话的方式让合同管理人员充分认识到信息化能力是胜任岗位的必要条件，作为一名合格的工作人员，掌握必要的电脑知识和操作使用技能既是职责所在，也是大势所趋，否则就会被淘汰。②医院通过考核信息化能力，对合同管理人员进行奖优罚劣，从个人利益入手，将信息化能力与个人绩效奖金挂钩。对信息化能力强、系统运用好的合同管理人员进行奖励，对不愿学习信息化知识和技能的人予以扣罚，让观望的人感受到压力，让积极学习的人受到鼓舞，用实实在在的利益去触动相关人员。

医院通过两个方面的一疏一堵，让后勤系统的合同管理人员彻底摒弃消极被动的心态，转变旧的思想观念，改变原有工作习惯，积极适应新变化，不断提升自身合同管理信息化能力。

5. 做好合同管理的评估改进工作

在A医院后勤系统以往的合同管理工作中，评估改进一直都是薄弱环节，既得不到重视也没充分发挥作用。究其原因主要有以下三点：一是纸质合同在数据统计和分析方面不方便，尤其是在进行分析对比时，需要耗费大量人力、物力去翻阅调取合同，效率低下；二是院级领导对合同评估改进工作不够重视，没有意识到对既往合同的评估改进，对将来类似合同的管理具有重要的指导价；三是合同管理制度及其奖惩规定中，缺乏对评估改进工作的要求和考核，让合同管理人员缺少评估改进的热情和动力。

针对以上问题，为了做好A医院后勤系统合同管理的评估改进工作，应当重点做好以下几个方面的工作：一是加快合同管理的信息化建设，充分发挥电子化在数据分析和文档查阅方面的优势，做好数据统计分析工作；二是院级领导要认识到合同评估改进的重要价值，将其列入日常督促检查工作范围；三是将重点项目的合同评估改进工作纳入合同管理制度和奖惩规定，引导推动合同管理人员养成合同评估改进的习惯，能够挖掘分析出原有合同在立项、供应商履约能力调查、合同文本拟定、审核签批、合同履行、补充变更、纠纷处理、归集存档等方面存在的问题，制定出改进方案，为做好将来类似项目的合同管理工作提供指导与借鉴，改变过去合同履行完后就不再过问的情况，让每个合同项目的管理都成为闭环。

（1）完善合同管理评估改进内容。我们这里讲的合同评估改进主要针对重点项目的合同管理，贯穿合同立项调研、履约能力调研、合同文本拟定、审核签批、合同履行、补充变更、纠纷处理、归集存档整个流程，对其进行评估改进，找到存在的问题和不足，尤其是常见且有共性的问题，作为评估改进重点，找到切实可行的解决办法，形成合同管理人员都认可的评估改进报告。

对于 A 医院后勤系统的合同管理工作来说，其评估改进内容需要完善以下方面：合同管理各环节完成时限情况、合同关键条款情况、履约过程情况、合同变更补充情况、合同纠纷情况、部门及岗位的履职尽责情况、合同管理人员间沟通协调情况等。对以上提到的每种情况都要遵循客观公正的原则进行调查，对梳理出来的问题要找准查清原因，制定明确改进措施，然后进行公示，参与合同管理的相关部门和人员如对公示内容无异议则签字确认，并交由医院领导审阅，最后作为必要文件与原合同一并存档，为将来做好同类合同的管理提供重要的指导和借鉴。

（2）丰富合同管理评估改进方法。评估是改进的基础和前提，只有通过评估才能找到合同管理工作中存在的问题和薄弱环节，这就像给病人看病时需要先做血液、血压、X 光检查一样，属于必不可少的准备工作，通过将检查结果与正常情况进行对比，发现异常之处，让合同管理人员找到实际工作中的不足之处，为下一步的整改找准方向，这种评估改进方法就是常用的对比法。

除了对比法，A 医院后勤系统的合同评估改进还可以通过访谈法、观察法来进行。访谈法主要通过对供应商、合同管理参与人员、分管后勤院领导的访谈来了解合同管理方面存在的问题，访谈涉及的问题必须有针对性，访谈对象必须具有代表性，访谈人员必须遵循客观性，只有做到以上三点才能让访谈结果真实、全面、有效，才能为评估改进提供有益补充。比如，医院可以对合同管理人员和供应商代表就合同洽商签批的过程是否满意进行深入访谈，了解他们在洽商过程中对哪些问题比较关注、哪些环节让他们觉得不合理，关注的原因以及觉得不合理的理由分别是什么等，将了解到的这些内容客观如实地记录，然后按照问题类别进行梳理，形成初步的意见报告，为下一步改进合同管理提供必要的第一手资料，同时也能让后勤的整改有明确的方向和目标。观察法是对合同管理过程进行记录，重点记录过程中发生的冲突与矛盾，在评估改进时对这些矛盾与冲突发生的原因进行分析，找到原因便找到了改进的方向。访谈法和观察法从应用环境和内容方面来说存在很大区别，但两者的目标是一致的，因此，在实际的合同管理工作中，为了将评估改进做得更好更加完善，应注意尽量将两者结合起来使用，以达到事半功倍的效果。

第七节　公立医院医疗业务内部控制建设 ①

医疗服务行业是一个高技术、高风险、高难度的行业，有别于其他行业。医院任何活动都将会带来相应的风险。医疗风险产生的原因很复杂，因为医疗行为是一个包括检查、诊断、治疗、治愈等具体过程的集合体，其中的致害因素非常复杂，既有病理因素，又有心理因素和环境因素；既有患者的个体差异，又有疾病的复杂症状；既有药物和手术的治疗作用，又有药物副作用和手术并发症；既有自然科学发展水平对医学的制约，又有医者的临床经验、医院的设备条件和医疗管理体制等因素的限制。

"医疗风险无处不在"已为国际公认。面对新形势，如何掌握医疗风险，驾驭医疗风险，把握未来，提升医院品质，实现医院可持续发展，是医院管理面临的重大问题。

一、公立医院医疗业务概述

（一）医院医疗行为的含义

医院医疗业务是由各种医疗行为组成的，而医疗行为属于医学科学范畴内的一类科学实践活动与社会活动相结合的行为。医学既是诊断、治疗和预防疾病、恢复、维护和增进健康的科学和技艺，又是救死扶伤、诊治疾病、维护人类健康的职业和实践。医学在性质上不同于一般的纯科学，也与实用技艺有很大差别。

医疗活动具有自然属性和社会属性。医疗机构组织的医疗行为具有以下几点特性。

1. 医疗行为的试验性

医疗行为的本质是一项科学活动，科学活动的目的就是对人类未知的现象进行探索。

医疗行为的科学本质决定了它的探索性，即对疾病、病人和健康存在的未知进行探索。也正是这种医疗诊治的探索实践，才能不断完善医疗，提高

---

① 本章的内容主要改编自：陈洁. 公立医院医疗风险预警研究［D］. 天津：天津财经大学，2005.

医疗质量。这个探索过程中就蕴藏着未知，正是这种未知使医疗行为的过程中潜藏着风险。

2. 医疗行为的人身侵害性

医疗行为的作用对象是患者，诊治的手段基本是采用"外科"手术，"内科"服药，通过器具、药物检查病体等，所有这些对患者而言都会造成人体侵害，不可避免地会造成一定损害性的后果。而正是由于这种不可避免的损害性后果内含着很多未知数，加上还有很多难以控制的因素存在，医疗的风险也就并存于医疗行为过程之中。

3. 医疗行为的人文性

医疗行为的作用对象是患者，与其他科学实践不同。其不同的本质在于当作用对象是人时，人与人之间形成的社会属性，即人性，也必然会体现在医疗行为之中。试想：一个医生如果没有对诊治对象的人文关怀，也就失去了提高医疗水平、提高医疗质量的原动力，也就不可能在医疗实践中探索提高诊治水平，从而解除病人的痛苦。很多实践证明，医生职业成就感的获取，就是在为病人解除病痛之时。显然，医疗行为不仅仅是一类自然科学的实践，也是对人文关怀的社会实践，二者是相辅相成的关系。

正因为如此，医疗行为本身就已经内存着减轻病人痛苦、治病救人的动机，而防范加重病人痛苦的"风险防范"正是医疗行为人文性的自然反映，即本质的反映，是医疗行为的本质属性——人文性在医疗行为过程中的自然反映。

4. 医疗行为的非商品性

医疗行为反映在医疗过程中就是医务者的医务劳动，医务劳动是非商品性的。原因有以下两个。

首先，医疗行为的人文性阐明了一个基本的原则，即医务劳动内含着人文的关怀，其并不以劳动创造的产品交换为目的。

商品的本质是劳动创造的产品，其直接目的是用于交换。医务者的医务劳动有其特殊性，从形式上看，医院、医务工作者都要在付出劳动服务后收取费用，看似是交换，其实并没有商品性。德国的资产阶级社会学家克劳斯·奥菲曾申明："尽管含义上的费用与价格相对应在分配这些机构的产品和服务方面起了一种媒介作用，但它们首要的分配机制不是销售，而是法律性要求、强制性规则，公认的需要或完全就是自由使用的权利。"这种观点的阐述，带有明显的人文性，它是将医务劳动强制地归为"公益性的""社会性"的劳动，它以"人的生命获取的权利"为基点。因此，医务劳动强调"收费"只是分配公共产品的一种媒介，而不是为了某个组织和个人获取利润。离开了人文关怀，医疗行为也就失去了"医疗"的本性，失去了"医疗行为"真正的目的，其作用也就徒有虚名了。基于此点，作为社会主义中国的医疗机构的医疗行为同样具有人文性和保障人民生命健康权利的"公益性"，而并非商品性。

其次，只有当医务者劳动的人文性不断增强、"公益性"不断扩大之时，医院医疗风险防范机制才能构建在一个科学基础之上。这一点不仅仅从理论上已经阐释清楚，从我国医疗卫生体制改制以来，即20世纪90年代中期以来，当把医院、医疗活动进行产业化、商业化时，一系列的问题就暴露了出来。首先的表现就是医疗水平下滑，医患关系紧张，医疗事故频发甚至被掩饰，医院人员疏于技术、科研水平提高，忙于其他等。经验和事实告知我们，当医疗活动失去人文关怀而多了商业化追求之时，也就失去了它的真正价值和真正意义。很显然，医疗行为、医疗活动含义的本质，即其人文性，是医疗风险预警机制构建的基础和必要前提，而其科学性、探索性是医疗风险预警机制构建的手段和方法。

（二）医院医疗风险的含义

医疗风险是指存在于医疗机构内部的、可能会导致医院和患者各种损失和伤害的不确定性。医疗风险主要包括以下几方面：

1. 医疗事故

医疗事故是指医疗机构及其医务人员在医疗活动中违反医疗卫生管理法律、行政法规、部门规章和诊疗护理规范造成患者人身损害的事故。

2. 医疗纠纷

医疗纠纷是指医患双方在诊疗护理后果及其原因的认定上有分歧，当事人提出追究责任或赔偿损失，必须经过行政的或法律的调解或裁决才能了结的医患纠葛。其一般发生在治疗结束后，但也有可能发生在治疗过程中。医疗纠纷发生的常见原因有：一是医务人员的失职行为和技术过失；二是医患双方的信息不对称；三是医务人员的服务态度等。

3. 医疗意外

医疗意外是指在诊疗过程中由于不可预知和不可抗拒的因素，病人出现难以预料和防范的不良后果。这种风险导致的不良后果虽然发生在诊疗过程中，但不是由医务人员的失职行为或技术失误直接造成的，因此，医疗事故处理条例中规定医务人员并不负有责任。

4. 并发症

并发症是指在诊疗过程中，病人虽然发生了可能预料的不良后果，却难以避免和防范，而且这种后果与医务人员的失职行为或技术过失并无因果关系。一般来讲，大部分的并发症都是目前的诊疗技术无法防范和无法避免造成的不良后果。

（三）医疗风险的具体表现

（1）药物差错，包括与剂量相关的差错。如服药剂量不遵医嘱，服药时间无故推迟、漏服及用药错误，如药物给错患者、药物标签贴错等。

（2）医疗条件有限引起患者伤害。

（3）医疗过程中的意外伤害，包括患者自我伤害、护士失职引起的伤害、医疗差错引起的伤害。

（4）医患沟通不良引起的风险。医生对患者叮嘱不够，医生与患者、医师与护士及医生与医生对同一种疾病做出不同结论引起错误，医生与患者、护士与患者、医生与护士、医生与医生缺乏交流。

（5）延误或延期治疗。如病情恶化的患者未及时得到有效治疗。

（6）药物和医务工作者语言表述不当引起的差错。

（7）诊断和研究室错误。诊断错误来自患者看病初期，研究室错误来自不规范的检测或检测结果的丢失。

（8）人为因素引起的差错。医生对疾病做出错误的诊断、缺乏最好的证据引起的差错、医生缺乏临床经验导致的差错、医务工作者工作量或压力引起的差错。

（9）诊断或治疗操作程序差错。

（10）医务工作者缺乏继续教育和培训。

（11）医疗设备故障和医疗设备使用不当引起的差错。

（12）治疗产生不利结果引起的感染和创伤等医疗差错。

（13）其他。不安全或不卫生的社区环境、不合适的营养补充、社会心理因素等引起的风险。

医疗事故争议案件主要集中在三级医院，占60%以上，其次是二级医院，占30%。这些数据说明医疗风险发生的频率与医院的工作量、开展诊疗科目的范围、患者的来源、疾病风险、病情的疑难复杂程度等因素相关。

大多数医疗纠纷争议案件以手术科室为主，比如骨科、普通外科、产科、心胸外科等科室，主要原因在于：一是这些科室医疗风险较高，手术治疗效果好坏直接影响患者的器官功能，表现得最直观；二是患者对手术的期望值较高；三是手术科室的医生往往更重视治疗过程，对患方的知情权重视不够，医患沟通不足，这是引发医疗纠纷的重要原因之一。从医疗风险涉及的人员分布情况来看，医生作为医疗服务的主体，是构成医疗风险发生的主要人群，其次是护理人员。

（四）医疗风险的特点

医疗风险是一种在医疗服务过程中发生的风险，它除了具有风险的客观性、永恒性、危害性和不定性等一般特征外，又因为发生在特定的职业实践活动中而与特定的社会、环境、心理、职业和遗传等因素有关，这就使得医疗风险还具有风险水平高、存在于医疗活动的各个环节中、后果严重等特点。

1. 风险水平高

医疗风险水平高首先是由于医疗服务的对象是人，而患者的临床表现、提供病史的准确性千差万别。不同的人患同一种疾病，可能因各自遗传基因等不同而表现出截然不同的特点，具有高度的差异性，同时，疾病随肌体抗病能力的提高，会改变其原有特性而出现新的变化。其次，医学是一门来源于实践的不断发展的科学，总会有新的尚未被认识的疾病出现，而人们对疾病的认识是有限的，医院为患者提供的技术、方法也不是唯一的，诊治手段尚处在不断改进和完善之中。最后，为患者诊断、治疗的主体是医务工作者，他们也是人，本身也具有高度的差异性和局限性。

2. 医疗风险存在于医疗活动的各个环节中

这首先是由于医疗风险种类多，难以测量，有些甚至根本无法预测，因而不确定性较强；其次由于医疗风险存在于医院各部门、各层次、各种诊疗活动中，所以，医疗风险的防范关系到医院的各个部门、各种人员，任何一个部门、任何一个环节的管理缺失都会产生医疗风险。

3. 医疗风险的后果严重

医疗风险一旦发生，有可能导致患者器官功能损害，甚至死亡等严重后果，给患者及其家属的生活、工作带来不良影响，也会增加医院和医务人员的经济和思想负担，影响医院和医务人员的声誉，不利于临床医疗工作的开展和医学的发展。

（五）医疗风险管理的基本原理

1. 医疗风险管理的含义

医疗风险管理是指公立医院通过对现有和潜在医疗风险的识别、评价和处理，有组织、有系统地减少医疗风险事件的发生及风险事件对患者和医院的危害及经济损失，不断提高医疗质量，提高医疗工作的社会效益和经济效益的管理活动。医疗风险管理是一个做出并执行决策从而使医疗事故损失最小化的过程，也是经由识别、解决或缓解医疗活动中现有和潜在的各种风险问题，来提供高品质健康服务的过程。

2. 医疗风险管理的原则

按照风险与收益均衡理论，一般情况下，风险和收益是成正比的，因此，在风险一定的情况下，应尽量选择收益最大的医疗方案；在收益一定的情况下，应尽量选择风险最小的医疗方案。

（1）重在预防的原则。医疗风险的形式是多种多样的，每一种风险不论形式，都对医患双方构成威胁。应付不测以求得生存，是一切风险管理的基本原则。如果说处理好医疗风险是医疗机构生存的一项重要因素，我们就应该在风险发生前，制定风险应对方案，以确保风险发生时能够有准备地面对，并顺利度过风险，将风险给患者和医疗机构带来的负面影响降到最低点。有了风险预防体系和方案，当有关风险发生时，医者就可以更加从容地应对，患者也能最大限度地保持平静，就有了充分主动权去赢得时间以确保回避风险或将可能的损失降到最低。

（2）高度重视的原则。社会当前对医疗卫生机构的关注程度和期望值越来越高，这意味着医院一旦处理不好一般医疗风险，就有可能发生更大的危机。因此，医院经营者必须对风险管理给予高度重视，应该充分意识到医疗风险无小事。尤其对在平时经常进行的医疗及护理过程中发生的风险，更应引起院方高度重视，因为这一类医疗风险往往与医护人员的主观疏漏或态度消极有关，更容易引起医患之间的心理隔阂和严重纠纷。医疗单位应充分重视与患者的及时沟通，医疗风险监督机构甚至可以通过了解患者的情绪间接地对相关科室的医护工作做出评判并从中抓住避免风险发生的契机。另外，高度重视原则也要表现在医院主要领导应主抓医疗风险的防范和处理工作，以统筹全局的姿态对本单位医疗风险管理工作进行整体布置，使这项工作做到统一、及时、高效。在医疗风险管理中，医院要既着眼于当前事件本身的处理，又立足于医院形象的塑造，注重后效，不能"头痛医头，脚痛医脚"，要从全面、整体的高度来进行风险管理，争取获得多重效果和长期效益。

（3）遇险不乱的原则。医疗风险的复杂性、突发性和高危害性是医疗风险管理的难点，风险一旦发生，除了显性的危害后果外，对医护人员和患者的心理都会产生难以估量的影响，往往影响应对措施的及时实施。因此，医院各级医护人员在面对各类风险时，应做到遇险不乱。乱则无法看清风险的实质，乱则无法有效地进行风险处理，要牢牢抓住风险实质，尽快分析风险产生的原因，是医疗技术本身问题，还是医护人员责任心的问题等，要在第一时间内迅速做出判断，并制定相应的方案。

（4）快速反应、及早处理的原则。大量数据表明，医疗风险在早期处理的效果要远远优于后期，80%以上的医患纠纷和医疗危机来自对早期风险预兆或小风险的忽视和延误。因此，反应时间在医疗风险管理方面是一个极其重要的因素。时间因素主要包括三个方面的内容：一是风险认识时间；二是信息传递时间；三是反应处理时间。为加强对风险管理的快速反应能力，医疗机构应在建立一整套完善的风险管理系统的基础上，加强对医护人员的风险反应时间意识的教育，并在平时经常进行有针对性的实战演练，培养合理高效的风险处理能力。

（5）以诚相待的原则。面对医疗风险，尤其是在一些院方无主观过错的风险事件中，医院应主动向患者进行解释，并在原则范围内最大程度上给患者以补偿；对于院方存在主观过错的医疗风险问题，医院更应开诚布公地说明事情的原委，诚恳地接受批评才能淡化矛盾、转化危机。无论面对的是何种性质、类型及起因的医疗风险事件，医院都应主动承担义务，积极进行处理。即使起因在受害者一方，也应首先消除风险事件造成的直接危害。以积极的态度去赢得时间，以正确的措施去赢得患者，创造妥善处理风险的良好氛围。

（6）行胜于言的原则。在医疗风险管理中，尤其是相对更为严重的医疗危机发生时，积极的行动要比单纯的广告和宣传手册中的华丽词汇更能够有效地建立起医院的声誉，在当前这种强调医院责任感的大环境中，仅依靠言辞的承诺，而没有实际的行动，只能招来患者更多的怀疑和谴责。他们的态度，有可能使得医疗行为中哪怕是很小的失误，将医院推向危机的边缘。

（7）把握信息发布的主动权的原则。在医疗风险信息的传播沟通和发布的过程中，医疗机构要掌握工作的主动权。要以自己的组织为消息第一来源，保证信息发布的准确性和协调一致性，并在合理时间内与患者方面进行沟通或向公众媒体进行发布。一般来讲，医院应该按照风险的性质成立不同级别的信息处理中心，并指定科室或医院重要人物为中心负责人，负责统一协调信息的收集、分析和发布。医院一级的信息中心可以是临时性的，也可以是长期性的。在出现较大的医疗风险或医疗危机时，它的作用在于将事件的真实情况告知患者。同时，这一机构的成员可以是一群人，也可以是以一个人为中心的几个人。

（8）积极与新闻媒体合作的原则。当今社会，由于多方面原因，医疗风险已不仅仅是医院内部事件和医患双方博弈的问题，很多医疗风险事件经过新闻媒体报道和传播，可能会产生广泛的社会影响。这一方面是社会不断进步、媒体监督机制的具体反映，对我国卫生事业的发展在总体上会起积极的推动作用；另一方面，个别情况下，新闻媒体失实或扩大化的报道则可能会激化医患矛盾，造成医院信誉危机，甚至引起连锁的社会问题。因此，医疗机构应在保证自身迅速、公正、透明地处理医疗风险的基础上，对一些引起社会关注的医疗风险事件，应积极主动地与新闻媒体合作，促进媒体进行客观报道，利用媒体力量达到化解医患矛盾、维护医院和医护人员形象的目的。

（9）控制影响的原则。成功的医疗风险管理一定是在尽量早的阶段消除风险因素，尽量迅速地解决问题、平息冲突，将可能出现的危机化解在萌芽范围内。努力尽早化解危机、减少曝光、化敌为友、缩小不良医疗事件的影响范围，是医院医疗风险管理的重要原则。

3. 医疗风险管理的主要内容

医疗风险管理的内容极为复杂多样，不同规模、不同服务对象、不同地域的医院、不同专业的科室，其风险管理的侧重点不同，医疗风险管理主要包括以下四个方面的内容。

（1）医疗护理业务工作。医疗护理业务工作风险管理的主要内容包括：制定院、科两级专业技术责任制度；实施临床程序守则以减少不同单位临床做法上的差异；实施急症分流制度，使病人尽快得到救治；制定药物使用安全手册，增强医务人员对药物事故的警觉性；减少一线医务人员的工作量，加强对临床部门的业务支援；统一医疗记录表格，制定医疗记录管理标准和手册；设立感染控制小组，统一感染监测和呈报制度等。

（2）医疗组织机构。医疗组织机构风险管理的内容包括：进行风险管理教育；制定涉及法律责任的医疗风险管理措施；对医务人员加强沟通能力的培训；制定医疗资料保密手册；信息数据保护和信息安全管理培训；医务人员违纪管理，以及推行医务人员行为守则。

（3）环境安全。环境安全管理的内容包括：医院保安系统安装和保安人员培训；防火安全教育及培训；医疗、化学、放射性及院内废物处理，以及病人及治疗的安全管理等。

（4）处理公众意见和投诉。处理公众意见和投诉管理的内容包括：设立药物咨询电话热线；制定投诉和反馈机制；有效监督服务质量；进行有关病人的权利和义务教育；通报公众投诉摘要和病人建议等。

4. 医疗风险管理过程

医疗风险管理借用了企业风险管理方法，它是指医院有组织、有系统地消除或减少医疗风险对病人的危害和经济损失。它是通过医疗风险分析，寻求风险防范措施，尽可能减少医疗风险的发生。其过程主要包括四个方面。

（1）医疗风险的识别。医疗风险识别是医疗风险管理的第一步，是整个医疗风险管理工作的基础，其主要任务是分析、识别医疗服务过程中可能出现的风险事件。可以把医院看作一个系统，在这个系统中，医疗设备运行和医疗服务实践实际上是一个动态过程，所有人员、设备、服务都存在着风险。常用的医疗风险的识别技术有两种：一是工作流程图法，包括整个机构运行的综合流程图和特殊高风险部分的详细流程图，由此全面分析各个环节可能发生的风险事件；二是调查法，设计专门调查表，调查关键人员，掌握可能发生风险事件的信息。在医疗工作中可以把这两种方法结合运用，流程图法便于直观分析、全面综合，调查法有利于了解风险之所在，并且可以补充和完善工作流程图。

（2）医疗风险的评估。医疗风险评估就是测定医疗风险发生的概率及其损失程度，它是在风险识别的基础上进行的，通过风险识别发现医疗中可能存在的风险因素，确认风险的性质，并获得有关数据。风险评估通过对这些资料和数据的处理，得到关于损失程度和发生概率的信息，为选择处理方法、进行正确的风险管理决策提供依据。风险评估一般运用概率论和数理统计方法来完成。

（3）医疗风险的应对。医疗风险的应对是对经过风险识别、风险评估之后的风险问题采取措施。风险应对是风险管理的核心内容，主要包括：①风险预防，即采取积极预防措施预防风险事件的发生，如加强医疗设备的维护、增强医务工作人员的责任意识等。②风险承担，是指将风险损失的承担责任保留在医院内部，由医院自身承担风险。在风险发生频度不高、预计赔偿额在医院支付能力之内，且无法用回避风险、减少风险、转移风险等策略应对时，采用这种对策。③风险转移，是将风险责任转给其他机构，如保险公司。风险转移是最常见的风险处理方式。④风险回避，是停止提供可能产生某种风险的医疗服务项目。例如，在不具备确保产妇安全分娩所必备的医务人员和医疗设备、没有加入医疗风险保险的情况下，可采取暂时关闭产科病房的对策。⑤风险取消，是指对于有些医疗服务项目，如果风险发生率太高，或者购买保险的费用过高等，对医院工作影响大，可考虑取消这些服务项目，从而完全避免此类风险事件的发生。⑥风险应对中的法律事项准备。对于一些风险发生率较高的服务项目，在日常工作中应注意准备必要的法律材料，如诊断、治疗中可能出现的危险、并发症要详细向病人或家属说明，要求病人家属签字认可，一旦发生风险事件，有依据可查，以维护医院及医生的权益。⑦风险教育。已发生的风险事件是最好的风险教育素材，可利用它对职工进行风险意识教育，吸取教训，防患于未然。

（4）医疗风险管理效果评价。风险的效果评价是指对风险处理手段的适用性和效益性进行分析、检查、修正和评估。风险处理方案是否为最佳、效果如何，需要有科学的方法来评估。评价风险管理效益的高低，主要看其能否以最小的成本取得最大的安全保障，效益比值等于因采取某项风险处理方案而减少的风险损失除以因采取某项风险处理方案所支付的各种费用，容易看出，若效益比值小于1，则该项风险处理方案不可取；若效益比值大于1，则该项风险处理方案可取。

二、公立医院医疗风险管理的目标设定

公立医院医疗风险管理总目标是在符合各种法律法规和国家政策的情况下，围绕医疗风险及其产生的原因这一主线，以质量、贡献、信誉、服务理念等要求为重点，通过各种风险管理方法和措施，将风险损失（不仅仅是指经济损失，更重要的是对社会和他人的负面影响）控制到最低，全面实现风险损失的最小化，满足社会效益的最大化。

根据医疗风险发生的过程可将医疗风险管理目标分为损前目标和损后目标。损前目标是指尽可能减少医疗服务过程中的各类危险因素，确保诊疗服务的安全性和治疗的有效性，同时遵守和履行外界和内部赋予的责任，及时识别潜在的风险，以最经济、最有效的方法预防潜在的风险损失；损后目标则是指损失发生后，尽可能降低风险事件发生对医院造成的经济损失和负面影响。

三、公立医院医疗业务的主要风险点

公立医院医疗业务的主要风险点可以从医院管理、医疗、医院资源和医院外部因素四个方面进行识别，并最终梳理出医疗服务活动的潜在风险因素。

（一）由医院管理因素引发的医疗风险

从医院管理内容出发，影响医疗风险的主要因素可归纳为决策因素、制度建设因素、人员管理因素、内部沟通因素和信息管理因素。

1. 由决策因素引发的医疗风险

由决策因素引发的医疗风险主要反映了医院管理者的风险管理意识及管理能力、在管理环节上是否形成相应的反风险计划和措施、是否于风险来临时能够迅速有效地处理危机，这些与医疗风险的发生概率紧密相关。具体风

险事件包括：①医院管理层的风险防范意识不强产生的风险；②不设立风险管理机构产生的风险。

2. 由制度建设因素引发的医疗风险

由制度建设因素引发的医疗风险主要反映医院制定的医疗护理技术操作规范等各项制度是否完善了医疗技术，护理操作流程的设计是否充分考虑了临床实际情况，是否有效合理利用现有资源，设计规范、高效、可行的诊疗流程的同时是否强调了执行力的重要性。有关统计表明，大多数医疗差错都是由于没有严格执行规章制度造成的。具体风险事件包括：①医院各项规章制度不够完善产生的风险；②各项操作流程不够标准产生的风险；③制度及流程的执行缺乏严格可行的权责对应制度而产生的风险。

3. 由人员管理因素引发的医疗风险

由人员管理因素引发的医疗风险主要反映医院对人员各方面的管理力度。具体风险事件包括：①对医护人员的执业资格审查不严而产生的风险；②对医护人员的职业道德培训不到位而产生的风险；③医护人员的薪酬制度不合理而产生的风险；④医护人员对组织的忠诚度不够而产生的风险。

4. 由内部沟通因素引发的医疗风险

由内部沟通因素引发的医疗风险主要强调了医院各部门之间、医院医护人员之间沟通的重要性。具体风险事件包括：①医院各部门之间沟通不顺畅而产生的风险；②医生与医生之间的沟通不顺畅而产生的风险；③医生与护士之间的沟通不顺畅而产生的风险；④护士与护士之间的沟通不顺畅而产生的风险。

5. 由信息管理因素引发的医疗风险

由信息管理因素引发的医疗风险主要强调了医院信息系统建设的重要性。具体风险事件包括：①没有完善的医院信息系统致使沟通不顺畅而产生的风险；②各项信息不能有效、准确地传输致使沟通不顺畅而产生的风险。

（二）由医疗因素引发的医疗风险

医疗活动过程是医疗风险形成的直接因素。医疗活动本身的性质决定了其不确定性和难以控制性。

1. 由疾病本身的复杂性和严重性引发的医疗风险

在临床上，经常会看到相同的疾病会有不同的症状，而不同的疾病却会有相同的症状。疾病的发展转归也一样呈现出多样性和复杂性，这就给临床的诊断和治疗造成了较大的难度，从而增大了医疗风险的发生率。具体风险事件包括：①诊断失误延误产生的风险；②病程发展趋势不清无法进行判断产生的风险；③术中、术后并发症产生的风险。

2. 由医疗技术成熟度引发的医疗风险

由医疗技术成熟度引发的医疗风险主要反映了由于医疗科学技术的发展速度很快，医院在吸收、消化、应用过程中产生的风险。具体风险事件包括：①检验诊断技术的发展和应用不当产生的风险；②各种检查设备的发展和应用不当产生的风险；③新医疗技术的发展和应用不当产生的风险；④护理技术的发展和应用不当产生的风险。

3. 由药物使用引发的医疗风险

由药物使用引发的医疗风险主要反映在给患者使用药物时，医生的处方选择、剂量确定和发放、药品导致不良反应的预知，以及滥用抗生素等可能产生的风险。具体风险事件包括：①药品使用剂量不当产生的风险；②使用药物后产生不良反应的风险；③麻醉伤害产生的风险；④抗生素反应产生的风险。

4. 由人为错误引发的医疗风险

由人为错误引发的风险主要反映由于医护人员责任心不强和非责任心等个人因素，在医疗活动中产生的风险。具体风险事件包括：①违规操作产生的风险；②人为感染并发症产生的风险。

5. 由患者因素引发的医疗风险

由患者因素引发的医疗风险主要反映患者本身因知识、修养、心理等个性特征，在接受医疗服务过程中发生意外的风险。具体风险事件包括：①患者难以配合产生的风险；②患者心理紧张产生的风险。

（三）由医院资源因素引发的医疗风险

医院拥有的资源形成了风险防范的物质基础和技术基础。资源好的可以形成防范风险的屏障，反之风险则会增加。

1. 由医院资质因素引发的医疗风险

具体风险事件包括：①医院级别与从事的医疗活动不匹配产生的风险；②医院开展的医疗活动不具备准入资格产生的风险。

2. 由人员因素引发的医疗风险

由人员因素引发的医疗风险主要反映医院人员构成以及总体技术水平在医疗活动中产生的风险。具体风险事件包括：①医护人员构成不合理产生的风险；②医护人员对医护技术的掌握得不够成熟产生的风险。

3. 由设备物资及设施因素引发的医疗风险

具体风险事件包括：①医院设备没有处于有效使用状态而产生的风险；②所购药品不具备准入资格产生的风险；③所购医用耗材不具备准入资格产生的风险；④医院网络信息系统不能安全、不能有效运营产生的风险。

（四）由医院外部因素引发的医疗风险

医院作为社会医疗服务机构，其医疗服务活动必然与其所处的外部环境发生影响和作用。环境因素自然也会对医院的医疗活动产生影响，也就会与医疗风险发生某种关系。

1. 由政府因素引发的医疗风险

由政府因素引发的医疗风险主要反映政府医疗体制变化以及国家法律法规的制定给医院医疗活动带来的风险。具体风险事件包括：①政府医疗体制变化带来的风险；②国家法律法规的制定给医院医疗活动带来的风险。

2. 由社会因素引发的医疗风险

由社会因素引发的医疗风险主要反映了人们因对医疗风险的认识程度不同以及由于社会媒体的舆论导向而对医院的医疗活动产生的影响所带来的风险。具体风险事件包括：①人们对医疗风险的认识程度不足产生的风险；②社会媒体的舆论导向产生的风险。

3. 由患者因素引发的医疗风险

由患者因素引发的医疗风险主要是从患者一方考虑其对医疗风险的影响。在社会中，患者作为一个特殊群体，在接受医疗服务的过程中，其经济承受能力差别很大，同时，其对医疗服务结果的期望值非常高。当患者的经济承受力受到医疗费用的挑战以及患者群体对患者的最终治疗结果不满意时，就会出现医疗风险。具体风险事件包括：①患者的经济承受力不足产生的风险；②患者及其家属对医疗服务结果的期望值过高产生的风险。

四、公立医院医疗业务的关键控制措施

（一）公立医院医疗业务的风险应对策略

风险应对的问题就是如何运用多种不同技术和经济手段来弱化、分散和转移风险。医疗活动可以采用以下四种策略来防范和控制风险。

1. 医疗风险回避策略

医疗风险回避策略是指通过事先估计风险产生的可能性，判断导致其出现的条件和因素，并在行动中主动放弃或改变某项可能引起风险损失的活动以避免可能产生风险损失的一种控制风险的策略方法。例如，在设计患者治疗方案时，选择保守治疗以回避手术治疗带来的风险就是典型的医疗风险回避策略。通过回避手术治疗可以完全彻底地消除手术过程中可能造成的损失。风险回避是一种彻底的风险控制技术，其他控制技术只能减少风险发生的概率和损失的严重程度。

在医疗服务活动的初期，对高风险的治疗方案进行回避就是风险回避。回避是一种躲避式的防范措施，在任何治疗过程中都会同时有风险和机会，特别是医疗活动，其高风险、高预期的特征更为突出，但若因回避高风险而放弃治疗，也放弃了高预期的机会。因此，不可能消除所有的风险因素，但可能消除某些具体的风险因素。例如，在血管内介入栓塞治疗脑动脉瘤手术过程中，对于手术中使用的介入治疗材料，可以在患者的经济承受范围内，选择产品性能比较稳定、已经临床多例手术验证的材料，这样就可以回避使用卫生耗材方面的风险。

风险回避在使用上的基本原则是回避不必要的风险，回避远超出承受能力的、可能对医疗活动造成致命一击的风险，回避具有较强不可控性、不可转移性、不可分散性的风险。在主观风险和客观风险并存的情况下，以回避客观风险为主。风险回避可以选择以下模式。

（1）低风险治疗方案模式，是指根据患者自身情况，为达到同一治疗目的，在一系列的治疗方式范围内选择低风险的治疗方式的模式。采取低风险治疗方案模式时应当注意的是，必须充分了解患者的具体病症，选择正确的治疗方式，否则极易误诊或错过最佳的治疗时机。这就要求医生对患者的各种医疗信息收集要充分，并且对收集的信息的判断要准确。

（2）低风险实施方案模式，是指在已确定的治疗方案中选择低风险的治疗实施方案的模式。在医疗服务过程的各个阶段中都存在着多种可选择的实施方案，医患双方在充分沟通的前提下，权衡医疗技术水平、后期康复情况以及医疗费用三种因素的基础上，选择适当的治疗方案实施，可以有效回避治疗过程中的阶段性风险。

（3）规避特定风险因素模式，是指在医疗活动实施过程中，因患者自身情况的变化而改变原定的治疗方案以规避某些风险因素。

2. 医疗活动损失控制策略

医疗活动损失控制有两个方面的含义：一是指在损失发生之前全面地消除损失产生的根源，并尽量减少致损事故发生的概率；二是指在损失发生后减轻受损程度。损失控制的目的在于积极改善风险的特性，预防损失的发生和减轻损失后果。医疗活动损失控制策略主要包括以下几方面：

（1）控制和减少医疗风险项目的数目，即认真进行收益与风险的权衡，谨慎开展风险高的医疗服务项目

（2）谨慎观察甚至撤销某些风险事件发生率特别高的服务项目，从根本上避免此类风险事件的发生。风险高的医疗项目一般较前沿、影响大、易形成先动优势，便于提高医院的声誉，从而提高医院的效益，但一旦失败，风险也较难估量。

（3）提高对医疗风险行为的预防能力，如进行风险教育、加强医务人员的责任感；通过业务技能培训，提高其诊疗水平；建立临床督导制度，监控医护质量等。

在实际情况下，医疗服务活动的进行涉及多部门、多环节，所能控制的风险损失是有限的，可控程度也比较低，给损失控制带来了一定的困难。因此，损失控制策略应与其他风险防范措施组合起来使用。

损失控制的一般措施包括风险预防、风险减轻以及风险隔离等。预防是指采用有形和无形的手段预防风险的发生，包括以各种医疗服务制度、法规等手段防范。风险减轻是指在摸清了风险来源和风险引发因素之后，采取措施设法消除风险事件的引发因素，降低风险事件发生的可能性或减少风险混合作用，减轻风险造成的威胁，比如，通过强化各种医疗技术规范的执行，提高医护人员的实际操作技术水平以减少医疗事故、医疗意外的发生。风险隔离则是将所面临的风险主体或因素进行空间与时间的分离，使一个事故的发生不会同时引起所有资源的损失，达到减轻损失的目的，比如，加强对医护人员的医疗风险意识培训，以便在发生医疗风险时，除及时采取治疗技术补救措施外，还要注意加强与患者方的信息沟通，取得患者一方的理解，尽量将影响范围降到最小，减少由于风险的发生对医院声誉造成的影响。

3. 医疗风险自留策略

医疗风险自留策略是一种由医院本身承担医疗风险事故造成的部分或全部损失的一种重要的风险管理技术。

风险事故发生并造成一定的损失后，在有关政策允许的范围内，医院可以自有资金弥补遭受的损失。由于风险不确定性的影响因素极其复杂，人们无法完全认识和掌握风险事故发生的规律，从而不可能事先控制所有的风险损失。这些没有被认识和了解的风险损失，只有自留承担。因此，风险自留是处理剩余或残余风险的技术措施，与其他风险管理技术是一种互补关系。在风险无法回避，或者回避抑制风险要付出的代价可能高于或相当于风险事件损失的情况下，医院风险管理者就应该将这些风险视为医疗服务活动的必要成本，自愿接受它。

风险自留按不同的标准可分为主动自留和被动自留、全部自留和部分自留。主动自留是指在识别和评估的基础上，明确风险的性质和可能后果，风险管理人员主动将风险自留作为处置全部或部分风险的最优选择，并做相应的财务准备。比如，我国现阶段就有医院建立医疗风险基金会，有关资金分别由医院、医院临床科室以及医生本人按照不同的比例提供，一旦医疗风险发生，有关的资金可由风险基金会支出。实际上这种形式相当于一种医疗保险，而医生通过个人向医疗风险基金会提供资金而强化了防范医疗风险的意识，从而更自觉地在开展医疗服务活动过程中重视对医疗风险的避免，降低了医疗风险的发生率。

被动自留是指在未能识别和评估风险及其损失后果的情况下，被迫由自身承担损失后果的风险处置策略。它是一种被动的、无意识的风险处置方式，往往会造成严重的后果。医院无力承担不良后果的风险，不能自留，应设法回避、抑制、转移或分散。

在大多数情况下，风险自留通常与损失控制方法结合使用。但它与转移方法之间有一个选择的问题，是全部自留、部分自留，还是全部转移，需认真分析。自留方法的选择应谨慎、合理、科学。风险自留的基础和条件包括：①医院的财务能力足以承担由风险所致损失的最坏后果；②采用其他方法处置风险的成本大于自我承担风险应付出的代价；③影响医疗风险的不确定性因素极其复杂，风险管理人员无法完全认识和掌握风险的发生规律，不可能预先对所有风险都有所准备。

对于经常开展又存在一定风险比率的医疗操作，医院很难采取减少医疗操作数量的方式来规避风险，而风险自留的方式是目前我国很多医院倾向采取的风险管理办法，其根源在于尽量将负面信息在内部消化，避免声誉损失。但是，随着医疗赔偿数额的增长，单纯地自留医疗风险往往会给医院造成巨大的经济损失，甚至危及某些小医院的生存，即使大医院也越来越难承担。

4. 医疗风险转移策略

医疗风险转移策略是指在风险事故一旦发生时，医院管理者通过某些手段将风险转移给他人承担的一种风险控制方式。

风险的转移没有降低风险发生的概率，而是使风险分担于更多的主体，从而减少单个主体承担的风险。主要的方式是医院通过购买保险，将医疗风险造成的损失托付给保险公司，由保险公司负担部分或全部风险。风险事件发生后，由保险公司根据合同的规定负责赔付，实现医疗风险分担社会化。

多年以来，我国已有数家保险公司开设了医疗责任保险。该险种主要所承保的是医护人员因工作上的疏忽或过失造成契约方患者或其他人的人身或财产损失的经济赔偿责任。但是，由于我国目前实施责任保险的法律法规尚未完善，加之保费、风险的测算、赔付数额等问题，至今参保的医院仍不多。此外，还有手术平安保险、母婴保健保险等各类附加险种。除了保险，可以在一个地区范围内建立医疗风险准备金，由多家医院共同筹资，分担医疗风险。

上述四种风险控制策略在医疗风险控制过程中并不是孤立使用的，在实际的医疗风险管理中，常常需要根据风险的类别和医院自身的特点综合运用。

（二）公立医院医疗业务的关键控制措施

（1）医院应当建立健全诊疗规范和诊疗活动管理制度，严格按照政府主管部门批准范围开展诊疗活动，诊疗项目的收费应当符合物价部门、医保部门政策；明确诊疗项目和收费的审查机制、审批机制、监督检查机制。

（2）医疗业务活动应当实行归口管理，明确内部医务管理部门、医保部门、物价部门在医疗活动和诊疗项目价格政策执行方面的职责。

（3）医院应当合理设置诊疗项目管理岗位，明确岗位职责权限；明确诊疗项目的内部申请、审核和审批权限，确保诊疗项目的申请与审核、审核与审批、审批与执行等不相容岗位相互分离。

（4）医院应当加强对临床科室诊疗活动的监督检查，严格控制不合理检查、不合理用药的行为；诊疗活动的收费应当与物价项目内涵和医保政策相符合；建立与医保部门、物价部门沟通协调机制，定期分析诊疗服务过程中存在的执行医保、物价政策的风险，对存在的问题及时组织整改。

（5）医院应当设置行风管理岗位，定期检查临床科室和医务人员在药品、医用耗材、医疗设备引进过程中的行为是否规范以及各临床科室是否严格执行本部门的申请机制，建立与纪检监察部门的协调联动机制，严厉查处药品耗材设备购销领域的商业贿赂行为。

（6）医院应当建立与医疗业务相关的委员会制度，明确委员会的组织构成和运行机制，加强对药品、医用耗材、医疗设备引进的专业评估和审查，各临床科室应当建立本部门药品、医用耗材、医疗设备引进的内部申请和决策机制。

五、公立医院医疗业务的案例分析 [①]

（一）A 医院医疗风险管理的现状

随着改革开放的不断深入，我国医疗卫生事业改革也在不断深化。各地卫生行政主管部门要求各级医院必须将"以病人为中心"作为医院服务的根本宗旨，这项举措使医院的医疗技术服务水平和服务质量得到了长足提高。但是，堪忧的是，医院医疗风险导致的医疗纠纷发生率仍然居高不下，医患纠纷仍然是医疗机构和医疗行政主管部门管理处置的难点。一方面，患者及其家属提出的经济补偿要求越来越高，另一方面，医疗纠纷中涉及的人际关系也越来越复杂，这些都为纠纷的处理增大了难度。更有甚者，有的患者或者患者家属向医务人员施暴，致使普通的民事医疗纠纷转为恶性的刑事性质案件。过去的医疗纠纷，一般都会在医院内部，通过医患双方协商得到妥善解决。但是现在的许多医患纠纷，患者或其家属在经济利益的驱使下，为了

---

① 本案例主要改编自：杨宝林. A 医院医疗风险管理方案建设［D］. 长春：吉林大学，2015.

得到更多更大的经济补偿，往往利用媒体，通过社会舆论向医疗机构施压，以达到非分补偿要求。

医疗纠纷的复杂性决定了医院医疗风险管理要全面化、具体化。正是在这样的医疗环境背景下，根据医疗风险的成因、等级、分类，A 医院主要从以下几方面对医疗风险进行了管理。

1. 医院质量管理控制工作

（1）医院质量管理控制办公室制定实施《A 医院责任制实施责任书》，细化医院医疗风险管理考核细则。研究制定《A 医院综合目标管理考核标准》，每月按时完成各科室综合目标管理考核工作并分类建档，将各科室综合成绩排序汇总成《A 医院综合目标管理考核表》，随考核通报定期下发；制定《A 医院医疗安全不良事件报告制度》，并有针对性地对医务人员进行上报流程和综合目标管理考核标准的培训。定期深入临床各科室进行风险管理督导，对发现的问题现场进行及时的反馈和指导，提出建议并要求限期整改。

（2）加强医疗风险管理知识的培训，提高应对突发公共卫生事件的应变和处理能力。积极推进建立危重症患者救治的绿色通道机制，组织成立医疗护理救护应急小组，通过实践不断提高医院卫生应急技能和医院卫生应急体系建设，提升医院医疗风险管理水平。

（3）医院引入第三方调节处理机制。近两年的实践证明，A 医院自正式加入医疗责任保险后，医疗纠纷调解委员会起了转移矛盾、化解纠纷的作用；通过医疗纠纷调解委员会调解处理医患纠纷，有效地降低了医院自身医疗风险的发生。

2. 医疗工作

（1）规范医院医疗管理，细化完善医院八大委员会（医院医疗风险管理评定委员会、医疗质量与安全管理委员会、护理质量与安全管理委员会、临床用血管理委员会、院感质量管理委员会、病案质量管理委员会、药事学与药物治疗学管理委员会、伦理委员会）的组织结构、工作职责及工作制度。坚持院长进行医疗质量查房制度，对各科室围绕三级医师查房、病历书写、护理工作、院内感染控制、合理用药、输血管理和门诊管理等方面进行检查，对检查中发现的问题进行综合总结和评估，并提出医疗质量管理持续改进的方案。认真落实三级医院医疗质量管理工作，分解量化指标，并将各项指标进行了责任划分和布置到人。

（2）医院坚持依法执业，避免医疗纠纷的发生。医院加大对医务人员的法律法规宣传教育力度和对医务人员执业资质的监管。医院紧抓基础医疗质量管理，确保医疗安全，防范医疗风险的发生。医务部强化"三基三严"的基础培训和考核，要求副高职称以下的医务人员必须定期参加"三基三严"培训，采取随堂培训、随堂考试的方式进行考核，考核结果与医师定期考核晋级等挂钩，从而提升医务人员的基础能力。认真坚持督导检查，审批外科系统三，四级手术，提高外科医务人员手术风险安全意识，防范医疗风险发生。加强在易发风险的"五种病人（急重症患者、费用超 10 万元患者、住院超过一个月患者、特殊病人、急诊收入院患者）"方面的管理，重点监控急危重症病人的管理，将医疗质量管理关口前移，定期组织分析研讨管理漏洞，避免医疗风险的发生；对住院超过一个月以及住院费用超过 10 万元的患者病情进行随时追踪，对诊疗的全过程进行评价和分析，对存在的不合理因素提出指导性意见，从而杜绝医疗风险的隐患。

（3）在病案管理方面，医务部加大对环节病历的质控力度，专门设置病历督导员，采取科室包干责任制督导，通过电脑信息网络系统，对环节病历的内涵质量随时进行监控；病案统计科严把终末病历质量关，及时回收病历，并对医疗信息进行录入和管理，监督指导完善病历质量，确保医院医疗风险的管理质量。

（4）在输血管理方面，医院落实完善临床用血管理委员会的各项职责，对输血环节的质量管理加强规范，对临床的用血情况进行定期评价和分析，及时发现用血安全隐患，确保输血无差错，严防输血风险事故的发生。

（5）在药事管理方面，药物临床应用督导检查组及时通过医院信息管理系统有效地监管药品管理和临床使用的流程，针对发现的问题及时下发整改意见，确保发错药物等风险差错的零发生。为了减少或避免因临床用药管理方面与患者感知方面发生不必要的纠纷，药学部严格执行药品采购制度，确保临床用药质量，并积极沟通协调药品供应企业，做到确保短缺基本药物的供应；各调剂室规范各自的工作流程，保证药品调剂和发放的及时准确；制定完善《A 医院特殊级抗菌药品管理制度与使用流程》，及时点评门诊处方，畅通及早发现出现药品不良反应上报的绿色通道；对临床各科室的麻醉药品和精神药品的管理和使用情况进行严格督导和检查，加强毒麻药品使用的培训，审核、明确麻醉和精神药品的使用权限，并对具有麻醉处方权限的医生签章进行了备案，从而预防不良事件的发生。

3. 护理工作

（1）加强护理组织管理，不断提高护理安全管理水平。在实施"护理部—总护士长—护士长"三级管理模式的基础上，医院对各护理单元进行优化组合，定岗定编，细化岗位职责及工作流程，临床护理实施整体责任制护理。明确三级管理的岗位职责、工作流程和工作标准。医院规范护士长工作流程，加大了对护士长目标管理的考核力度。医院坚持执行护士长每日查房制度，把日常工作重点放在巡查护理关键部位，达到护理工作开展得井然有序。医院加强护士长岗位培训，对新上任的年轻护士长采取个性指导和沟通交流的形式，从而提升其管理责任意识，确保全面落实护士长岗位职责。在护理人力资源紧缺的科室，医院根据科室病人数量适时弹性地调配医院护理人力资源，降低、预防护理风险。

（2）加强护理质量管理体系建设，持续改进护理质量。采用 PDCA 等质量持续改进管理工具，定期监测护理质量指标并分析指标数据。护理质量控制每月实行定时检查、择期抽查、重点科室重点检查以及夜间查房等不同形式，确保护理监督管理体系的安全有效。充分发挥护理管理委员会、护理专科小组（重症护理小组、伤口护理小组、静脉输液、PICC 等）、教学活动小组以及各级质控组织的作用，促进护理质量的提高。

护理部依据《病区管理质量标准》《基础护理质量标准》等标准，按季度对全院护理工作进行全面检查，并进行量化考核；护理督导组每月对各护理单元进行质量检查和问题追踪；护理单元一级质控做到自检、自查、自控，达到持续改进。公示分级护理标准、治疗用药、服务流程，建立温馨"提示卡"，将《住院患者基础护理服务项目》《基础护理服务工作规范》等管理纳入质控重点，将临床护理服务项目和工作标准及分级护理的服务内涵纳入院务公开，引入患者和社会参与评价护理质量。医院根据患者需求，提供连续性、全程化、零距离的护理服务。

（3）完善护理安全监督管理制度，加强护理安全的质量管理。医院严格执行护士持证上岗，做到依法治护。医院对全院护士进行了护士执业资格的注册管理。建立护理风险管理组织，落实护理核心制度及岗位职责，完善护理工作流程，保证护理环节的安全性。细化护理单元的安全隐患评估内容，每月护理安全员对护理单元进行安全隐患评估，并及时上报评估结果。护理部定期对护理单元进行专项护理安全检查，对护理单元存在的安全隐患产生原因进行分析，对存在的问题制定预防措施，从而避免护理单元安全不良事件的发生。医院对护理工作重点环节（重症病人、压疮、跌倒/坠床、管路滑脱等）实施专项安全护理，重点关注，及时追踪。医院严格执行病人转科和转院的相关制度，保证病人转科或转院等环节的安全。医院完善病人交接程序的重点环节记录，保证危重症病人交接环节的安全性。护理部和护理单元分别制定相关的培训和考核计划，通过对护理人员的培训，提高对核心管理制度的理解和掌握。

（4）坚持"以病人为中心"的服务理念，深化优质护理服务。临床护理全面实施责任制整体护理，认真落实分级护理，以床为单位，从管理抓起，规范晨、晚间护理。每位责任护士负责患者的用药、治疗、沟通、健康指导、心理疏导及康复引导的全过程。

4. 医院感染管理工作

A 医院认真落实《医院感染管理办法》，完善《A 医院医疗废物管理处罚暂行办法》等相关制度、应急预案、控制措施和操作流程。坚持定期进行医院感染发病率监测、医院感染卫生学监测、医护人员职业暴露检测，使医院感染各项管理指标符合国家标准，严防医院感染风险的发生。严格执行消毒隔离制度，及时上报传染病、慢性病和生命统计，使传染病网上直报率达到100%。通过完善三级网络管理体系，达到每周一次集中院感查房，尤其是对手术室、供应室、产房、新生儿科等感染管理重点部位的监测和控制，做到专项专管，有效减少和控制了医院感染的发生，从而避免医院医疗风险的发生。医院及时召开感染管理委员会议和多重耐药菌联席会议，分析存在的问题，制定可行的管理方案。定期对临床科室进行院感查房，将发现的问题以《医院感染管理科督导意见书》的形式反馈给科室，要求科室及时整改，医院感染控制科随时进行追踪。

5. 后勤服务管理工作

医院认真做好环保排污，严格按照国家环保标准执行排放污水、收集转运医院医疗废物等工作。积极主动排除故障、检修设备，及时维修、更换供应设备，确保医院后勤保障安全，避免后勤风险事件的发生。医院本着服务一线的原则，水、电、墙体、病床等维修工作实行24小时随叫随到，保障正常医疗秩序的安全。物资仓库管理，医院严格执行医院的审批手续，及时向医院采购办公室上报物资采购计划，在验收货品入库时严把质量关，从源头杜绝医疗安全隐患。

6. 安全保卫管理工作

医院保卫科建立健全安全保卫管理责任制度，完善各项治安的防范措施。保卫科充分利用横幅、黑板报、宣传窗、信息网络等手段，积极开展安全宣传教育活动，有效降低了医院刑事发案率，确保医务人员及患者就医、行医的安全。医院保卫科进行全天24小时监控，为医院治安提供了坚实的保障。医院保卫科积极配合医院各项管理工作，做好全员懂法、守法等普法教育工作。保卫科积极配合医院其他部门或独立解决各种医院医疗风险不良事件，保证医院正常医疗工作秩序。继续开展"平安医院"创建工作，积极开展对医务人员和患者的宣传教育，建立安全制度，确保医院财产和医护人员安全。保卫科应帮助医务人员树立全员消防安全防范意识，不定期组织全院职工分批进行消防知识培训和初期火灾扑救消防演练，确保在院医患生命财产的安全。

7. 行风管理工作

医院行风管理办公室坚持"谁主管，谁负责""一把手工程"和责任追究制度，医院院长与全院各临床、医技科室主任签订《行风建设目标责任状》。贯彻部署医疗卫生行风建设和纪检监察行风建设工作，实施"红包"报告上缴处置制度，确保患者全方位感受满意服务。在社会各界聘请社会监督员，通过走访社会监督员的方式征求对医院管理的意见和建议，杜绝医务人员生、冷、硬、顶的服务态度，并将问题整改时间及结果及时向社会监督员和全院职工反馈。

（二）A 医院医疗风险管理存在的主要问题

在当前的医疗环境下，由医疗风险引发的医患矛盾和医疗纠纷时有发生。而医疗纠纷一旦发生，必将直接导致对正常医疗秩序的破坏，有的纠纷甚至引发患者及其家属的群体性暴力事件。医疗风险是一个十分复杂而又相对难以解决的问题，这更加体现出医院医疗风险管理的重要性。A 医院极其重视医疗风险管理方面的工作，建立和完善医院各项管理制度并加以实施，强调关键性医疗制度的落实，并加强对医疗风险不良事件的积极预防工作。但在医院实际管理工作中，A 医院同样存在着引发风险的各类问题。

1. 医院各种管理制度落实执行不够到位

有些医务人员违反医院规章制度，严重违背诊疗常规、操作规范及工作制度，尤其是医院的核心制度。医院的核心制度、操作常规是医务工作者必须遵守的行为规范，否则将会导致误诊、误治等差错或事故的发生。有些医疗不良事件正是由于医护人员违反了三级医师查房、会诊等制度所引发的，如有的下级医生对危重、疑难、诊断不明的患者不及时请示汇报上级医生会诊，或者观察不仔细，擅自做主，自以为是，从而延误了患者的病情，失去了最佳的抢救时机。

2. 技术水平欠缺

有些医务人员业务水平欠缺，对"三基三严"要求的基础知识、基本技能的掌握不够扎实、细致，对导致疾病发生、发展的过程理解不深，这些都势必影响对患者病情的判断，甚至导致误诊。有的医务人员对病人病史的询问浮皮潦草，不重视患者的主诉，查房走过场；有的医护人员对病人的查体过于简单，过分依赖或偏信现代仪器和检验检查；有的医护人员对病人病情没有认真分析而做出不正确的治疗，势必会影响病人的预后，延误疾病最佳诊疗时机。这些都将导致医务人员在给患者进行病情解释时交代不清、不细致，最后出现问题时手足无措。在此过程中，加上患者或其家属本身就对疾病的诊治流程和手段缺乏认识，一旦患者发生病情变化，家属和患者精神上毫无准备，对发生的结果很难接受，最终极有可能引发医患纠纷。

3. 法律意识薄弱

一些医务人员在诊疗护理过程中，法律意识薄弱，自我保护意识差。医院在处理医患纠纷中发现，很大一部分纠纷是医患沟通方法不完善、沟通记录书写不细致导致的。患者在投诉时经常提到，医生没有充分告知患者实施手术或者有创操作的风险，患者对于治疗过程中存在的医疗风险没有清楚认知，甚至有的医生对患者术前告知流于形式，患者及其家属未能真正理解术后可能导致的并发症以及后果，使得患者对于术后的治疗效果期望值过高，进而产生对医院医疗行为的不满。有些则是患者在出院时，医护人员没有及时充分地告知患者出院后的注意事项从而酿成不良后果，引起医患纠纷。这些都是医务人员没有严格执行告知制度而引发的医疗风险。《中华人民共和国民法典》第一千二百一十九条明确规定，对于因医院医疗风险告知不完善导致的患方损害，医院要承担赔偿责任。病历是医生对患者的疾病情况和治疗情况所做的文字记录，在医疗纠纷诉讼中属于重要的书面证据。虽然医院多次强调病历的重要性，但是在医疗纠纷处理中仍能发现有些医务人员在书写病历时内容过于简单，病历中反映不出对疾病诊断、鉴别诊断或者治疗过程中有可能出现的并发症的细致分析，有的甚至没有与患者或委托人的沟通记录，存在流程执行不严、记录存在漏项等现象，致使发生纠纷后无法进行举证，不能很好地保护自己。

4. 医务人员责任心不强

医务人员如果缺乏高度的责任心，工作不认真、疏忽大意，就极易发生医疗过失，最终导致医疗纠纷的发生。比如，有的科室医务人员在取得患者检验结果后，未及时认真核对患者信息而拿错检查报告，进而引发一系列医疗风险。

5. 医院工作人员服务意识淡薄

从近几年 A 医院医疗纠纷发生的原因来看，患者对医院工作人员的服务意识和服务质量不满意而诱发的纠纷呈逐年增多态势。究其原因是医患之间"思想异位"，对"服务"的认识理解存在差异。患者一方对疾病本身认知甚少，经常会对医护人员诊疗护理抱有一种美好的希望，希望能够得到周到细致的服务；而医院工作人员头脑里没有将"以病人为中心"的服务理念真正在思想里扎根，没有将心比心地急患者之所急、帮患者之所需。比如，患者在找到主管医生时，主管医生看过患者后不做任何解释或者解释病情时过于冷漠简单、态度生硬冷淡，这些都会引起患者的不满，患者会认为医务人员工作不严肃甚至没有同情心；而医护人员一方则认为诊疗护理工作不同于其他工作，自己是在运用所学知识为患者解决病痛，工作中存在一种高高在上的思想，自然就会对患者产生不耐烦等不良情绪，乃至工作不用心。

（三）A 医院医疗风险管理的改进思路

1. 转变服务观念

只有把"为人民服务"的意识真正扎根于内心，真正视患者如亲人，才能够在诊疗护理工作中做到应有的责任心，最终使当今的医患关系得到改善。在患者诊疗的整个过程中，各级医务人员应该充分讲解、告知患者病情，必须将给患者诊疗护理的目的、手段或可能出现的不良后果——耐心地向患者或其家属讲解清楚，让患者及其家属有知情权，感受到被尊重感，并提高医治疾病的配合参与度，和医务人员共同面对和医治疾病。

2. 严格执行各项医疗护理制度，明确各级医护人员职责

医务人员必须依照首诊负责制等医院核心制度、护理查对制度、病历书写基本规范及管理制度、交接班制度、临床用血审核制度等规章制度实施诊疗护理工作，及时发现医疗护理质量和安全隐患，有效防范、控制医疗风险不良事件的发生。在临床工作中，每一位医务工作者都必须自觉遵照执行相关规章制度，各级医护人员必须严格执行诊疗护理常规操作流程，使遵守制度成为每一位医护人员的基本素质，这样才能最大限度地规避风险。在这些医院的医疗风险管理制度中，特别强调的是医院外科系统一定要从严实行手术分级管理制度和重大手术报告审批制度，严格执行大、中型手术术前讨论制度，重点关注术前诊断、手术适应症、术式、麻醉与输血选择、预防性应用抗菌药物等。术前诊断和手术适应症是否明确，术式是否选择合理，患者准备充分与否，术者是否与患者签署手术和麻醉同意书、输血同意书等；术中意外处理措施准备是否合理，术中如需改变术式是否及时告知家属或代理人并签字；术后跟踪监督患者术前诊断与病理诊断是否相符，并发症预防措施是否科学，术后观察是否及时严密，早期发现并发症医务人员是否妥善处理。这些举措，都可以极大地预防和减少医院医疗风险的发生。

3. 培养医务人员诚实守信、科学严谨的工作态度

医务人员加强与患者之间的沟通，使患者对所患疾病的诊断、治疗、预后等信息有尽可能多的了解，不能光让医护人员自己心里有数而患者不理解，要充分履行告知义务。认真执行"合理检查、合理用药、合理治疗"的"三合理"规范。加强医疗、医技、护理人员业务学习，提高医务人员业务水平，使各科室整体水平得到大幅度提高，全院上下形成良好的业务学习氛围，使医务人员具备良好的职业道德操守和诚实守信、科学严谨的工作态度。

4. 重视法律意识培养，强化法治观念，增强自我保护意识

社会的进步，增强了人们的法律意识，患者一方在纠纷发生时的维权意识也在逐步提升。然而，有些医院工作人员对法律的认识仍然处在含混不清的状态，致使纠纷发生时无法很好地利用法律来维护自己的合法权益；有些医院工作人员则是根本没有依照法律法规来规范地履行工作职责，未尽本能。这些法律意识的缺乏，最典型的表现是在医疗文书的书写上。由于医疗文书

是医疗纠纷中技术鉴定、司法鉴定、判明是非、分清责任的重要证据，所以，一定要保证病历的真实性、可靠性、及时性，医务人员一定要认真、按时、翔实地书写病历，字迹不能潦草，不能存在空项、缺项。只有这样病历才能真实还原患者的治疗经过，在发生医疗纠纷时，便于纠纷处理过程中患者病情的核查及诊断核查结果的妥善处理。在增强法律意识方面，医务人员还要从人文科学和法律角度系统地学习如何处理医患纠纷，以及在危急情况下应该如何应对纠纷，提高医务人员的自我保护意识。否则，稍有不慎就会导致纠纷升级，直至医患双方对簿公堂。

5. 合理安排节假日期间值班

合理安排节假日期间值班人员，预防重点时间、重点部位的医疗风险事件。节假日期间是医疗纠纷的高发时期，临床科室应安排两人值班，分别值主班和副班。遇到有紧急抢救的患者，副班医生要及时到岗。抢救期间，参与抢救人员不得离开被抢救患者，如有需要通知或急请其他科室会诊等事情，应交由护士办理，确保急救患者抢救成功。

第八节　公立医院科研业务内部控制建设

一、公立医院科研业务概述

（一）公立医院科研管理的内涵

在致力于人类健康事业的医药卫生科学的发展上，医学科研工作是其动力源泉，有力地推动了卫生事业的进步。医院是以向人们提供健康服务为首要职责的医疗机构。作为提供医疗、保健等健康服务的专业机构，医疗技术水平是医院的核心要素。提升医疗技术水平，为人们提供更优质的医疗服务，为人类健康提供更坚实的保障是医院的首要任务。医院科研工作是一项探索未知领域的工作，为疾病治疗方法、方案、技术瓶颈等问题的突破起着重要攻关作用，是人才培养、学科进步、医药卫生事业发展的根源。

科研管理是对"第一生产力"进行组织、指挥、协调的一门管理工作。医院科研管理是医院管理的重要组成部分。医院科研管理与一般的科研管理有所不同，因为医院具有特殊性，大多数医院的科研项目都涉及人体信息或者标本。为规范科研项目的申报、实施和论文的发表等，医院科研管理也应将涉及人的科研项目的伦理初审纳入管理范围。

（二）公立医院科研业务的特点

医院科研工作是医务人员基于临床实际问题和自身学科现实发展的基础，丰富思想、拓宽视野、创新思维、探索未来，为疾病预防、诊断、治疗提供知识支撑，是新方法、新方案、新技术、新产品应用的基础。因此，医院科研工作相对于其他科研工作而言，有其自身的特点，主要体现为以下三个方面[①]。

1. 科研主体

医院科研工作的主体是医务工作者，是一群普遍具有高学历、高素质的专业知识人群。但医务工作者的主要工作却不仅仅是科研，他们还有教学任务，而最主要的工作是临床医疗工作。医疗工作是集脑力和体力于一体的高强度工作，其辛苦程度众所周知。在这种量大、强度高、压力大的工作中，医务工作者要做好科研，过程必定是艰辛的。他们从事科研的时间往往要靠挤出来，充分利用自己的业余时间，克服一切困难去完成研究工作，实属不易。

2. 研究对象

医院的研究工作是围绕人类健康相关问题开展的，例如，探索人的生物属性的自然科学研究，优化疾病预防和诊疗方法、技术的临床研究和产品开发研究等。所有这些研究的研究对象都会涉及生命体或其组织、细胞等，例如，在模型建立、作用及机制等研究中，大多会用到实验动物或生物体组织、血液、细胞等标本；在新技术、方案、产品应用，药物有效性，流行病调查等临床研究中，大多需要收集患者病例，甚至定向招募受试者。

3. 研究目的

医学科研的最终目的就是守卫人类的健康，就如青蒿素的抗疟疾作用被发现及其提取，拯救了全球数以万计的疟疾患者性命，贡献最大者被授予诺贝尔奖，受到全世界肯定。因此，医院科研工作均是围绕如何能更有效、更便捷、更安全、更能减轻病人负担地实施医疗工作而开展的，即便是医院开展的自然学科的探索性研究，也是为了丰富医学基础知识，是临床工作开展的基础。健康是宝贵的，生命是无价的。医学科研的目的和价值因而显得崇高而让人敬畏。

（三）公立医院科研工作的主要内容

公立医院科研工作主要包括学术交流、课题研究、学术论文和专著撰写、

---

① 本部分引自：黄伊蕴. 广东省人民医院科研工作的问题与对策研究 [D]. 广州：华南理工大学，2016.

专利发明、成果转化。

1. 学术交流

学术交流是指有相同专业背景的学者针对学科某个特定方向或者某项研究而开展的研究活动。学术活动能促进前沿知识的交流、成功经验的推广、创新成果的分享，还能对疑难问题解决方案共同进行分析讨论。医院医学科研的学术交流主要是对某医学学科领域前沿知识新进展的汇报；对某病种的治疗新技术，新方案和新用药等的探讨或推广；对疾病预防、人类保健的新举措和方案的交流等。

2. 课题研究

课题研究是指利用科学有效的手段、方法、试剂和设备，按照合理严谨的规范标准和技术路线，开展对未知领域的探索。医院课题研究工作可以分为基础研究、应用研究和开发试验研究三个类型。基础研究是指探索新领域、发现新现象、揭示新规律的自然科学研究，为发明创造提供知识储备。医院开展的基础研究主要是一些揭示生命体现象、体内物质表达与疾病的关系、机体物质发生反应的机制与作用等的理论性的自然科学研究。应用研究是指对特定的目标进行创造性研究，可以是基础研究的成果在现实应用中的延伸和转化，也可以是对原有的创造进行升级、优化。医院开展的应用研究工作主要以临床工作中碰到的实际问题为出发点，尤其是在迫切需要解决的临床问题上。例如，优化治疗某种疾病的新关键技术的研究，新材料的临床应用，不同药物的疗效及适应性研究，方法、方案的创新研究及推广应用等。除了解决实际临床问题的研究，医院科研还有关于疾病等卫生事件的发生、发展、分布及关键因素的流行病学研究，通过对大量数据的整理归纳和分析计算，提出关于该病种的预防保健等对策措施。开发试验研究是指对能直接投入市场、应用在生产实践上的产品的研究。医院开展的开发试验研究主要是新材料、新医疗仪器的研制和应用等研究。按照课题立项来源不同，课题还可分为纵向和横向两类。纵向课题是指各级政府部门设立的科研项目，经费来自各级财政部门；横向课题是指由各企业、社团、单位、高校、科研机构等民间组织发起或者委托的研究项目，经费不来源于政府。纵向课题的立项是有严格的遴选机制的，对于医院而言，纵向课题更能反映单位研究实力和学术地位，而公立医院更偏向从政府部门获取科研经费和政策支持，所以，公立医院的科研课题大多是纵向课题。

3. 学术论文与专著撰写

学术论文是对各学科领域的研究及其研究成果的描述性文章。在医院的科技活动产出的成果类型中，数量最多的便是论文。医院论文分为在国内杂志发表的中文论文和以 SCI （《科学引文索引》）收录为主的英文论文，其中，SCI 论文被公认为最能反映作者的学术水平，SCI 的分值越高，学术水平及贡献也越高。专著是篇幅较长的著作，是对某问题或学科全面系统的论述，学术价值比单篇学术论文高，在自身研究领域有较深学术造诣的学者才能撰写专著。

4. 专利发明

专利顾名思义就是专属的利益和权利。专利分为三种类型，分别是发明专利、实用新型专利、外观设计专利。根据《中华人民共和国专利法》的解释，发明专利和实用新型专利均是新技术方案的提出，发明专利针对的是产品或者方法本身，实用新型专利针对的是实用产品的形状和构造。外观设计专利则是适用于工业应用的美感设计，包括形状、图案、色彩等。一般来说，发明专利的技术含量和学术价值比实用新型和外观设计高，因此，医院鼓励有价值的研究成果申请发明专利，积极保护单位或个人的知识产权。

5. 成果转化

成果转化是指对科研成果的推广应用。科研成果主要来源于项目和专利。在医院，来源于项目的科研成果以论文居多，为了避免大量成果终止于论文而束之高阁，避免科研投入的人力、物力、财力成为沉没成本，医院一直大力提倡成果转化。医院产出的科研成果对人类健康和生命保障有着重大贡献，在推动卫生事业发展上起着重要的作用，弥足珍贵。所以，促进医院科研成果的转化刻不容缓，须大力开展。

二、公立医院科研业务的主要风险点

（一）科研管理制度不完善的风险

从科技部通报的案例看，存在以虚假票据列支费用、违规开支测试化验加工费、超范围开支经费、劳务费、专家咨询费发放不规范、违规自行增加课题合作单位等问题，究其根源还是责任落实不到位，制度不健全，科研管理和财务管理不规范，未形成有效的内部控制和监督制约机制。

（二）科研预算编制不合理，预算执行和实际脱节的风险

公立医院科研人员在课题预算申报上，均是凭借以往经验和估计自行编制，预算编制不科学，使得实际支出与预算差距较大，出现预算不足或无法报销的问题。财务部门对预算管理参与度不够，未能掌握项目预算明细和使用进度，对全过程缺乏监督，可能出现科研无法顺利实施的风险。

（三）科研经费核算不科学，未能真实反映科研经费情况的风险

按照有关科研项目经费管理办法的规定，直接费用主要包括设备费、材料费、测试化验加工费、燃料动力费、差旅费、会议费、国际合作与交流费、出版/文献/信息传播/知识产权事务费、劳务费、专家咨询费和其他支出等，但会计核算明细科目未能和其保持完全一致，未能区分资金性质等，导致不能产出直观的经费报表，通过手工统计编制支出类别，烦琐且随意，未能正确反映项目使用情况和资金来源。

（四）经费使用缺乏监管的风险

一些经费负责人存在"钱是我申请的，就由我开支"的误区，科教部门片面理解国家为科研经费"松绑"的政策，认为"松绑"就是"不管"；财务部门认为他们只负责核算不负责监管，于是出现相互推诿和管理空白地带，存在较大监管风险。

（五）科研经费管理信息化水平不高的风险

由于信息化管理水平落后，很多医院依靠手工建立项目经费登记本进行管理，而科研项目时间跨度较长，存在经费登记本遗失或登记不全的问题，出现经费使用人和财务备查账不一致、账目不清等风险，加之报销手续烦琐，进度缓慢，严重影响课题负责人的积极性。

（六）科研经费的绩效评价体系不完善的风险

按照预算管理要求，须对项目进行绩效评价。医院科研项目绩效评价体系不完善，流于形式，出现财政经费未有效发挥社会效益和经济效益的潜在风险。

三、公立医院科研业务的关键控制措施

（1）医院应当建立健全科研项目管理制度，建立项目决策机制、工作机制、审核机制和监督机制。

（2）医院应明确科研项目归口管理部门及其职责权限，明确科研项目组织部门、财务部门、审计部门、采购部门、资产部门等内部相关部门在科研管理中的职责权限。

（3）医院应合理设置科研项目管理岗位，明确岗位职责权限，确保项目预算编制与审核、项目审批与实施、项目资金使用与付款审核、项目验收与

评价等不相容岗位相互分离。

（4）医院应优化科研项目申请、立项、执行、结题验收、成果保护与转化的工作流程、业务规范，建立沟通配合机制，加强科研项目研究过程管理和资金支付、调整、结余管理，鼓励科研项目成果转化与应用；建立横向课题和临床试验项目立项审批和审查制度，加强经费使用管理。

四、公立医院科研业务的案例分析

（一）医院科研项目基本概述 ①

1. A 医院发展简介

A 医院成立于 1892 年，是我国成立较早的综合性医院和临床医学院，不仅医术精湛，而且学科门类齐全，科研能力非常强大，在师资力量和基础设备上都处于同行业领先水平。在医疗上，A 医院综合水平在全国同行业中位于领先地位。在教学上，A 医院则为国内知名高等医学院，其教育体系非常健全。在管理方面，A 医院强化管理精细度，坚持"以人为本"的科学管理理念，通过开展人才培养改革、学科改革、教育改革、科研改革和薪酬改革等一系列措施，进一步提升医院管理成效，从而提升医院核心竞争力，为医院的可持续发展提供了不竭动力。在科研上，A 医院医疗科研能力非常强大，被评为国家级科技创新与科学研究医学基地。医院共有 7 个科研公共服务平台、8 个实验室研究中心、37 个医学基础实验室；同国外多个知名医疗机构展开交流合作，以多种形式开展国际交流活动。

该医院近些年与哈佛大学麻省总医院、西澳大学、牛津大学圣爱德蒙学院、匹兹堡大学、美国托马斯·杰斐逊大学、澳大利亚格里菲斯大学等 30 多个国际著名院校构建了合作伙伴长效关系，并与美国、日本等多个医疗水平先进国家开展超过 30 多个项目合作；从建院以来共承担 80 次国际性大型会议交流活动；派出大量科研工作人员到国外知名学府和科研单位进行交流学习，通过交流学习不仅开阔了科研人员的国际视野，也为医院开展相关学习交流活动提供了平台和契机。医院非常重视人才梯队建设，通过以老带新、交叉学习等多种方式不断培养创新人才。在社会责任上，A 医院担负起了国家队这一光荣使命，在各种公共突发大型事件中表现突出，工作出色，在所在领域能够起到先锋带头作用。通过内引外联等多种方式，将优质资源用于服务人民群众之上，同时非常注重基层人才培养，通过远程教育等手段，不断提升服务能力和人才培养水平。

---

① 本案例主要改编自：赵艺. A 医院科研项目管理模式研究 [D]. 成都：四川农业大学，2018.

2. 科研项目立项情况

A 医院科研项目立项数量不断增长，且取得了显著成绩。近 5 年来，A 医院获得国家级各类科研项目超过 700 项，累计每年平均科研经费都超过 2 亿元。特别是近几年，在各级政府和部门支持下，A 医院的科研能力进一步得到有效提升，申请专利超过 600 多项，已经获得专业授权 400 多项，获得各类科技奖超过 80 多项。在科研论文方面，被 SCI 和 MEDLINE 收入论文数量一致位列全国医疗机构第一名。

A 医院科研项目获准经费逐渐增长。具体统计数据显示，以 2011 年到 2016 年作为研究时间节点，我们看到，A 医院共获得相关自主科研项目超过 767 项，相对应经费每年均超过 5 000 万元，其中，最低为 2011 年，共获得经费 5 209 万元，最高为 2015 年，共获得经费 9 718 万元。这六年共获得国家资助经费超过 4.2 亿元，平均每年接受资助经费超过 7 000 万元。特别是"十二五"期间，A 医院不断提升自身科研水平，将科学基金项目作为主要争取对象，通过积极争取共获得了 767 个科研项目，基本覆盖了基金委设置的全部项目，特别是在青年学科基金项目上，共争取到 699 个项目。

（二）A 医院科研项目管理模式存在的问题及影响因素分析

虽然科研项目管理得到了医院的高度重视，取得了显著成效，但受多种因素影响，A 医院在科研项目管理中也逐渐暴露出一些问题。A 医院科研项目管理模式主要是按照项目管理的基本流程进行设计的，因而，在医院科研项目管理模式中出现的问题也主要集中于项目申报、项目实施、项目结题、项目转化、项目验收与反馈管理 5 个环节之中。结合 162 份有效调查问卷的统计结果，笔者发现 A 医院科研项目管理模式存在的不足之处如下。

1. 纯基础研究项目数量不足

结合问卷调查的统计结果，我们可以发现，参与本次调查的人员当中，目前从事的科研活动主要以学术交流、论文、著作和课题研究为主，分别占到总调查人数的 46%，25% 和 22%，而从事专利研究、成果应用与推广方面的研究人数较少。同时，笔者对近 10 年 A 医院公布的科研项目数据进行统计，结果显示，A 医院课题立项数、SCI 论文发表数和总 IF 值虽总体呈上升趋势，但大项目的立项和高分值的 SCI 产出相对较少。我国临床研究尚属起步阶段，2014 年，排名前 10 位的医院在 Clinical Trials 网站上平均注册数量为 157 个，仅为美国的 5.7%。临床研究项目注册数量中，美国的克利夫兰诊所为 5 059 个，而 A 医院仅有 120 个。医院医学部承担了 A 医院项目申报的绝大部分工作，占到整个医院项目获准的 90% 左右，其中生命科学部项目仅为 56 项，占比刚刚超过 7%，这在一定层面上说明当前 A 医院在项目获准上还存在不平衡现象，开展基础研究的团队建设还需要加强，在继续巩固医学部的情况下，应该加大对生命科学部的支持力度，从人才引进和资金支持上发挥主动作用，推进 A 医院科研工作平衡发展。从整体来看，近几年，A 医院获得资助项目多是青年项目，人才项目还相对较少，高水平资助也相对较少。当前，A 医院应该从当前科研项目资源出发，进一步优化整合现有资源，集中力量申报一些重点高水平项目。

2. 项目数字化建设水平需进一步提高

首先，从医院医务人员对科研项目申报活动的关注情况来看，问卷调查结果显示，50% 的调查对象的关注度一般，35% 的调查对象表示很关注，15% 的调查对象对科研项目的申报不够关注。总体来看，医务人员对科研项目申报活动的关注度和积极性还需要进一步提高。其次，从医院科研项目申报管理的便捷性方面来看，56% 的调查对象认为当前医院的科研项目管理程序还是比较便捷的，当然，也有 32% 的调查对象认为便捷程度一般，12% 的调查对象认为不够便捷。经过进一步的调研了解到，目前 A 医院正在逐步建立数字化的科研资源管理模式，但是在建设过程中仍然有许多亟待完善的地方。医院数字化建设能够有效整合科研资源，不仅能够解决传统科研管理方式过多依赖纸质方式、容易造成信息延迟和丢失的问题，还能够进一步提升科研工作规范化水平，节省大量人力、财力资源，有效提升科研管理效率，并进一步节省科研管理成本。受历史原因等的影响，我国医疗信息系统在建设初期大都缺乏良好的框架和详细的战略规划，A 医院在进行跨区域、跨部门、跨行业的医疗数据共享和交换上受到一定的限制。而内部的信息化手段提升也只是依靠医院官网或者院内 OA 系统的医院自筹经费预算、技术协作合同签订备案、邮件和通知公告等功能，其他不少工作还是要走纸质流程，有很多信息只能在电脑文件中做电子版备案。信息的处理无时无刻都要人手完成，没有一个成熟的科研管理系统来对大量的项目、经费、成果、专利及日常各项业务进行系统科学的管理，离数据处理自动化的信息水平还很远。

3. 项目验收工作质量存在缺陷

调查问卷统计结果显示，A 医院在科研项目验收方面，72% 的调查对象表示有科学的评价标准作为衡量，28% 的调查对象认为当前的评价标准不够科学，需进一步改进。从中我们也可以看出，目前 A 医院实施的科研项目验收模式依然存在一定的问题。在进一步的访谈调查中了解到，A 医院在科研管理上，管理的刚性不足也是导致科研工作质量得不到提升的重要因素。虽然刚性管理有它的弊端，因为管理的毕竟是人而不是机器，但是过度地通融一些不合规范的行为，为某些大主任"开绿灯"、规章制度形同虚设，会使管理成效大打折扣。管理松懈这种现象不是一两次出现，而是成了长期存在的问题。例如，在进行科研项目结题验收的管理工作时，管理的刚性是明显不足的。每年到了纵向项目结题验收的时候，就有相当多的课题申请延期，有些还申请终止。究其原因，很多并非研究中的不可控因素导致，而是研究者"重立项，轻研究"的态度所致。

4. 项目专利成果转化率不高

问卷调查结果显示，调查对象对 A 医院项目专利成果转化工作的满意度认为一般的占比为 42%，认为比较满意的占 27%，认为非常满意的占 26%，还有 5% 的调查对象表示不太满意。总体来看，当前专利申请方面还存在一些问题亟待解决。一方面专利申请数量较少，质量有待提升，在知识产权保护和专利成果转化上还有待提升，当前管理者对知识产权保护重视程度不足，宣传工作开展相对有限。另一方面，管理部门对知识产权宣讲不足，并不能引起科研人员对科技成果的保护意识。在专利转化率低的问题上，除了科研人员不重视成果的推广应用或不了解其方法外，科研人员的研究初衷并未以转化为市场应用、使成果产业化为目的是关键。

5. 项目监督和跟踪审查不足

项目监督管理是项目管理中的重要步骤。科研项目审核通过后，监管部门缺少有效监管和跟踪，特别是对于严重事件也缺少报告制度，科研项目相关资料也没有按照存档要求认真保存，只是对认为比较重要的项目申请材料进行保存，造成整个项目文件记录保存不全。A 医院没有设立专门的科研档案管理部门，档案收集和管理工作更多的是科研部门以项目为单位进行自主管理，多数科研人员对档案管理缺乏正确认识，多是按照项目时间节点进行科研档案整理，档案管理缺乏系统性，科研档案水平较低，对科研人员工作帮助有限。

（三）A 医院科研项目管理模式的改进与对策建议

科研项目管理依赖踏实纯净的科研氛围和卓越的科学基金管理水平。A 医院要发挥其在科研项目管理中的优势，要在实践中面对新形势、新问题，及时转变观念，高度重视人才培养，应该从重点领域出发，将青年科学基金和重点基金作为项目申请重点，加强科研人才体系建设，通过科研项目框架落实，加强科研项目管理模式优化和改建。

1. 倡导交叉学科建设并增强项目申请的针对性、开放性和全面性

首先，A 医院应该加强内部学科重组和亚中心建设，按照大综合、精专

业方向，对具有高级职称的医师进行交叉科研重组，按照专业不同组建多个服务功能齐全的亚中心，同时应该加强医生的继续教育，按照学分制提升医生知识水平和能力水平，并通过开展各类教育学术研讨、学术座谈和学术讲座等，进一步提升职工专业能力和业务水平，并积极鼓励员工从兴趣爱好出发，组成学术团队进行沟通学习，促进人才交流。

其次，应加强基础教育与临床应用有机结合，特别是要重视临床应用研究，充分发挥学校与医院综合优势，借助组织优势，打破机构桎梏，尝试一级学科交叉，构建交叉团队，将全院职工都纳入进来。同时，利用综合性附属医院的辐射带动能力，对生物力学、医学和生物材料学科进行整合，加强学科合作，提升生物医用材料和器械研发能力，加强技术创新，将新技术、新思路应用于临床医学，从而创新形成一批高技术学科和产业。

2. 营造宽松的科研项目实施环境和激发科研人员的创新活力

首先，要为科研项目实施营造宽松的外部环境，要固化科研管理相关法律制度和申报程序，明确科研政策的长期性和有效性，进一步优化科研活动评价标准，减少经济指标影响因素，科研项目应该从科研人员实际出发，加强政策保障，将政策保障性经费与科研人员技术职称挂钩，并加强竞争性研究经费的争取工作，努力从国家科技计划中争取项目。

其次，要进一步完善科研人员激励机制。按照国家相关政策要求，结合A医院具体人才激励制度实际，在医院设立了杰出青年基金、骨干人才工程和优秀青年学者基金等项目，通过构建符合科技人才成长规律的激励机制，为更多青年科研人才提供研究平台，培育有潜力的研究方向，为未来独立申报项目积累经验，打牢基础。

最后，注重大数据的建设与挖掘。当前由电子病历、影像数据、临床标本以及遗传基因等信息构成的医学数据急剧增长，通过大数据的建设，可以使用智能的检索工具，实现多维度检索、筛查及复杂的数据挖掘；使用专业型数据可视化工具，从多维度、不同视角观察数据。我国拥有着丰富的病例样本资源，A医院应充分利用大数据的建设与挖掘，使之成为探寻疾病发生发展本质、寻找疾病诊疗方案的有效工具。

3. 不断完善项目管理制度以提升结题验收的科学化水平

首先，注重学风和科研氛围的培育。A医院从未来长远发展角度考虑，制定了严格的学风制度和科研学术制度，对于学术不端行为也进行了详细规定，对抄袭、伪造数据、代写等多种学术不端行为要严肃处理，加大惩罚力度，营造风清气正的学术氛围，通过学风影响让科研人员形成严谨治学的态度，能够全身心投入到科研工作之中。

其次，要加强科研平台建设。科研工作需要科研平台支撑，特别是在人才培养和成果转化方面发挥重要作用。平台在硬件和软件上的建设应处在领先水平，才能更好地指导和服务医院的科研工作。所以，平台建设应该从规范和优化内部管理、加强平台人员的技能提升、转变平台发展方向、强化平台服务职能、延展平台服务范围等方面入手，将科研平台的效能充分发挥出来。

最后，注重奖惩结合。充分发挥科研强化作用，有效提升科研人员的主观能动性，使其更加专注地投入到科研工作之中，从而更好地调动科研人员工作积极性，提升医院科研整体水平，提高科研成果质量。在具体工作中，注重科研员工作考核，定期进行科研进度检查，对于在规定时间内没有完成课题任务的，取消下年申报资格，全面提升奖惩结果应用。

4. 进一步加强科研项目团队建设以促进成果公开高效转化

首先，要通过各项政策措施落实，对科研成果转化相关问题进行明确解答，并进行广泛宣传，让科研工作者重新认识科研成果转化的重要性，严格落实各种奖惩制度，通过双向规范，鼓励科研人员进行项目申报。

其次，团队是医学科研项目高效开展的保障和助力。从项目整体流程和政策保障出发，给予科研项目全面的支持，并从项目具体实施情况入手，结合当前科研总体规划，对项目审批、具体措施和成果转化方面给予支持和保障，从政策、项目资金等层面确保重点项目稳步推进，同时，对团队建设和科研能力进行整体把握，加强对科研团队的宏观指导，确保科研团队能够更加高效地完成相关研究工作。

5. 不断提升科研项目管理的专业化水平并建立反馈体系

首先，要加强信息公开，进一步推进科研项目管理法治化水平。通过提案方式，建议全国人大制定《医疗科研项目管理法》，以法律形式对科研项目管理相关流程、步骤和行为予以法律化。在具体法律制定中要突出专家论证和评审环节的盲评制，提升项目立项的公平性；要加强从项目申报到验收整个过程的信息公开程度，特别是在项目立项阶段，要建立听证制度，对项目资金使用、项目成果和存在的风险进行听证。

其次，建立项目信用评级制度。当前，国家非常重视社会信用体系建设，具体到科研项目管理领域，要构建统一的科研项目信用评价制度，对承担科研项目的相关单位要每年进行一次信用评价，并实施动态和分级管理，建立退出机制，始终位于信用评价末尾的单位应该予以淘汰，对信用评价等级较高单位赋予更多自主管理权。

最后，健全档案管理。医院的科研资料和档案，是医院科研发展的见证，也反映了医院的整体医疗水平，对医院的持续性发展来说具有重要的作用。要进一步加强科研档案管理，利用信息化手段提升科研项目档案管理水平，为提升科研项目信息化水平提供档案保障。

6. 借助互联网构建精细化科研项目管理模式

科研管理信息化工作是医院信息化工作开展的重要领域之一，从这个层面来看，A 医院应该依托互联网信息技术提高科研项目管理智能化水平。

（1）搭建智能化科研管理平台。网络时代的来临、信息化手段的普及，带来的直接效果就是办公效率的大大提高。A 医院科研管理部门的管理虽然也在一定程度上实现了无纸化，但大部分的优化只能依赖外部平台。内部管理的网络信息化程度还是发展得比较缓慢。科研管理工作有大量信息和数据需要备案记录，分析统计，整理归纳。

为了提升管理的效率和效用，智能化的科研管理平台的建立势在必行。科研管理系统不仅只是数据的储存，还是实现对全院科研工作科学严谨的监管、加大管理力度的重要工具。系统应有项目、经费、成果、专利、学术活动、日常事务等多个管理模块，能实现数据的自动分类整理、统计分析、绩效考核、预警提醒、实时监控等功能。这对科研人员来说，系统既大大便利了他们对自己科研工作的管理，也减少了行政事务办理所需的烦琐流程和时间。同时，系统的数据发掘功能让管理部门能更准确把握医院的科研现状，分析问题的所在，及时采取有效的应对措施。因此，科研管理平台是提升管理质量的必要条件。

（2）医院精细化项目管理模式设计。医院科研管理信息系统是医院科研工作与网络信息技术具体融合的产物，把软件定义在方便用户、灵活管理的新思想中实现功能，实现基于"互联网＋"的云模式。利用互联网改进科研项目管理流程能够有效提升工作效率。要在科研项目申报和实施阶段加强相关信息管理，特别是要加强项目基本信息管理，对项目开展情况、相关数字、纸质文档和论文相关信息进行整理保存。项目管理人员要加强对项目进展情况监督，还需要对科研管理流程化操作进行优化，通过系统维护、课题管理、专家库管理和审核管理等进行完善，对项目从立项到完结整个过程进行有效组织串联，进一步优化操作流程。申请人登录系统，获得权限后方可申请项目：按照约定的规则填写相应的资料、信息，上传资料后保存填写的内容，保存成功后进行下一步；不通过的申请可以修改相关信息再次提交，让科研办相关人员再次审核。对于删除，如果科研办未对该申请进行审核，可删除该次申请，并且删除后不可恢复。

要通过信息技术，创建更加透明的经费管理模式，作为科研项目管理的重要内容，加强科研经费管理，能够有效推进科研项目顺利开展。其中，科研经费管理包括项目预算、经费执行和经费统计等。科研管理部门负责经费下拨和监督，一旦经费发生支出，应该由实际使用经费的人员向财务部门提供详细支出表，确保经费使用的科学性和规范性。

　利用互联网改进科研成果管理，强化科研成果反馈与应用。在科研项目实施的过程中或者项目完成以后，科研项目小组要对整个科研过程进行总结，对于存在的问题要提出具体解决方法，在成果表述上要以论文、专利和著作方式进行总结。对于论文信息管理，要按照相关要求进行，对于著作基本信息要进行记录。

第九节　公立医院教学业务内部控制建设

医院承担着医疗、教学、科研三大任务。医疗的本质在于应用知识，教学的本质在于传授知识，而科研的本质在于发展与创新知识。科教兴院，科教兴医，医疗水平的提高需要教学、科研做后盾。医院教学与医疗、科研工作是相辅相成、互相促进的关系：良好的医疗技术水平和科研水平将为教学提供优良的条件，教学也可以促进科研技术水平、医疗质量的提高，促进医院全面发展。

一、公立医院教学业务概述

（一）公立医院教学业务的内涵

公立医院教学主要是指临床教学。临床是指对患者进行直接的观察。临床教学是学生把基础理论知识转变为以患者为中心的高质量护理所必需的不同智力技能和精神运动技能的媒介。临床教学的目的是，帮助学生将既往学到的理论基础知识与治疗措施、相关诊断及护理患者时的临床护理操作技能相结合，使学生通过学习掌握进入继续教育和健康保健系统需要的专业技能、个人技能、职业态度、职业行为。

公立医院教学业务管理过程是指公立医院管理者依据一定的教育思想，通过一定的管理手段，本着遵从教学规律和管理规律的原则，对教学过程进行计划、组织、指挥、协调、控制，维持公立医院正常的教学秩序，以期达到教学资源的优化配置，使教学活动达到公立医院既定的人才培养目标的重要过程。

（二）公立医院教学的特点

1. 社会性

医学研究和服务的对象是人，医院服务的对象也是人，人具有社会性。现代医学发展模式也是"生理—心理—社会"模式，医院教学必须重视其社会性。人类健康和疾病除了有其自身发展的生物学规律外，在相当的程度上还受着诸多社会因素的影响，这就决定了医学既有自然性的一面，又有其社会性的一面。因而需要树立整体观念，把病人当作一个生活在现实社会整体中的有意义的人，而不是疾病的载体，更不是一台待修的机器。医学在为人类服务的过程中，不仅存在人与人之间的关系，还与社会经济、政治、法律、道德等方面密切联系。医学教育既然是要培养为人类健康事业服务、促进医学发展的人才，就必须适应社会卫生事业发展的需要，在教育过程中更加重视德育教育，加强职业道德教育、医学伦理教育和医学法学教育，使学生不仅在技术上精益求精，还具有高尚的医德医风，热爱卫生事业，对病人具有高度的责任感和同情心，全心全意为病人服务。

2. 复杂性

一方面，医学是研究人体的科学，人体本身形态结构和生理功能就很复杂，影响人的生、老、病、死的因素也极多，要弄清它是一件非常复杂的事情；另一方面，近年来，现代科学技术的迅猛发展，对生物医学起了巨大的推动作用，致使医学知识与信息激烈增长。随着传统生物医学模式向生物—心理—社会医学模式转变，医学与社会科学、自然科学之间产生了相互联系、相互渗透、相互交叉，使高等医学教育的内容扩展到医学之外的自然科学和人文社会科学领域。

3. 服务性

医院教学主要是通过医疗服务来进行的，教师在服务中教，学生在服务中学。教师通过病历书写、教学查房、病例讨论、技术操作等形式向学生传授临床知识和技能。学生也可通过将病人的症状、体征和各种临床检查、化验资料加以收集和整理，使其对于课堂教学所获得的临床医学知识融会贯通，不断提高自身的医疗技术水平。

4. 实践性

医务人员必须应用医学知识、医疗技能和手段进行医疗实践。医学人才必须通过实践学习诊断与治疗知识，训练临床思维，掌握临床技能，在实践中提高临床处理能力。床旁教学是医院教学实践性的突出表现，学习人员在上级医生指导下，管理一定数量的病床，密切观察患者病情变化，在实践中学习。

5. 兼职性

医院教学的教师是临床医务人员，在担负临床医疗工作的同时兼任教学工作。教师结合临床经验，讲授临床医疗心得体会，教学内容生动、真实。临床教师兼任教学是一份责任，培养新一代医学人才是每一个临床医务工作者的职责。

综上所述，教学是医院的重要职能之一，医院教学是医学教育的重要组成部分，是医院将知识、技能传授给学习人员的过程。

二、公立医院教学业务的主要风险点

（一）专业定位风险

专业定位风险主要来自对专业培养目标和专业发展方向定位的问题。首先，在设定专业培养目标时，有时会把本专业的基础理论、专业知识和基本技能的目标设置过于理论化，不符合公立医院实际需求，搞形式主义，片面强调课程的理论性而忽视实用性。这会导致学生不具备本专业的职业能力和初步的科学研究能力。其次，公立医院没有结合医院本身的实际情况，不考虑对应层次受教育者的能力和基本素质，出现专业培养目标定位和学生的实际能力错位，以及学生对该专业并无兴趣。这样制定的培养目标无法完成对学生素质、知识、能力等的培养。

（二）临床教学风险

临床教学是公立医院把各类知识传递给学生的主要途径。临床教学风险主要体现在两方面：首先，临床教学管理过程中出现临床纪律管理不严肃、学生状态散漫的情况。学生不听讲、不执行教师布置的临床任务，降低了临床的教学效率，在这种状态下较难达到预期的教学效果。其次，临床教学效果也取决于教师的工作质量。教学规范是教学活动开展的基本标尺，是在培养方案指导下具体实施教学活动的指导细则，对临床教学有着明确的要求。教师在履行教学规范时，存在的风险事件包括：教学计划编制和教材选用没有考虑学生的接受程度，会降低临床教学效率；成绩考核误差会导致学生心理受到影响；教学大纲和临床实践等没有按照培养方案执行，会对学生安排学习计划产生负面影响等。

（三）认知激活风险

认知激活风险是指教师在教学活动的组织时，有时会经常减少认知激活方面的教学设计，从而降低了对学生思考问题能力的培养。一方面，认知激活教学活动设计有一定难度；另一方面，课程基础内容较多而挤压了认知激活教学的可用时间。认知激活风险会使教师的教学效果不理想。学生在学习了基础理论知识之后，不进行深入的思考就会浮在问题的表面上，不能培养解决问题的能力，对职业素质的培养极为不利。

三、公立医院教学业务的关键控制措施

（1）医院应当建立健全教学业务管理制度，建立教学业务工作的决策机制、工作机制、审核机制和监督机制。

（2）明确教学业务归口管理部门及其职责权限，明确教学业务管理部门、财务部门、审计部门、采购部门、资产部门等内部相关部门在教学管理中的职责权限。

（3）合理设置教学业务管理岗位，明确岗位职责权限，确保教学业务预算编制与审核、教学资金使用与付款审批等不相容岗位相互分离。

（4）优化教学业务管理的工作流程、工作规范，建立部门间沟通配合机制；按批复预算使用教学资金，专款专用，加强教学经费使用管理。

四、公立医院教学业务的案例分析

（一）A 医院的基本情况 [①]

A 医院是一所湖北地区历史最悠久的大型综合性教学医院。1866 年医院成立，截至目前已有近 150 年的历史。医院目前职工人数 6 500 余名，其中，正高职称 202 人，副高职称 395 人，医院护理人员 3 782 人，每年接收临床护理教学学生近千人。经过近一个半世纪的不断建设与持续发展，医院已经包含享誉全国的医学专科，成为师资力量雄厚、医疗技术精湛、种类齐全、诊疗设备先进、英才名医荟萃、实力强大的具有科研能力的现代化医院，综合实力位居国内前列。

医院护理部通过设立独立的护理教研室，负责临床护理教学工作，并由护理主任担任护理教研室主任，下设护理教研室副主任、总护士长、护士长、科室培训带教组长等管理层级。

（二）A 医院临床护理教学管理中存在的主要问题

1.临床护理教学管理理念滞后

目前，A 医院临床护理教学管理过程，较多都是遵循传统的管理理念以

---

① 本案例主要改编自：乐琼. 综合医院临床护理教学管理问题研究——以武汉市某三级甲等医院为例［D］. 武汉：华中师范大学，2016.

及陈旧的临床护理教学管理制度，管理理念相对落后，管理形式单一，竞争观念不足。首先，管理人员缺乏管理知识。在医疗机构中，从事护理教学管理的人员一般都是从临床一线护士岗中选拔出来的，对护理管理的理论知识并没有系统的学习，其管理形式单一，缺乏创新性和科学性，导致管理方法不恰当，影响临床护理教学工作，不仅浪费了大量的人力，也会因为临床教学管理方式的不适用，有损害患者权益的可能。学生没有接受良好的教育，教师没有在教学工作中发挥出最佳的水平，从而降低了临床教学管理的质量。医院护理教学管理人员未经过系统的管理知识培训，医院对进入护理教学管理岗位的人员也缺少提升管理技能培训的机制，这些人员不具备管理学知识和管理学专业背景，在进行临床教学管理的过程中，容易出现管理疏漏和问题。

其次，管理理念陈旧。采用行政管理的方法进行临床教学管理。行政管理是学校教学管理的传统常规方法，是指运用行政组织管理的组织架构，通过指令性的计划、指示、规定职责、规章制度等进行管理的方法。以行政管理的方式来管理教务工作，对院校的教学进行系统的控制，能明显提高管理效率，通过对具体的问题发出指示和相关要求，能更有效地解决某些疑难问题，或是管理过程中发生的突发情况。然而，行政管理方法也有一些不足之处，例如，行政管理方法强调统一，往往忽略教育的特点和学校的实际情况，也很难适应教育对象个性充分发展的需要。在当今的教学管理过程中，最有效的教学管理方法并不是封闭性的、单一的模式，而应该是多种方法的有机结合，做到彼此间扬长避短，教务管理才能收到良好的效果。

2. 缺乏高层次临床护理教学老师

全院临床护理工作人员 3 782 人，其中，临床护理带教老师 759 人，约占 20.06%。近三年数据显示，全院平均每年负责研究生临床护理教学 24 人次，本科生临床护理教学 789 人次，专科生临床护理教学 324 人次，中专生临床护理教学 113 人次，共计 1 250 人次繁重的临床护理教学任务。大量的临床实习带教工作，相比之下符合资质的临床实习带教老师显得严重不足。临床带教老师需要具备一定的理论基础临床经验、教学经验。医院培养一名临床带教老师需要系统的过程，考核合格后聘任。目前的医疗形势下，医院扩张迅速，每年招聘大量的护理人员，她们并未达到担任临床带教老师的要求，从而导致临床护理教学老师与实习学生之间出现了明显的数量上的不符。

临床护理带教老师的缺乏直接影响临床护理教学质量和学生对医院教学

工作的满意度。影响护理学生教学计划的完成，是目前各大教学医院面临的共同的难题。临床护理带教老师的培养也不是一朝一夕能够解决的，需要系统的、逐步的培养。伴随医院规模的不断扩张、护理学生数量的递增，如何解决护理带教老师缺乏的问题，保证护理学生的教学任务，同时保障临床护理安全，也成为医院关注的重点。

首先，A 医院临床带教老师学历层次偏低。随着目前护理教育形势的变化，高学历的护理学生日益增多，医院承担护理研究生教学任务更是对护理教学老师的学历提出了要求。面对高学历护理学生的挑战，临床带教老师学历层次低成为较大的问题，也对临床带教老师的学历提升提出了要求，激励她们不断参加业务学习，提升专业内涵。

其次，A 医院高层次护理人才引入不足。A 医院对高层次临床护理人才的引进存在一定的问题，未制定激励机制，导致高层次临床护理人才流失。高层次临床护理教学老师的成长和发展一方面来源于自身日积月累的教学经验，另一方面来自医院为她们提供的客观条件。现代的教师管理不仅包括对教师的使用和管辖，还包括通过建立集体教研、教师进修、职务培训、梯队建设等制度和措施，为临床护理教学老师的成长和发展提供良好的环境条件。

近年来，医院高层次护理人才流失较大，部分人员选择去学校担任老师，或者去杂志社担任编辑等，脱离了护理岗位。她们认为护士的工作辛苦，劳动付出与收入不符。拥有高学历的护理人才，一旦有更好的机会，便会离开护理岗位，这也进一步造成了较高层次护理人才的不足。

3. 临床护理教学管理制度不健全

（1）临床护理管理与临床带教的责权不明。临床护士在完成本职工作的同时，还要负责临床实习学生的带教工作。由于临床护理工作繁重，护士在工作时段内完成本职工作往往都有困难，需要加班加点。要实现实习教学工作的高质量完成，仍存在较大的困难。肩负临床护理工作和教学工作双重任务的护士，由于精力不足，难以将工作高质量完成。

临床护理管理人员与临床带教老师之间未建立直接的联系，临床带教老师的辅助职能是完成临床教学任务，但其劳务发放是由科室完成的。临床带教老师在带教工作上的表现与绩效考核未体现直接的对应。教学管理部门对带教老师的管理就会部分地缺失，未发挥临床带教最大的作用。

（2）护理人员缺乏对学生的尊重，相关法律意识淡薄。由于目前临床护理教学管理制度不健全，临床护理教学中容易出现以下问题：部分临床护理带教老师对护理教育目标不明确、责任心不强、缺乏教学理念、带教方式落后、时间和精力不够等；在护生方面，会出现基础心理承受力弱、缺乏主动性、知识不扎实、健康教育意识薄弱、缺乏法律及自我保护意识等问题。

4.临床护理教学管理体系不完善

目前我国临床护理教学管理体系仍然存在一定的问题。由于临床护理工作繁忙，普通护士在工作的同时承担实习学生的带教工作时，往往会力不从心，无暇顾及。

（1）临床护理教学老师身兼多职。临床护理教学老师身兼多职，既是临床一线护士，又兼临床护理带教老师，两种角色在临床繁忙的护理工作中，必然会产生冲突。临床护理带教老师为了解决这种冲突，必然会有一种角色的身份退化，多方面的因素导致临床护理教学计划不能高质量地完成，学生不能接受到最佳的教学。在整个管理体系中，由于这种能级对应的缺失，没有专职的人员负责科室层面的教学管理工作。

（2）临床护理教学老师培训不足。护理教研室的管理人员毕竟人数有限，很难对全院的学生和带教老师进行管理。各项标准、各项制度的落实，督导检查的时候也不能做到一个不放过，人人过关。现阶段，临床护理教学老师在理论知识和专业技能上还存在一定的不足，部分老师的理论知识未及时更新，与当今发展迅速的医疗形势不对等，在教学的过程中就会存在知识陈旧的问题，从而影响临床护理教学的质量。

临床护理教学老师的培训体系如何建立、如何规范，也是目前临床教学管理中面临的难题。在人员有限的情况下，要对临床护理教学老师加大培训力度，提升专业内涵和职业价值感。

（三）提升公立医院临床护理教学管理的对策

1.改革教学管理理念，以人为本，全面提升临床护理教学管理水平

（1）改革教学管理理念，采取以人为本的教学管理方法。以人为本的教学管理方法与行政管理的方法有所区别，更突出以尊重人、激励人、解放人、关心人、发展人为基础的宗旨，以此来指导临床护理教学管理，将临床护理教学培训老师作为临床护理教学管理活动的中心以及重要的资源（不仅仅是将临床护理教学老师视为临床教学管理的对象，而是将临床护理教学老师视为临床护理教学管理的主体），充分开发临床护理教学老师的潜能并充分利用。以学校目标、教师个人目标的实现为目的而进行管理。以人为本的教学管理模式，并不是对科层式行政管理模式的完全否认，而是在坚持科层式组织结构的前提下，优化部分不合理的内容，使刚性的管理和柔性的管理能够系统

地结合，给教师营造一个相对宽松的环境，促进教师的发展。

（2）引进新教学方法，采用导师责任制。传统的临床护理教学管理中，教学方法比较单一，未强调针对护生的个性化教学，不能让护生全方位地开发学习的思维，满足个性化的学习需求。通过运用新的教学方法，结合临床实际，帮助护生尽快适应护士的工作，掌握必备的知识与技能。

被称为导师的老师在一定时期内，对所负责的学生进行个别指导的教学方法。学生进入临床实习时，每位导师负责 1 ~ 3 名实习的学生，导师对所负责的学生进行实习期评估，根据学生的基本情况、特点等制定个性化的实习方案，使实习更有目的性、针对性。导师结合自身经历，向学生教授临床工作的思路和方法，指导临床实习工作，及时与病区带教老师沟通，掌握实习计划的完成情况，对学生的实习过程进行动态、连续、全程的指导和监控。导师责任制使师生关系更为融洽和谐，着重学生的思想和人格陶冶，培养学生健康的职业认同感，重视学生情感智力的培养，学会自我调节消极情绪。然而，导师责任制对导师的要求较高，对导师的选拔有较高的标准，能达到导师水平的临床护理老师不多。同时，导师直接指导学生临床实践的时间不足，难以全面、真实地了解学生实习进展情况。

（3）运用体验学习法。体验学习法是指在设定教学目标的前提下，让学生在真实或模拟的环境中，通过自身的经历或对事物的观察，通过反思和与他人分享感悟中构建知识、技能和态度的一种教学方法。体验学习法的最大特点在于学生通过积极实践，在临床护理工作中获得直接经验。

首先，体验学习法可以让学生亲身经历护理实践产生的体验或感受；其次，可以通过小组同学的交流和讨论，对感受进行反馈分析，明确自己学到什么，发现什么；再次，学生将反思和体会到的结果进一步抽象，形成一般性的理论或结论；最后，学生可以将本次发现的结论运用到其他新的情境之中。

2. 加强各层级护理人员的培训和继续教育，培养优秀护理教学人才

1）分层培训，制定培训目标，定期考核

按照护士能级，将护士分为新护士、初级护士、中级护士、高级护士、专科护士，根据各层级护士的任职要求和层次水平，制定不同层级的护士培训课程，有计划、有针对性地进行培训。鼓励临床护理人员参加各种业务学习，不断提升学历，完善护理知识技能，提升自身素质，积极学习护理教学的方法与实践。对临床教学老师定期进行考核，制定考核标准，让学生对老师进行评价打分，全方位考核临床护理教学老师的教学工作，并将教学工作纳入年终考核。

2）多吸纳高层次护理教学人才，提高护理教师整体水平

开通绿色招收通道，简化高层次护理人才招聘程序，减少限制。为高层次护理人才提供便捷的招聘渠道，给她们制订职业生涯规划，让她们看到今后的发展，更热情地投入临床护理工作中。适当提高高层次护理人才的工资水平、福利津贴。对临床护理教学老师采取的激励策略包括以下几方面：

（1）工作激励。首先引导护理教学老师认识自己工作深层的、巨大的社会价值；其次，提供有助于专业成长的各类培训，给年轻护理教学老师定目标、压担子，用富有挑战性的工作为他们的锻炼成长提供机会；最后，领导应以"多施雨露，少降风霜"为原则，对护理教学老师在工作中的点滴进步予以肯定，引导护理教学老师关注自我成长。只有当护理教学老师发现了自己工作的内在尊严和快乐时，他的工作动力才会是强大而持久的。

（2）薪酬奖励。根据双因素理论，薪酬体系中的基本工资、基本福利属于保健因素，而岗位津贴、业绩津贴属于激励因素。要让护理教学老师认识到自己的努力能够获得良好的绩效评价成绩，而这种成绩又能给自己带来所珍视的奖酬。

（3）情感激励。情感激励的实质是对护理教学老师信任、尊重和关心。最高管理层要主动倾听护理教学老师的意见和建议，让护理教学老师参与学校管理，这是一种情感激励；通过评选先进，公布表彰，给予荣誉，也是一种情感激励。同时，加大在高等学府的招聘力度及宣传力度，组织专人在每年毕业生应聘时赴各高等学府或有影响力的机构，宣传医院招聘政策和福利待遇。并与有意向的高级护理人才多进行沟通，多渠道保证高层次护理人才的引进，提高整体临床护理教学水平。

3. 完善临床护理教学管理制度，狠抓教学质量管理

临床护理教学质量的管理作为临床教学管理的核心，需要在教学管理工作中，开展教学质量监控。护理教学质量监控是在护理部、护理教研室、科室教研室的指导下，成立护理学院（系）教学指导委员会和教学质量督导委员会，与教研室的督导小组共同实施教学全过程监控。

教学指导委员会负责落实学校各项教学管理规章制度；审议学科专业和人才建设方案、教学整体规划和中长期发展计划、学科专业设置和建设规划、培养方案、教学大纲、教材建设规划；研究重大教学改革；审定各类教学奖励等。

教学质量督导委员会负责对护理教学的质量、教学秩序进行全程监控，并及时反馈结果，在教学质量管理、教学理论与实践等方面给予监督，有效

地监控课程计划的实施和评价学生的学习状况。同时要建立完整的教学评价机制。教学质量评价过程需要有领导、老师、学生、管理人员4个层面参与，也需要聘请校外教育管理部门、校外用人单位的同行、学生家长对教学质量进行评价。

一是护理听课制度。护理院校组成以资深专家教授为主要力量的教学督导组，同时组织各系主任、辅导员、教学管理人员与教学质量督导委员会成员一起通过听课、评课，全面了解课堂教学情况，并就存在的问题及时向单位和个人进行反馈。

二是护理教学工作研讨制度。①护理教研活动。医院的护理教研室均应定期组织护理教学教师参加教研活动，相互交流护理教学的经验，研究护理学生的特点、教学方法，并进行改进，深入研究护理教学计划，及时解决存在的问题。②护理教学工作研讨。教学工作研讨会是更深层次、更学术化的教研活动，其着力点是怎样根据本专业培养目标和护理实习学生实际情况，研讨优化护理学教学内容，改进临床护理教学的方法，从而提高临床护理教学的质量。通过教学工作研讨，任课教师在主要问题上达成共识，以促进教学质量持续改进。

三是护理考试管理制度。①考试命题。试卷的总体题量、题目难度要适中，通常会根据中等水平题量，制定A／B两组考试试卷，学校或院（系）层面可建立试题库或试卷库，推进教考分离，更客观地评估教学质量和学习效果。②巡考制度。为保证监考教师在整个教考过程中的公正、公平，在考试期间，教务管理部门应安排巡考在考场巡视，督促监考人员认真履行监考职责，严肃考风考纪。③阅卷要求。为保证考试成绩的公正性、可靠性，应实行双盲试卷评阅。试卷评阅完成后，应进行考试情况分析和成绩分析，评估学生知识、技能的掌握情况，并组织讲评反馈。

四是护理教学事故认定和处理制度。教学事故是指由于临床护理教学老师、教辅人员、教学管理人员的直接或间接责任，正常教学秩序、教学进程或教学质量受到影响，并造成不良后果的行为或事件。根据事故性质和造成的影响程度，教学事故可分为三级：重大教学事故（Ⅰ级）、严重教学事故（Ⅱ级）、一般教学事故（Ⅲ级）。高等护理院校应制定明细的教学事故认定及处理办法，并与责任人的经济利益、业绩评定、评优奖励、职务晋升、任期考评等挂钩。

五是建设护理教学网络体系。在临床护理教学质量网络体系的构建中，通过运用OA、E-mail、QQ、博客、微信、教务管理系统、可视化多媒体教室远程管理系统、教务管理综合查询系统、论坛等，使信息化的体系融入整个护理教学过程，实现临床护理教学网络化的教学质量保障。

4.优化临床护理教学管理体系，保证系统高效运作

（1）设立科室专职临床教学培训老师。专职临床教学培训老师在科室人力资源允许的情况下，可不参加护士倒班，将更多的精力和时间用在临床护理教学中，用于提高临床护理教学质量，保障学生实习工作的顺利进行。同时，专职临床教学培训老师还可以指导其他带教老师的工作，也可以对她们进行考核，协助护理教研室制定的护理管理工作的落实。

（2）明确各层级人员职责、工作标准，年终奖与绩效考核挂钩。通过调整和规范临床护理教学中各层级人员的工作职责、工作标准，达到教学管理工作中的进一步规范，人人有职责，人人有标准，量化指标，才能对教学老师的工作进行考核评价，并且将教学质量的考核结果与年终绩效考核挂钩，采取激励机制，有奖有罚，真正促进临床教学老师的积极性，变被动为主动，提高临床教学质量。

教研室总带教老师的职责如下：①在教研室主任和副主任的领导下开展临床护理教学、护理人员在职培训、护理院校理论课授课管理和研究生教学管理等工作。②根据医院实际情况制订学生和护理人员继续教育工作计划，报主任审批后实施。③负责学校理论课授课、学生的日常管理及继续教育工作的组织实施和质量控制工作。④负责分配和指导教研室专职老师、专职继续教育专干的各项工作，并对其工作进行评定。⑤负责全院业务学习的落实。⑥负责与学校的联系和沟通工作，特殊情况及时上报。⑦负责发放经审批的各项教学费。⑧不断改进临床教学和继续教育工作。⑨开展护理教学科研工作。

临床专职培训老师的职责如下：①在护理部的领导下为临床实习制订系统、科学的教学计划。②负责组织实施教学计划，落实专题报告讲座的时间；参与各种教学活动，并进行记录。③安排学生出科考试，随机参加监考。④定期检查病房教学管理、病区教学组长及教师的教学情况。⑤做好与学生的沟通工作，及时向护理部汇报情况。⑥经常深入病房，关心学生，了解学生的思想、生活、工作、学习等情况。定期向护理部汇报，特殊情况随时汇报。⑦加强学生法律意识教育和实习安全检查，防止护理差错、事故发生。⑧协助全院护理人员继续教育、培训及考核工作。⑨协助课堂教学的管理工作。⑩协助护理部的其他各项工作。

病区教学组长的职责如下：①根据临床护理学教研室的临床实习计划制订本病区具体的教学计划并负责落实和实施。②热情接待学生，介绍病房环境、

规章制度、教学目标及病房管理的基本内容。③负责病区实习学生的排班和休假安排。④落实本病区所负责的各项实习任务并及时反馈效果，做好记录。⑤每周批阅学生日记1次。⑥负责批改学生的各种书面作业并按标准给予评价。⑦负责学生综合技能考试、科室操作考试的监考，书写实习鉴定。检查学生填表情况并签字。⑧了解学生的思想、工作和生活情况，学生如有违纪、差错或其他特殊情况发生，须及时向临床护理学教研室汇报。⑨每年完成教学论文1篇。

病区带教老师的职责如下：①根据病区教学计划按时完成教学任务。②关心学生，了解学生的思想、生活和学习情况，并及时进行检查和反馈。③认真学习教育学理论和方法，并根据学生的具体情况不断改进临床教学方法。④对学生发生的职业危害、违纪、差错或其他特殊情况，须及时向病区教学组长汇报。

教研室总带教老师的工作标准如下：①每年有不断更新而详细的临床教学计划和继续教育工作计划。②按计划对全院的临床教学质量和继续教育工作进行检查并及时进行反馈。③能为护理管理部门提供科学的检查数据。④教学资料实行计算机管理，保管有序，无遗失。⑤各科护士长、带教老师、学校及学生了解医院的各种教学管理制度并积极配合。⑥能与医院、学校、学生进行有效沟通，临床教学质量得到好评。⑦积极组织护理教学研究工作，提高医院护理人员从事教学研究的积极性；本人每年在核心期刊发表1～2篇教学论文。⑧重视教学人才的培养和梯队建设，对轮转护理教研室的专职教师实行跟踪辅导，对病区教学组长进行定期培训。⑨积极传授课堂授课的新理论和新方法，以科目为单位对授课效果实施评价并及时反馈。⑩认真做好在职培训计划，并配合主任督促执行。

临床专职培训老师的工作标准如下：①每年有详细的片区教学计划并按时执行。②每周深入所有病房至少1次，熟悉学生的思想、工作和生活情况。③每周与病区教学组组长、临床带教老师和学生进行有效沟通，及时收集和反馈实习计划的落实、学生的思想动态等各种信息。④每月组织病区教学组长交叉进行临床教学检查，并将存在的问题及时汇总、反馈。⑤按计划参加病房的各项临床护理教学活动，为病区教学组组长和临床带教老师提供教学指导。⑥每年组织实习学生参加理论考试1次，每轮回随机参加各病房的操作考试至少1次，并对考试效果进行分析和反馈。⑦教学资料保管完整有序。⑧每年撰写护理教学文章1～2篇。

病区教学组组长的工作标准如下：①病房对不同学历层次的学生制订了

教学计划并按时执行，且病房教学计划根据学生的实际情况不断调整。②按时完成护理教研室下达的教学任务。③每周与临床带教老师和学生进行有效沟通，熟悉学生的思想、学习、工作和生活情况。④每月与临床护理教研室进行沟通，及时反映学生的情况；特殊事件及时沟通。⑤每周对本病区的教学活动效果进行检查和反馈，及时找出问题。⑥按计划参加病房的各项临床护理教学活动，对临床带教老师的工作提出指导性意见和建议。⑦组织和参加本病区学生的基础护理和专科护理操作考试，并对考试效果进行分析和反馈。⑧每年撰写教学论文至少1篇。

病区带教老师工作标准如下：①按照病房教学计划认真落实和完成各项教学任务，并根据学生的实际情况不断调整。②对每个工作日学生的学习情况有计划、有落实、有检查。熟悉学生的思想、学习、工作和生活情况。③每周与病区教学组组长进行有效沟通，及时反馈信息；特殊事件及时沟通。④及时征求学生的意见和建议，不断改进临床教学方法。⑤参加本病区学生的基础护理和专科护理操作考试，并对考试效果进行分析和反馈。⑥每年撰写护理教学论文1篇。

第十节 公立医院互联网医疗业务内部控制建设

一、公立医院互联网医疗业务概述

随着信息技术的进一步发展和传统医疗领域的深化改革，互联网医疗产业将成为医疗行业不可或缺的重要组成部分，必将深刻改变医疗服务的供给模式，为我国医疗领域的进步注入新的动力。当前，互联网医疗的价值已得到全社会的普遍认可。有些公立医院自己开展移动互联网医疗的相关服务业务，更多的公立医院选择与移动医疗应用服务商开展合作，实现预约挂号、远程诊疗以及保健服务等功能。还有许多执业医师通过移动医疗应用开展在线问诊等服务。药企电商、医疗器械公司和可穿戴设备公司等单位也均与医疗应用服务商开展了一定程度的合作。从整体上来看，互联网医疗已经发展成为一个多元合作的产业模式。在这个合作网络中，掌握着大量用户流量的移动医疗应用服务商扮演着结构洞的角色，紧密联系着各方面医疗资源，在创造商业价值的同时，还通过整合医疗健康资源，达到了便民的目的，创造了社会价值。

（一）互联网医疗业务的含义

"互联网+"是一种新的经济形态，是互联网思维在产业领域的实践和应用。通过通信技术和新兴网络平台，互联网与传统行业进行融合，加入广域大数据，以互联网技术平台为基础设施和实现工具，创新生产营销模式。互联创新思维的基础是实现对各行业的跨界融合，通过重塑、融合实现每个环节的互联互通，充分发挥群体智能。"互联网+"能够优化资源配置，提升各领域的经济效率，推动经济社会发展和组织变革。推动协同创新、大众创新。"互联网+"打破了原有的经济社会结构，以创新为第一驱动力，开放与自由是"互联网+"最重要的特征之一，目标是要连接一切，赋予各行各业新的力量。

互联网医疗业务是指以互联网为载体、以信息技术为手段，融合传统医疗健康服务场景而形成的一种全新的医疗健康服务模式。互联网医疗在医疗健康服务的资源配置中充分发挥互联网的优化集成作用，深度应用互联网技术的创新成果，形成以互联网为基础设施和实现工具的经济发展新形态。

互联网医疗是互联网与医疗服务的融合，它是以互联网为平台，通过信息技术为患者提供远程会诊、健康咨询、电子处方、药品仪器购买、电子病历档案、疾病风险评估等多种形式的健康医疗服务。所谓的广义"互联网+"医疗，即凭借互联网和物联网等高端信息技术，进行个体健康动态化检验认证的同时，集合生理和心理状况咨询、诊疗、康复保健、防治等诸多功能的健全化医疗卫生服务系统。狭义的"互联网+"医疗，是强调借助网络信息技术进行各类疾病细致化诊断、适当性治疗的专门化服务体系。

（二）互联网医疗的服务内涵

从患者就医价值链的角度来看（图4-30），互联网医疗是将互联网技术与从健康管理、自诊、自我治疗、导诊、候诊、诊断、治疗、康复到后续跟踪的全链条场景进行融合的医疗服务模式。

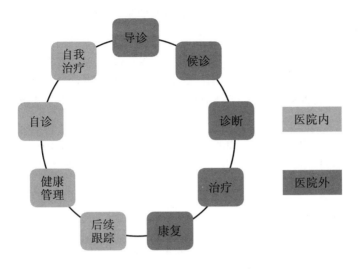

图 4-30　患者就医价值链示意图

从医疗主体的角度来看（图 4-31），互联网医疗是互联网与医生、患者、药企、保险公司和医院五大主体相互结合的医疗服务模式。

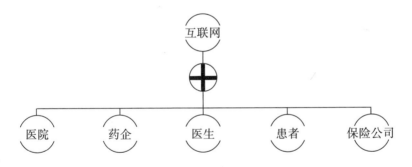

图 4-31　互联网医疗连接医疗主体

（三）互联网医疗的特征

互联网医疗具备鲜明的特征，具体表现在以下几个方面。

（1）打破了传统医疗的边界。互联网医疗打破了传统医疗模式在空间和时间上的限制，身处偏远地区的患者也可以与全国知名的三甲医院的专家进行在线沟通交流。专家可以利用碎片时间为患者看病，不再拘泥于短暂的工作日。

（2）高效便捷。诊后随访的患者，无须通过黄牛抢号，也无须舟车劳顿，可节约出行路费与住宿费。患者上传在当地的影像和检验结果，在线即可与医生沟通病情变化，有助于医生进一步了解患者情况，并给出专业的咨询意见。

（3）大数据的广泛应用。互联网医疗数据庞大，数据种类多，包括在线问诊交互数据、用户健康档案、用户检验检查报告、重症问诊患者就医数据、体检机构数据及线下合作医疗机构数据等。大数据产生快，需要对大数据及时处理。

（4）参与主体比较多。互联网医疗主体众多，包括医生、患者、药房、药师、卫生健康委、第三方互联网医疗公立医院、线上医疗机构线下依托的实体医院。

（四）互联网医疗的应用模式

在政策、技术和资本等多重因素的驱动下，我国在互联网医疗应用模式方面的创新呈现出了百家争鸣、百花齐放之势。创新医疗服务模式、重塑医疗健康生态圈已成为我国整个医疗行业共同努力的方向。特别是在线上问诊、分级诊疗、医药流通等方面，互联网医疗服务正逐步发挥着重要的支撑作用。

在线上问诊方面，现在患者通过手机即可完成从预约、候诊、支付、查询的就诊全流程，彻底改善了过去挂号、候诊、取药时间长而就诊时间短的"三长一短"问题，进而实现优化医疗服务流程、提升就医体验、提高患者满意度的服务目标。

在分级诊疗方面，医疗卫生服务需求大部分集中来源于基层群众。我国幅员辽阔，人口众多且分布广泛，而医疗资源集中于城市，城市医疗资源又主要集中在二级和三级医院，这就导致需求"正三角"结构与资源"倒三角"结构的尖锐矛盾。新医改重要核心举措之一的分级诊疗政策，就是为了解决这种长期存在的突出矛盾。一方面，在国家政策的推动下，各地医疗单位积极探索，部分地区的模式创新已初见成效，实现了区域内医疗单位的诊疗信息互通，打造医院间、医生间、医患间协作融通的"互联网＋"分级诊疗模式；另一方面，通过可穿戴设备和慢性病管理平台的有效结合，增强家庭医生的服务能力，提升百姓在基层医疗机构的服务获得感，实现"互联网＋家庭医生"模式的落地。

在医药流通方面，国家依托"两票制"逐步推动公立医院的医药改革，为"互联网＋医药"提供了不可多得的发展契机。依托基于互联网的、开放的药品集采平台、药品电子追溯体系，国家可以实现医疗医药的闭环服务，有效降低药品流通成本，最终让老百姓获得实惠，彻底解决"看不起病、吃不起药"的民生问题。

二、公立医院互联网医疗业务的主要风险点 [①]

（一）因国家政策、法律法规不配套而导致的法律风险

目前，我国"互联网＋医疗"在政策法律层面的状况可以概括为"政策明朗、法律缺失"。

2015 年 7 月，国务院发布《国务院关于积极推进"互联网＋"行动的指导意见》，提出推广在线医疗卫生新模式，但相关法律制定极其滞后，到目前为止，在国家层面尚没有一部专门针对"互联网＋医疗"的法律法规。

2014 年 8 月，国家卫生计生委（现为国家卫生健康委，下同）下发《国家卫生计生委关于推进医疗机构远程医疗服务的意见》（以下简称《意见》）。其中虽然就加强统筹协调、明确服务内容、完善服务流程以及加强监督管理等内容进行了原则性表述，但该《意见》属政策性文件，不具有法律效力。例如，该《意见》明确提出，"非医疗机构不得开展远程医疗服务"，但现实是，已有众多网络运营商进入这一领域。特别是一些互联网行业"巨头"，利用资金雄厚、占有大数据和网络圈地优势，在不具备医疗机构资质的情况下为网络用户提供医疗服务，且业务已形成一定规模，卫生监督机构对他们无可奈何。实事求是地讲，在"互联网＋医疗"业态中，非法及违规行医、药品销售现象十分普遍。

我国《执业医师法》第十四条规定，"医师经注册后，可以在医疗、预防、保健机构中按照注册的执业地点、执业类别、执业范围执业，从事相应的医疗、预防、保健业务"。这里所称的"执业地点"应为现实空间传统意义上的各类医疗机构。

2015 年 1 月，国家卫生计生委发布《关于印发推进和规范医师多点执业的若干意见的通知》，简化了医师多点执业的注册程序，并探索备案制。随后，北京、浙江、广东等地也开始逐步放开医师多点执业，推行备案制。但在实际操作中，由于地区间的政策差异，多点执业不仅未能减少违法风险，反而增加了新风险。

（二）因监管缺位而导致的监管风险

如前文所述，我国目前尚无专门针对"互联网＋医疗"的法律法规，卫

---

① 主要参考：孔东东."互联网＋医疗"风险的认识与防控［J］.科技导报，2017（1）.

生监督部门以"无法可依"为由放任不管，导致"互联网＋医疗"呈现脱序式发展的趋势。

（三）因技术操作问题而导致的技术操作风险

技术操作风险，既包括网络信息技术操作的风险，也包括诊疗技术实施的风险。

医学是实践学科，古今中外的医生都必须通过亲自调查了解患者病史、对患者的身体进行检查，才能对病情做出诊断和实施治疗措施。我国《执业医师法》第二十三条以立法的形式，将医师"亲自诊查、调查"作为强制性执业规则予以规定。

而医务人员在互联网平台上不可能亲自检查患者，其进行的诊断和治疗是不折不扣地既违反医学与科学规律，又违法的行为。即便是医疗互联网平台上医疗机构之间的远程会诊，由于两个终端医疗机构的硬件技术条件、医务人员业务水平、看问题角度等主客观条件存在差异，也将直接影响诊疗的准确性。法院在审理互联网医疗纠纷案件时，考虑到互联网诊疗行为不合法可能会增加患者误诊风险，一般都会判决医疗机构或者运营商承担一定责任。

（四）因经营活动而导致的运营风险

1.医疗损害责任风险

经营活动所致的风险主要是指"互联网＋医疗"网络运营商在经营活动中产生医疗损害责任的风险。对于该种风险，网络运营商、医疗机构、医务人员普遍存在严重的认识不足，缺乏预警和防控机制。《中华人民共和国民法典》第一千一百九十四条至第一千一百九十七条，对网络运营商在经营活动中侵害他人民事权益情形应承担的法律责任已做出明确规定。就医疗损害而言，所谓"过错"的责任主体是法定的医疗机构及其医务人员，即网络运营商具备医疗机构资质、签约医务人员具备资格。在网络平台上实施诊疗行为，因违反诊疗技术或程序规范以及违法违规造成患者损害的，由网络运营商承担赔偿责任。网络运营商是"互联网＋医疗"诊疗行为的责任主体，医务人员是行为主体。若出现《中华人民共和国民法典》第一千二百二十二条所列情形，根据该法第一千一百六十五条"依照法律规定推定行为人有过错，行为人不能证明自己没有过错的，应当承担侵权责任"的规定，须由网络运营商举证。网络运营商若不具备医疗机构资质，或医务人员不具备资格，或有其他非法行医情形的，直接追究非法行医的法律责任。

2.诊断信息不对称并缺乏技术支撑的风险

过往十年来，我国信息化的整体水平和医院网络基础设施普及程度还不高，通常不能将把患者的数据以"无损"的方式通过平台进行传输，不能给专家诊疗提供足够专业化和有效的病患资料。

3.医患沟通不对称的风险

医疗的专业性强，在短短几分钟的就诊过程中，患者一般并不能完全理解医生的表达，医生在短时间内也不能完全解决患者的问题，而患者通常具有与医生交流的强烈需求。

三、公立医院互联网医疗业务的关键控制措施

为了应对上述主要风险点，公立医院需要采取以下关键控制措施。

（1）时刻关注和掌握我国关于互联网医疗法律法规和相关政策的最新发展，做好医疗内部合规性管理和应对方案。

（2）开展互联网医疗业务的医院应当建立健全互联网诊疗服务与收费的相关管理制度，严格诊疗行为和费用监管。

（3）医院应当明确互联网医疗业务的归口管理部门及其职责权限。明确临床科室、医务部门、信息部门、医保部门、财务部门、审计部门等内部相关部门在互联网医疗业务管理工作中的职责权限。

（4）建立互联网医疗业务的工作流程、业务规范、沟通配合机制，对互联网医疗业务管理的关键环节实行重点管控。

四、互联网医疗监管风险的案例分析——以好大夫在线为例

（一）互联网医疗监管存在的主要风险[①]

1.诊前的主要风险

（1）准入机构多散乱的风险。不管是患者还是医生，对互联网医疗均有实际需求和呼声，在双方的需求和国家政策的鼓励下，实体医院开始在母医院的基础上建立互联网医院子医院。除此之外，越来越多的非医疗行业创业者纷纷进入互联网医疗领域。公立医院和投资商入驻互联网医疗，其本质是医生资源的争夺。互联网医疗平台之间服务缺乏特色，并无太大区别，服务模式被其他平台模仿复制。由于医生资源有限，各大互联网医疗公立医院提

① 本案例改编自：连特女.互联网医疗监管问题及对策研究——以好大夫在线为例［D］.杨凌：西北农业科技大学，2019.

供的线上服务项目同质化严重，大多未找到盈利模式。同一个医生，除了在好大夫在线上岗，还有可能在平安好医生、微医、自己注册执业的本院线上平台等多个互联网医疗平台执业，对于医生本身而言，选一个安全可靠的互联网医疗平台可有效地提高医院和个人声誉，而管理制度不齐全、利欲熏心的平台，会影响医生乃至医生所在医院的声誉，医生面对众多服务功能类似的互联网医疗平台，难以抉择。

准入机构与国家对互联网医疗功能定位不一致。国家卫生健康委对好大夫这类平台的定义是用来实现分级诊疗的工具，进行常见病、慢性病复查，而好大夫在线偏向商业化经营，服务范围主要偏向重问诊。

（2）医患身份信息不对称的风险。好大夫在线有专业的运营团队负责医生资质审核，对于每一位在网站上开通服务的医生，都会人工与医生所在医院的科室进行核实，确保医生信息属实，同时会有专人在国家卫生健康委官网查验医生的《执业医师资格证》，核对医师资格和执业地点。另外，好大夫在线还设有专门的团队对医生的执业信息进行动态核实，出现变更时及时更新。如何杜绝高年资医生将自己的登录端口给低年资医生，让其帮忙代看病，是监管需要考虑的重要内容。

好大夫在线缺乏患者身份识别机制，手机端患者可以上传本人、家庭成员、亲戚、朋友及其他任何人的医疗信息进行就诊，患者信息缺失，无法确保检查资料是否归属手机端本人，导致医生无法提供精确的医疗服务，如果发生医疗纠纷，责任无法划分。

（3）医疗信息不对称的风险。国发〔2015〕40号文件指出，互联网医疗应当将开展疾病复查作为主要工作任务，这意味着医生在好大夫在线开展诊疗工作的关键是对患者既往就诊信息进行判断，如病人为初诊患者，医生将终止医疗服务。在基础设施建设方面，我国并未实现医疗机构之间信息互通，医生无法通过数据桥接获取病人既往就诊史。医生多通过患者自述判断病人是否为复查病人，但这种途径并不可靠，医生缺乏有效路径确认患者是否真的在其他医院就诊过。另外，多数患者受学历、缺乏医学专业相关知识等因素影响，无法准确阐述疾病名称，不明确自身历史用药情况。互联网医疗平台与线下医院之间存在信息壁垒，医生与患者双方存在信息不对称的现象——患者医疗信息不翔实、检验结果无法共享，而医生缺乏有效信息支撑，难以展开互联网诊疗工作，导致患者就诊体验较差。互联网医疗平台如与线下医院信息不互通，不利于医生全面掌握患者病情，诊断、开具处方等诊疗行为均受影响。在购药方面，线上线下信息不互通，不易控制病人的药量，容易导致治疗同种医病相似的药物超量。

2. 诊中的主要风险

（1）禁止初诊患者执行力度差的风险。2018年4月，国家卫生健康委颁布新规，明确规定通过网络可以对慢性病、常见病进行复诊并开具电子处方，但一律禁止医生通过互联网对初诊病人进行诊断。但当前好大夫在线仅要求医生群体通过医生执业证书的验证，对线上诊疗规则的掌握并无要求。其次，好大夫在线平台并没有强制要求病人上传既往资料，平台仅在患者就诊时提示"本次咨询的疾病去医院就诊过吗？曾经的就诊经历，是给医生的重要参考"，如本次咨询的疾病没有就诊过，依旧可以继续咨询，医生环节和平台环节并未按照国家要求禁止网上初诊。

（2）电子病历缺失的风险。病历作为诊疗活动的一种记录形式，应由医务人员分析、记录和整理，应当符合完整、规范、真实客观的要求。电子病历必须使用医学术语，确保语句通顺、符合逻辑、记录完全、具备接诊医生签名。在对患者的调查中，患者指出在既往线上就诊经历中，医生回复规范性欠佳。且当前互联网医疗平台仅具备问诊记录，缺乏规范的电子病历记录形式。在医疗平台全部订单版块中，缺少电子病历版块。

（3）违规开具电子处方的风险。当前对于电子处方的监管制度相对完善，医生开具电子处方，经由互联网医疗平台药师审核诊断与药物是否匹配，审核通过后，由药师电子签章，但依旧存在违规开具电子处方的情况。2018年7月31日，上海某三甲医院主治医生在患者尚未提交既往病史的情况下，作为初诊患者，仅根据患者文字描述，就为患者诊断疾病，并开具电子处方。当病人回复手持电子处方在线下药房无法买药时，医生提醒可通过好大夫在线直接付费快递邮寄。

3. 诊后的主要风险

（1）患者数据安全挑战的风险。保障患者医疗信息安全，可促进互联网医疗发展。然而，监管措施不到位或线上医疗公立医院员工安全意识不强可能导致患者的问诊信息及身份信息泄露。针对患者身份注册信息和问诊记录等相关隐私数据的信息安全加强监管，可进一步规范互联网医疗平台。

好大夫在线平台发布如下免责声明：患者与医生的问诊记录，属于平台与医患三方共有，平台有权限使用相关内容。如果担心咨询内容泄露，需与医生协商，在医生同意的情况下，由平台管理员设置隐藏。此声明属于患者与好大夫签署的协议之一。一方面，以上声明意味着好大夫在线有权单独将患者信息用于其他用途，患者隐私并未得到合理保证，除非患者主动向医生提出申请，可将个人信息设为隐私状态。另一方面，患者不易注意到好大夫在线的免责声明，此免责声明难以引起患者的重视。

（2）医患管辖权归属冲突的风险。互联网医疗平台对于医疗纠纷的处理比较麻烦和模糊，虽然国家已经出台互联网医疗管理办法，但互联网医疗平台不像实体医院具有具体的组织监管和控制，监管相对松散，管理容易出现空缺，不能达到实际的监管目的。

（3）纠纷责任认定困难的风险。好大夫在线平台方便患者精准找到大医院的医生，省去长途跋涉之苦，为患者节约了旅途费用、住宿费用等，又能面见名医，但如线下实体医院一样，纠纷不可避免。医生是利用碎片时间进行就诊的，就诊场地可能是嘈杂的车上、信号较差的家中，就诊场地不尽如人意，很容易使得线上医疗服务被中断、视频不清晰、语音不顺畅。这些都是目前我国法律的空白点，并无相应法律或政策对诊疗技术设备标准和诊疗场地进行规范。医生多利用私人空闲时间进行互联网诊疗活动，如遇上医生临床较忙的情况，部分付费患者不能及时得到回应或有可能得到医生应付性的回应，这将降低患者的满意度。

好大夫在线在官网页脚设置了免责声明，指出以线下实体医院的面对面诊断为主，线上医生给的建议不具备替代线下医院就诊的作用。医生及其他网友的言行，不等同于平台行为，不意味着平台认可同意。请仔细阅读，该平台不承担由此产生的法律责任。好大夫在线平台明确向患者表示，如发生纠纷，好大夫在线可做出调节，但不对调处结果承担相应法律责任。这样的声明往往被患者忽视，如发生医疗纠纷，并无专业机构进行调解与追责。

4.支付体系不健全的主要风险

（1）线上收费随意的风险。由于医疗资源的不对称，互联网医疗可有效满足患者需求。好大夫互联网医院的服务费用根据就诊医生所在医院、职称，差异巨大。大部分三甲医院主任医师的服务费非常昂贵，堪比大城市私立医院 VIP 门诊费用，加重了偏远地区患者的经济负担。而且，大多数线上诊疗并不属于医保范畴，尚未真正与医保对接，无法覆盖大部分人群，由市场决定只能为小众服务。在公立医院，普遍服务费用较低，门诊费用多为 10 元至 20 元不等，所以，在工作以外时间，医生群体选择抬高服务费用来快速获取额外收入。对患者而言，互联网医疗费用较高。实体医院门诊费用较低，医生利益空间小，医药分离之后，收入减少，很多医生将互联网医疗视为 VIP 患者的线上通道，是增加收入的另一种途径。

（2）医疗保险推进受阻的风险。2017 年 3 月 20 日，银川市人民政府官网发布一则新闻，指出好大夫在线平台的医保结算系统已正式投入运行，实现医保基金互联网线上结算运营。2018 年 12 月，笔者针对银川市人民政府官网的新闻致电银川市社保处，咨询医保运营现状，在访谈过程中，社保处工作人员谈到当前线上医保推进工作受阻。

（二）互联网医疗监管的关键控制措施

1. 完善医患准入制度，强制医患双方身份录入

在医生方面，医生在每次提供互联网医疗服务前，应通过人脸识别或其他身份认证手段确认身份，对医生持有的服务端口进行通信设备登记。医生准入时需使用医师注册入口查询和确认。此外，可致电医生所在科室进行核实。医生在诊前和诊后均需通过面部特征匹配校验，系统在诊中随机进行面部校验，以确保就诊端医生与执医证书上的医生为同一人。医生线上上岗，同样需要佩戴医院胸牌以证明身份。在患者方面，患者必须通过人脸识别和身份证信息双重实名认证，在就诊前应仔细阅读知情同意书，上传实体医院就诊记录和检查报告，防范化解医疗风险。

2. 制定价格指导标准，规范收费

健全互联网诊疗收费政策和合理的利益分配机制，由物价局、卫生健康委、人力资源和社会保障厅共同制定出台全国互联网医疗服务项目价格，提供各服务项目价格参考区间。开展互联网医疗项目，需要罗列详细价目，并严格遵守国家制定的价格标准。公示服务项目、项目内涵、计价单位、价格、说明等内容，价格制定有理可依，有据可查，接受社会监督，必须按照人民政府或者物价部门相关规定收取医疗费用，并出具收据或发票。

3. 制定电子病历书写标准，建立模板

电子病历有效记录诊疗活动，使患者、医生在诊疗活动中的行为一目了然。如果缺乏电子病历，监管部门将无法从医患聊天记录中提取有效信息。电子病历的书写是临床基本要求，需制定互联网医疗平台电子病历书写标准。电子病历中应当包括患者主诉、既往史、现病史、药物过敏情况、辅助检验信息、诊断及治疗意见。建议制定电子病历模板，或引入语音转文字功能以方便医生书写电子病历。建议丰富电子病历功能，通过"图转文"功能帮助医生从患者既往病历图像中提取信息。

4. 实施违规诊疗处罚制度，规范诊疗行为

电子处方的开具直接关系患者的生命安全。医生在准入前，应当通过业务学习，参加线上电子处方权考核，掌握电子处方线上开具的基本要求。如医生违规开具电子处方，应制定处罚制度，对于开具不合理处方的医生，口头告诫，对于出现 5 次及以上的医生发抄告函至其线下工作医院，造成患者损害的，应上报医生执业所属地卫生健康委。

5. 完善数据安全监管制度，教育指引并重

（1）虽然在国家政策层面已对患者信息安全和医疗数据保密做出要求，但在实施层面，除了出台《互联网医院管理办法》外，并未出台更多的实施方案或实施细则，导致目前互联网医疗信息安全的发展和监管在政策层面上仍然面临众多挑战，应针对细节实施出台相应的法规、规章或文件予以细化，做出明确规定。

（2）诊前平台应提示患者线上仔细阅读患者知情同意书，提醒患者线上诊疗具有数据泄露风险，保障患者知情权。

（3）增强公立医院数据安全保护意识，政府部门具有针对性地开展宣传工作，依靠提升公立医院对数据保护的自觉性来提升数据安全。

（4）技术层面，引入区块链技术，多地备份数据副本，引入第三方数据认证技术，使数据具备不可更改。

（5）加强医护人员和信息技术从业人员道德教育与法治教育，增强信息安全意识。

6. 完善禁止初诊政策监管依据

首先，实行医生"线上诊疗规则"考核制度。在初诊被严格禁止的情况下，部分医生不熟悉线上诊疗政策，为初诊患者下诊断，容易出现违规操作乱象。医生在线下实体医院工作，需通过职业医师考试才能持证上岗，同样，如医生提供线上诊疗服务，需要对互联网医疗政策做到应知应会，掌握国家颁布的互联网医疗政策，并通过相关线上考核，才能持"线上医师资格证"上岗。

其次，界定复诊概念。国家提出将互联网医疗平台用于慢性病和常见病复诊，应当明确复诊的定义：复诊是否基于同种疾病的初诊；对初诊和复诊是否有间隔时间的要求；复诊病人的来源是互联网医疗平台依托的线下实体医院还是全国范围内实体医疗机构均可。另外，国家卫生健康委应要求病人在线上就诊平台上传线下医院初诊病历、特检结果及诊断，如患者信息不全，线上医生可拒绝提供医疗服务并退回相应诊费，试行期如有其他问题及时完善政策。

再次，划清常见病和慢性病种范围。邀请医学专家界定常见病和慢性病的概念，罗列出适合网上就诊的常见病和慢性病清单，由国家卫生健康委颁布能够在互联网上实现线上初步诊断的疾病种类。

最后，逐渐开放适合线上初诊的疾病。中国医疗服务的可及性本身较强，难点集中在看大病的可及性较弱，虽然好医生并不缺乏，但无论是线上还是线下较难获取；而对于小病，并不存在可及性的难题。用户使用线上问诊更多是想获取对疑难杂症及大病的诊断信息，国家基于安全角度考虑禁止初诊，

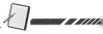

而患者基于实际需求渴望放开初诊。由卫生部门持续观察监管、统计，如复诊病人在诊疗后发生医疗不良事件概率较低，可进一步放开禁止初诊政策，满足患者需求。

7. 建立多方患者救济渠道

（1）开通患者监督投诉渠道。监管部门应及时了解互联网医疗发展趋势，紧跟最新互联网医疗技术，针对问题加强监管。互联网医疗的监管靠政府单方力量并不足够，应赋予患者发言权。引导患者积极参与对互联网医疗监管的献计献策。开放多种途径，建立线上和线下投诉渠道，并在规定时间内回复患者。

（2）线上医务中心处理。建立线上医务处，建议各医院建立线上医务中心，全面负责医务处管理工作，保证医疗质量和医疗安全；负责检查各级医技人员执行互联网医疗规章制度和技术操作规程等情况；负责对特殊医患关系组织调查、处理，保证医疗工作的正常运转；参与临床新技术、新疗法评估等的审批、监控和管理工作；负责临床医务人员岗前培训、准入管理、工作情况的监控和管理。

（3）NGO调委会监督。政府出资招聘医疗、法律人员，成立专业的NGO调解机构，建设一支高效、全面与专业的队伍。NGO团队遵循公开透明、中立客观的原则，致力于解决医患纠纷，并支持媒体与社会各界的监督。

8. 建立省级监管平台

各省区市设置省级互联网医疗监管平台，事前主要监管当地的互联网医疗机构准入情况、医患信息真实性，不涉及异地监管。事中主要监管医生诊疗行为的规范性，包括电子病历的完整性与规范性、电子处方是否合理。事后主要针对医患纠纷进行监管。全程关注患者信息数据安全性，价格是否合理稳定。省级互联网医疗监管平台公布网上投诉途径。当互联网医疗服务发生纠纷或者事故时，患者可通过网络途径向省级监管部门反映和投诉。省级监管平台接到投诉信息后，向互联网医疗平台依托的实体医疗机构登记机关通报投诉内容，双方按各自职责履行监管责任。省级监管平台可通过抄告、发函给互联网医疗平台当地主管部门的方式，与当地主管部门建立合作框架，必须建立相应的处罚机制。

互联网医疗具备虚拟、隐蔽性强两大特征，监管政策总是落后于层出不穷的新问题，强化对互联网公立医院的安全教育，提高互联网医疗公立医院自我管理、自我监督水平，可有效规避风险。定期组织监管人员培训考核，坚守以互联网医疗质量为底线，对医护人员进行规范引导。

9. 健全支付体系监管框架

（1）引进脱卡支付技术。实现脱卡支付，由国内已成功实现医保脱卡支付的团队提供技术，设计线上医保软件，患者下载相关软件进行授权绑定，并开通在线支付功能。医保在线结算软件应包含持卡人管理、结算明细、结算功能、互联网医疗医保在线结算协议、开通子女社保卡等项目；持卡人管理应包含患者姓名、身份证号码、社会保障卡号码、联系方式、家庭住址一系列信息。

（2）融入商保，缓解医保压力。公示符合医保报销范围的互联网医疗项目，明确定价和医保报销比例。将与商保合作的形式作为主流旋律，有效缓解医保基金池压力；实现全国已签订医保服务协议的医院联网，统一电子处方格式；设置电子处方防伪标志；实现医保信息线上线下一体化。

第十一节　公立医院医联体业务内部控制建设

一、公立医院医联体业务概述

（一）医联体的内涵

医联体是医疗联合体的简称。"十二五"规划中提出：由一所三级医院，联合一定区域范围内的二级医院和社区卫生服务机构，组成医疗联合体，医联体内各合作单位双向转诊。这是我国政府第一次在正式的规划纲要中提出"医联体"概念。

我国国家卫生健康委对医联体的定义为：医联体是指将相对统一管理体制下不同级别、不同性质或者不同管理体制、不同隶属关系下的大中型医疗机构和基层医疗卫生机构进行优化整合，形成统一规范管理的服务模式，实现预防保健、卫生服务、医疗救治全程服务一体化。

从广义上来理解，任何两家及以上医疗机构的联盟均可称为医疗联合体。医联体按照组成机构的层级分为横向医联体和纵向医联体，按照组成机构之间的关系分为紧密型医联体和松散型医联体，按照组成机构之间的协作方式可以分为实体型医联体和虚体型医联体。如果仅仅是一般形式上的技术合作或对口支援，不宜划入医联体范畴。

区域医联体是指一定区域内的不同类型、层次的公立医疗机构组合起来，以协作联盟或医院集团的形式，通过采取人员流动、技术交流等措施，实现设备、人力、技术、文化等医疗资源的有效整合的医疗联合体。[①]区域医联体属于不同层级、不同规模的医疗机构之间组成的纵向医联体，在发展中由松散型向紧密型转化。较常见的区域医联体由一所三级医院联合若干所二级医院或社区卫生服务中心组成，引导患者分级就医，避免就医群体整体流向大型综合性医疗机构。

公立医院医联体不是公立医院之间的联合与扩张，而是公立医院与基层医疗机构之间的纵向资源整合。公立医院医联体本质上是为了强基层，通过资源整合，重构医疗服务体系，发挥基层医疗卫生机构的作用，推动分层诊疗和双向转诊。

（二）分级诊疗和双向转诊的概念界定

分级诊疗就是按照疾病的轻、重、缓、急及治疗的难易程度进行分级，不同级别的医疗机构承担不同疾病的治疗，实现基层首诊和双向转诊。

分级诊疗的核心政策即常见病、多发病在基层医疗机构治疗，疑难病、危重病在大医院治疗。分级诊疗是医疗卫生部门多年来推行的一项举措，一直未形成规模，最常见的问题是在三甲医院就诊的患者认为小医院"看不了病""治不好病"。

双向转诊由"转诊"的概念衍生而来。转诊以医院的等级进行划分，分为横向转诊和纵向转诊。横向转诊是指向同级别专科、专长医院转诊。纵向转诊包括正向转诊和逆向转诊，正向转诊是按照一级医疗机构（一般为社区卫生服务中心）、二级医疗机构、三级医疗机构的顺序逐级转诊，急危重症患者可以越级向上转诊；逆向转诊即三级医疗机构中常见病、多发病患者和诊断明确病情稳定的慢性病患者、康复期患者向下转往二级医疗机构或社区卫生服务中心。这里的正向转诊和逆向转诊构成了双向转诊。

分级诊疗和双向转诊的关系：前者是后者的上位概念，分级诊疗是针对就医群体入院前的引导分流制度，双向转诊是已经进入诊疗流程内部的患者在医疗机构之间的流转机制。分级诊疗包含了双向转诊，双向转诊又体现了分级诊疗。分级诊疗重引导患者，双向转诊重患者的上下流动。只有区域内各级医疗机构打破藩篱，形成一体，才能使分级诊疗和双向转诊得以顺畅进行，实现国家卫生行政部门的医改举措。分级诊疗和双向转诊的实现既是医联体建设的核心任务和近期目标，也是医联体得以正常运转的制度前提。没有分

---

① 程俊.区域性医疗联合体构建探讨［J］.中国农村卫生事业管理，2014，34（12）：1473-1474.

级诊疗和双向转诊的制度保障，医联体建设将无从谈起。

（三）公立医院医联体的作用

（1）实现医联体内优质医疗资源公平可及，缓解看病难、看病贵的社会问题。患者可根据病情需要实现急慢分治、上下联动。常见病和慢性病可在基层医疗机构就诊，急危难重症可逐级向上转入高级别医疗机构诊治，就医机会均等化使得病有所医、各得其所，是医疗资源可及性的有益尝试和具体体现。

（2）盘活基层医联体建设资源，形成"两下三升"新格局。做到优质医疗资源下沉、常见病和慢性病患者下沉，基层医疗技术提升、基层医疗质量提升、基层医疗资源利用率提升，使群众在共享共建中有更多获得感。

（3）明确各层级医院的功能定位。完善三级预防体系的建立，形成集预防、保健、诊疗、康复于一体的区域服务模式，使广大群众少生病，甚至不生病，实现以健康为中心的防治结合理念。

（4）有利于"互联网＋医疗"的初步尝试。大数据和精准医疗的到来，使医联体内患者信息可无障碍共享，减少检查种类和次数的同时提高诊疗效率，减轻医疗负担的同时也减少了医患纠纷的发生。

（5）医联体的进一步深化和落实，必然会促进相关部门完善管理、人事、补偿、运行、监管等配套政策，为保障人民健康增添新动力。

二、公立医院医联体业务的主要风险点 [①]

（一）医联体业务的相关政策滞后的风险

一方面，医联体业务在全国仍处于试点和探索阶段，新时期的医联体建设经验不多，可复制的经验和可推广案例不多。另一方面，医联体建设牵涉政府、医院和群众等多方面利益主体，仅政府层面就涉及卫生健康委、物价局、发展改革委、医保局、编制办、财政局和人社局等各部门，相关政策出台前要考虑各方面的利益，协调工作量大。因此，医联体相关政策迟迟不能出台，相关配套政策滞后。

（二）双向转诊不能有效落实的风险

从基层医疗机构的角度来看，与医联体中的大型医疗机构相比，在硬件

---

① 业务风险改编自：施文大.扬州大学附属医院医联体建设现状与对策研究［D］.扬州：扬州大学，2018.

财务风险改编自：袁华亮.初探公立医院发展医联体财务风险控制与对策［J］.财经界，2020（14）.

方面，基层医疗机构就诊环境比较差、诊疗设备不全且陈旧老化、信息系统建设滞后、后勤保障能力比较弱；在软件方面，基层医疗机构医护人员学历层次较低，专业技术水平不高，尚不能承担基层首诊的任务。另一方面，基层医疗机构患者数量本来就少，从维护自身经济利益等角度考虑，除非缺乏诊治能力或患者及其家属强烈要求，基层医疗机构向医联体大型医疗机构转诊患者的动力明显不足。

从医联体大型医疗机构的角度来说，尽管其是公立医院，但由于政府财政投入不足，为了自身的生存与发展，仍具有明显的经营性和逐利性特征。一般而言，医联体牵头单位的医疗技术优于基层医疗机构，而基层医疗机构不一定具有相应的能力开展后续的康复与治疗。为保证医疗质量与安全，避免医疗纠纷，在没有有效激励措施的情况下，医联体大型医疗机构的患者向下级转诊的动力也明显不足。

从患者的角度来看，患者就医呈现两极分化的现象：一方面，经济条件好的患者，出于对自身健康的关注及对基层医疗机构固有的不信任，倾向于选择环境好、技术好、设备精的大型医疗机构；另一方面，生活条件仍处于温饱状态的患者健康观念差，即使生病了也不愿意治疗，更不愿意转诊至大型医疗机构治疗。

（三）信息化建设严重滞后的风险

信息化建设可以促进不同级别和层次的医院、卫生健康主管部门及患者医疗信息的资源共享，通过统一的医疗信息平台，实现信息互通。共享患者健康档案和电子病历核心信息，可避免患者重复检查，进而降低患者医疗费用，也可改善医患关系，实现卫生资源配置的优化。目前，各家医疗机构的信息系统是由不同的软件供应商开发和维护的，系统之间相互独立、兼容性差，加上各家医疗机构的诊疗流程不一致、不标准，致使患者信息不能共享与互通。另外，上级主管部门对信息化的重视程度不够，信息化建设资金投入不足，信息化建设启动较晚，而各家医疗机构虽深知信息化建设在医院发展中的重要性，但考虑到成本和收益，也不愿意投入太多。

（四）财务模式转变风险

在公立医院与合作单位构建医联体的过程中，如何根据两个不同运营单位各自现有的运营状况进行有效的整合和改进是构建中的重点，财务方面主要涉及资本结构、财务制度、财务岗位、财务战略等财务模式内容的转变，一旦在构建的过程中财务模式转变问题没有被妥善解决，那么对于日后医联体运营而言就会带来较大的财务风险。

（五）财务核算复杂风险

公立医院医联体运营的过程中财务核算难度加大，经济业务类型呈现复杂化，从财务核算的内容和流程来看，主要体现在以下几个方面：第一，核算主体发生了变化。对于公立医院而言，在财务核算的过程中针对本单位经济业务和收支情况进行核算，施行的财务管理也是统一的行政领导，但是随着医联体的构建，会计核算的主体在本单位的基础上，又要对合作单位涉及的相关内容进行核算。从财务核算角度来看，主体发生了变化。第二，财务制度发生了变化。公立医院构建医联体属于紧密型医联体，为了保证会计信息的真实、谨慎、可靠，在财务管理过程中要求异常严格，从财务制度来看，既要满足自身财务发展需求，也要满足医联体模式下财务制度的一致性。因此，财务制度发生了变化。第三，财务报告内容变得越来越复杂。财务报告是对医联体及其相关经营单位经营成果的总结，并且能够为行政管理者提供战略制定等数据信息参考，对于公立医院和医联体合作单位而言都有极其重要的意义，但是医联体建立后，财务报告在核算的过程中需要综合地考量公立医院内部相关的资产负债、债权债务，还需要对合作医联体单位进行资金收支等业务上的核销。因此，财务报告呈现复杂多样性，需要高度重视。

（六）缺乏成熟财务管理制度和运行机制风险

在国家大力扶持的现状下，我国的公立医院已经基本实现了医联体模式，但是，医疗体制改革自身由于时间较短，是从2017年才正式启动施行的，因此，从我国财务管理制度来看，基本上还是以改革之前的规制作为基本参照，对于医联体成立后相关的财务管理规制和会计法律法规并没有进行有效的改革，医联体模式与财务管理规制的关联和衔接度还不是十分的成熟。由于运行机制不同，医联体运营内部主要是依靠自觉性来完成医院与合作单位的内部管理约定，缺乏刚性约束，导致财务风险较大。

（七）资金管理的内部控制风险

公立医院与合作单位建立医联体后，涉及的组织结构复杂多变，并且财务管理方面涉及的经济业务和管理内容链条变长，但是从医联体运营模式自身来看，资金运行缺乏有效的规范，在资金安全和资金利用过程中没有达到预期的高效率；从财务对资金管理的相关内容来看，医联体模式与医院单位在隶属关系上有一定的差距，对于资金管理要求也存在较大差异。收支资金安全管理、公立医院与医联体共有资金如何施行内部资金利润分配、在投资及固定资产投入过程中以何种形式进行确认，对于财务管理而言意义重大，一旦资金管理出现问题，带来的财务风险将直接影响整个医联体发展的总方向。

三、公立医院医联体业务的关键控制措施

（1）医联体牵头医院负责建立医联体议事决策机制、工作机制、审核机制、监督机制；建立健全医联体相关工作管理制度，涵盖医联体诊疗服务与收费、资源与信息共享、绩效与利益分配等内容。

（2）各成员单位要明确医联体相关业务的归口管理部门及其职责权限。建立风险评估机制，确保法律法规、规章制度及医联体经营管理政策的贯彻执行，促进医联体平稳运行和健康发展。

（3）优化医联体内部转诊流程。医联体内部应尽快制定完善统一的转诊标准，简化转诊手续。医联体内部各层级医疗机构还应成立专职部门负责双向转诊工作，配备专业的人员引导、协调转诊患者的再治疗。除此以外，还要建立上下联动机制，形成上下机构对口联动、"支援"与"受援"相互促进的良性循环的局面。

（4）引导构建紧密型医联体。以利益共享为纽带，探索由松散型医联体向紧密合作型医联体的转变，让医联体内部人、财、物、技术、信息、服务和管理一体化，让医联体"联体"又"联心"，真正实现资源共享、共建共赢、共同发展的目标。

（5）建立医联体模式下风险预警系统，控制财务风险。风险预警系统能够在一定程度上对财务风险进行检测、预报及分析。医联体模式下风险预警系统，能够在医联体财务模式转换的过程中从总体上反映医联体的基本财务状况，还能通过建立财务风险预警模型，对财务模式转变过程中产生的财务风险进行有效的甄别和判断，根据相关的财务指标积极地发出预警信号，帮助医联体财务管理者对即将产生的财务风险及时地采取有效的措施，从而有针对性地控制风险。

（6）建立财务操作基本规范，提升风险应变能力。制定政府会计制度下的医疗联合体财务会计操作规范，需要从具体环节入手。首先，在国家《医院会计制度》《基层医疗卫生机构会计制度》等制度的指导下，根据公立医院自身财务实际情况，整合医联体模式下财务操作过程中会计管理和会计核算的一致性，保证会计核算、会计报告、绩效考核、收支管理等全方位的统一；其次，提升医联体现有的财务人员素养。目前医院的财务管理人员对医联体新的构建模式的了解和掌握都有欠缺，因此，在规范财务操作基本规范的过程中需要对

财务人员进行相关知识和技能的培训，保证他们在实际的财务工作中能够对财务风险进行准确的判定。通过上述措施的有效施行，建立健全财务操作基本规范，提升公立医院发展医联体模式下财务风险的应变能力。

（7）加强医联体顶层设计、完善财务运作机制。为了更好地控制医联体财务风险，需要从顶层设计、完善财务运行机制入手。顶层设计是一切财务管理制度施行的关键，公立医院在发展医联体模式的过程中，需要不断地完善顶层设计，明确医联体各个组织单位之间的权利和义务，不断地完善信息的沟通和交流，打破由于财务与发生的业务信息不对称而造成的财务风险。

（8）加强资金风险管控。为了保证医联体模式稳定发展，提升运营质量，通过内部控制制度与流程对资金管理进行有效的控制至关重要。公立医院在医联体财务发展的过程中，为了更好地防范财务风险，需要从以下几方面具体实行：第一，制定内部控制和内部监督制度。无论是公立医院还是建立医联体模式，内部控制和内部监督能够有效地明确财务内部岗位职责，明确责任，减少由于责任不明而出现的财务风险。第二，建立和完善资金管控一体化信息体系。通过互联网和信息技术的运用，公立医院保证医联体模式下资金的动态监督和管理，从而有效地保证资金的安全性及运用的高效性。通过资金管控一体化信息系统的建立，公立医院能够最大限度地将资金管控透明化，保证内部资金分配、内部资产投入过程中公立医院与合作单位比例合理，通过促进提升资金管控，从而有效地降低财务风险。第三，建立集中管理、分户核算和统筹管理的现金管理制度。通过完善的现金管理制度，医联体合作单位和公立医院能够提升现有资金的周转率，有效地做到资金内部互相融通，在提升财务管理水平的过程中达到控制财务风险的目标。

四、公立医院医联体业务的案例分析

（一）F公立医院及其医联体的基本情况[①]

F公立医院为Z市的一所三级甲等医院。该医院始建于1935年，原称"省立F产育院"，1951年更名为F公立医院，1991年，F公立医院形成一院二部（保健部、临床部）结构。F公立医院集医疗、预防、保健、科研、教学、指导于一体。F公立医院是Z市的一家承担多发病及疑难病症的诊治、妇女儿童常见病、教学、科研工作的综合性医院。

F公立医院于2016年联合宁德、南平、长乐、大田等共计9家成员医院

---

① 本案例改编自：柯希冉.“医联体”视角下我国公立医院财务管控优化研究——以福建省F医院为例[D].福州：福建农业大学，2020.

成立了医联体，并积极地推动医疗省级优质医疗资源下沉和人才、技术、管理等资源的交流，促进医疗资源配置效率的提高。但是，在实际工作中，各级医疗组织机构规模和组织架构都不尽相同，因此，必然会面临诸如各方成员间利益分配、绩效考核等方面的财务管控问题。

（二）F公立医院医联体相融型财务管控存在的主要风险

1.在预算管控方面存在的主要风险

公立医院预算管控是指医联体牵头单位按照医联体的发展任务和战略规划编制年度财务收支计划，主要用于预计当年医联体集团的财务收支规模、结构和资金来源渠道。近年来，F公立医院践行全面预算管理，通过全面预算管理对医院全年的收支情况进行预算的编制、审核、执行、调整、决算和考核，并进行监督，以求确保医院经营目标的更好实现。

F公立医院作为医联体牵头单位，在优化相融型财务管控医联体的财务管控方式上发挥着重要作用，除了面临着医疗改革带来的财政补助收入降低情况以外，其全面预算管理在医联体预算管控方面还存在着一系列其他问题，主要体现在以下几方面：

（1）配套政策不健全，预算资金分配机制不完善。近三年来，由于药品零差率补偿政策的实施，医联体内大多数医院的财政补助收入占比呈现降低趋势，虽然总体来看，目前大多医院的经济自给情况还算良好，但长此以往，这种局面会在很大程度上使医联体的预算管控的发展增大难度。

另外，医联体的预算管控，除了医联体内各级组织机构单位做好自身的全面预算规划、编制、执行、考核和预算资金的筹集等问题以外，医联体整体的预算工作，还涉及政府、卫生健康委、财政部、发展改革委和编制办等多个部门的协调合作。由于各单位政策体系各不相同，且医联体内各级医疗组织机构的隶属关系、资产归属、人员编制、财政投入和补偿渠道等也都不相同，因此，仅仅依靠医联体牵头单位F医院和各级成员单位的合作，而不能通过财政投入预算资金相关政策的支持实现各部门自行"资金调控"，是难以实现所有财政预算投入资金由F医院统一管理和分配的。

（2）各级医疗单位"貌合神离"，预算编制责任落实不到位。F公立医院医联体在年初编制年度全面预算时，通常需要考虑医联体内各级医疗组织单位的医院预算和医保额度问题，将医联体预算与各级医疗组织单位预算紧密结合起来。医联体实施"总额预算、年终结算"管理政策。然而，当前F医院自身虽然已经十分重视加强精细化管理的落实，但在实际编制医联体整体的年度全面预算时，由于各级医疗单位积极性不足，预算责任落实不到各级、各业务部门、各科室人员或者各级医疗单位沿用增量预算法和固定预算法编制预算并直接上报，医联体预算和各级单位预算、各医院预算和各部门预算出现了脱钩的情况，导致最终全面预算编制的准确性不足。

（3）医保机制遇瓶颈，预算管控办法待改善。当前，医联体内 F 医院和各级医疗单位已经通过实行总额预付制对医保费用进行管控，采用点数法确定各区域医保基金总额控制指标，即在总额控制的基础上，将各医疗单位提供的项目、病种、床日等各种医疗服务的价值进行点数设计，赋予每个病种相应的分值，每年年底根据总点数及所在地区医保基金支出预算指标，得出每个点的实际价值，按照各医疗机构的总服务量乘以点值付费作为医保收入，由此来约束各级医疗单位的医保预算并保证预算分配的相对公平性。但是，在如此严格的预算管控之下，包括 F 医院在内的各级单位无法同以往一样上报超医保定额预算，在没有足够资金兜底的情况下，医院将面临超医保付费额承担"亏损"。

2. 在利益分配方面存在的主要风险

医联体的收支结余是医联体集团各级医疗组织机构的医疗收入、其他收入、投资收益、业务补助收入和药品纯收入的收入总和扣除医疗支出、其他支出、离退休人员费和应交药品收入之后的总余额。"利益共同"作为相融型财务管控模式医联体建设和发展的关键一环，其利益分配的方式对医联体集团的可持续发展起着举足轻重的作用。

F 公立医院作为医联体牵头单位，有责任组织建立医联体内部利益共享机制，促进各级医疗组织机构朝着紧密合作的方向发展，实现"财务集中控制，经营权力下放"的有效管理，真正形成保障医联体内部可持续发展的动力机制。然而，当前 F 公立医院医联体内各级医疗组织机构除了面临自身盈利改革和市场竞争压力以外，医联体内部更是存在经济动力不匹配问题。上级医院希望在不降低自身收入的前提下利用下级医院进行扩张，同时收取托管费，加剧了医联体内部利益分配的矛盾。在利益分配方面，同样还存在着其他困难，主要体现在以下几方面：

（1）财政体制存障碍，各层级单位"分灶自理"。F 公立医院作为牵头单位创建的医联体，旨在通过发挥 F 医院的龙头作用，带动内部各级医疗组织单位协同发展，起到优化医疗资源配置、推动医生和患者流向基层的作用。然而，在实际工作中，医联体内部虽然按规划设有绿色通道、资源共享，但由于相关配套政策的落实还不到位，医联体在财政补助制度和医保支付制度等多个方面受到制约。例如，在医保方面，医保资源如何分配是一大问题，由于医联体内各单位的医保量受总额控制，所以，一些层级的医疗单位的接诊热情在医保量接近饱和时就会大大消减；在财政投入方面，由于医联体内各单位间存在行政区划和财政投入的瓶颈，各级医院归属各级政府管理，各自资产归各自层级医院所有，形成"分灶自理"局面，层级之间无法打通。简单而言，就是医联体内的三级医院一般由市级财政补贴，二级医院和社区医疗机构由区级财政补贴，这使得各级医疗组织单位之间的财政不能有效流通，医联体内的医疗资源难以实现均衡分配。

（2）医联体内利益分配存在博弈，利益分配机制可操作性不强。F公立医院医联体内的不同医疗组织机构，出于对自身的自筹能力、偿债能力、营运能力的不同考虑，存在各种不同的利益诉求。例如，下级医疗组织机构同F医院合作的目的是想借助F医院的品牌效应和专家医师资源来提高患者服务量、增加收入水平、提升医院品牌；同样，F医院的短期偿债、投资或举债风险方面的承担能力整体上可以满足自身营运，但出于事业单位性质的特殊性，其获利能力受限。因此，F医院和各级医疗组织机构建立医联关系的目的，除了通过合作推动公益性医联体建设以外，也出于自身经济利益的驱使，意在将院内占据床位、资源耗费等问题通过优化疾病和患者就诊结构予以解决，将效益不高的病人转向医联体内的下级单位，从而节约成本，提高医院的经济效益。这种定位本身并没有问题，问题在于由于医联体内许多层级医院的财政投入、薪酬分配标准分属于省、市两个不同级别的政府机构管理，相关的利益分配机制，比如利益让渡式、利益弥补式或利益平衡与共享式等难以发挥作用，再加上各医疗单位业务同质化严重，利益共同点不足，存在"竞合关系"，这就造成医联体内的各级医疗单位之间存在利益分配和利益博弈。另外，医联体在日常经营中存在着跨院区的检查、化验、治疗等业务，这些业务的医疗费用通常是以预存方式收取的，而这种交叉式的服务收入又缺乏准确合理的方法进行准确计量和分配，极大影响了F公立医院医联体内各级医疗单位之间的利益分配。

（3）医保结算支持不足，利益分配局面紧张。医联体内不同级别医疗机构服务价格的差距不明显、医保报销比例差别不大等原因，使大多数患者依然更愿意选择到三级医院就诊，而当前针对医联体内医保结算问题的政策支持力度不足，导致医联体利益分配的开展局面紧张。例如，包括F医院在内的三级公立医院在医联体内的一、二级医疗机构开设联合病房和专家门诊，其在医保定额如何结算、合作医院之间如何合理分配资源和利益等方面，还存在难以克服的困难，影响了医联体工作开展的积极性和财务管控的合理性、有效性。

3. 在成本费用管控方面存在的主要风险

目前，F公立医院医联体内各级组织机构基本应用信息化技术在医院的门诊、住院部等建立收费系统，但一些临床、医技类科室的日常业务管理还存在一些纰漏，而医联体内医疗服务的成本费用管控主要就在于各级医疗组织机构内各科室的成本控制方面，包括医用耗材、药品、差旅费用、办公费用、低值易耗品、水电费、固定资产折旧费用、会议费用、培训费用等，管控好各科室的固定成本，才能真正实现医联体内上下联动，以较少成本撬动最大社会效益和经济效益的杠杆，亟待解决的问题主要还有以下几个方面。

（1）医联体总成本目标不明确。一般来说，各级医院的科室成本目标数据是以预计业务量和人均收费水平为基础，根据各科室汇集的历史数据和新一年度的业务发展方向、范围来制定的，以"万元医疗收入基本运行及卫生材料支出"为例，通过测算，将该指标金额控制在上年的95%以内，根据基数法的计算公式为：

$$\frac{\text{万元医疗收入基本}}{\text{运行及卫生材料支出}} = \frac{\text{本年累计卫生材料支出}}{\text{本年累计医疗收入}} \times 10\,000$$

但在F公立医院医联体内，缺乏对于总成本"集中控制"的明确目标和规划，各责任科室责任落实不到位，上下级医疗机构存在资产、设备、人员之间的调配难以合理化、精确化确认成本归属的问题。

（2）医疗项目和医药费用情况待改善。福建省卫计委（现为福建省卫生健康委）要求2017年全省公立医院药占比控制在43%以内，2018年逐步降至30%，甚至"消灭"药占比，2019年努力推进"4+7"带量采购。2017年以来，福建省全面实施药品零差价补偿机制，目前省内医院基本已经执行该政策并将药品成本费用管控情况列入院长目标年薪制考核项目。

在F医院为牵头单位的医联体中，包括F医院在内的许多医疗机构在2014年推行药品零差价销售以来，药品收入占医疗收入的比例已经有所降低。在2017年全面实施药品零差价补偿机制以后，各医院医保报销比例也逐渐增大，F医院基本完成每年药占比降比目标，但医联体内其他部分医院出现药占比不降反增趋势。政府补偿政策虽大力实施，但不足以弥补各医疗机构取消药品加成造成的所有亏损，部分损失需要医院自主吸收，药品和耗材纯开支成本加大，经营压力增大，进而使得以公益性为导向的医联体整体的经营压力增大。为了实现整体效益符合预期，各医院通过提高医生诊疗费、手术费、医疗技术服务费，使用非医保报销范围药品等手段来获取利润，加深了患者和医院之间的矛盾，不利于医联体公益性和社会效益的凸显。

（3）成本反馈考核机制不健全。要想把控住各科室的成本费用，定期、适当、有效地反馈考核工作势在必行。医联体内缺乏相应的成本费用核算监督小组，也缺乏科学的成本考核制度，收支情况不配比或指标严重不合理的情况没能得到及时反馈和有效解决，成本费用管控漂浮于意识，流失于行动。

4. 在绩效考核方面存在的主要风险

（1）财政保障资金不足，绩效工资补助缺口严重。尽管F医院全面推行医院绩效工资制度，但我国在绩效工资和财政补偿机制方面相关的改革办法尚未全面落实，因此，存在资金严重不足的问题。同时，F公立医院医联体还未能顺利推行医联体绩效考核管理制度，且医联体内包括F医院和各级医疗组织单位在内的医院自身都为基本工资与绩效工资之间的比例和政府补贴与医院自筹资金之间的比例发愁，医院的自筹资金不足以承担绩效工资改革的资金缺口，又无法获得政府更多的补贴投入，财政资金的保障问题成了医联体绩效考核的巨大阻碍。

（2）绩效管理科学化、精细化、一体化发展待加强。一方面，医联体内存在"多个法人"，且内部章程缺乏实质的"责权利"的明晰界定，约束力不强，协调关系难处理。F医院作为医联体牵头单位没有考核任免绩效考核权，即很难真正实现"财务集中控制，经营权力下放"；另一方面，当前医联体内各医院的绩效考核方案大多从服务质量和岗位工作量两个维度出发，大数据时代，医院对财务绩效的精细化发展提出了要求，而当前财务信息系统尚未实现医联体内涵盖收费、成本核算、门诊住院、OA、人事医保管理、医护工作站等内容的一体化集成管理，不利于医联体内全面预算绩效管理工作的进行。

（3）绩效方案选取和指标体系建设难度大。医联体内各级医疗组织单位所在地区的绩效总量和核定水平不同，所采取的绩效方案、绩效工资分配也各不相同。因此，要想在医联体内建立一个统一的指标考评体系对各级医联体组织单位进行多维度指标考评、对绩效考核进行大范围改革无疑困难重重。

（三）F公立医院医联体相融型财务管控的优化对策

F公立医院医联体为了真正实现"财务集中控制，经营权力下放"的相融型财务管控，实施了以下几个方面的优化对策。

1. 医联体预算管控优化对策

（1）完善全面预算管理机制，增强预算编制科学化。F公立医院医联体实行的是相融型财务管控模式，因此，F医院财务人员在编制年初预算时，首先，由医保医改小组同医联体内其他各级医疗组织机构就同一基金类型、同一类科室耗材、同一类资产核算等问题进行协调和监督，再由各单位根据自身实际具体编制预算；其次，F 医院统计已发生月份的累计实际执行数，从而预计本年后几个月的预算执行数，汇总全年的预算收支数；再次，检查分析本年各项收支定额、收支标准执行情况，与原计划收支定额进行比较，找出影响定额高低的原因；再次，总结和分析本年度财务收支计划编制和执行的经验及存在的问题，为编制下一年财务收支计划提供材料依据；最后，设置并安排医联体建设专项经费，将该项目所需经费纳入年度预算，确保医联体建设的经济可行性。

（2）建立全面预算监督体系，严格执行预算监督考评。在全面预算执行过程中，强化对预算的监督和控制是预算管控的必要手段。首先，从时间维度上，分季度和年度两个维度，季度抽选部分重要指标行进考评年度则进行全面财务指标兼非财务指标的考评。其次，从空间维度上，分各级医疗组织单位、单位内部医技部门及其他部门，各级医疗组织单位作为财务投资和管理的中心，主要采用财务指标为主、业务指标为辅的考评方式；而单位内部的医技部门则是成本费用中心，同样采用财务指标为主、业务指标为辅的考评方式；其他部门作为间接成本费用中心，采用业务指标为主、财务指标为辅的方式考评。再次，引入平衡记分卡，分别从财务角度、客户即患者角度、内部业务流程、学习方面利用财务和非财务指标细化考评。最后，每年度开展一次医联体内综合预算考评，结合预算目标完成的影响因素，如绩效考评合理与否、利益分配公平与否等，总结和考核各医疗组织责任单位的整体预算完成情况，将考核结果与工资薪酬挂钩，调动职工工作的积极性，从精神和物质上给予员工激励作用。

（3）积极推行住院 DGRs 点数法付费模式。DGRs 点数法（按疾病相关诊断分组）是目前最有效、最直接、最科学的规范医疗费用和医疗行为的方法。在医保资金的支出中，住院费用是"重头"，因此，在支付方式改革中，住院费用的管理尤为关键。积极推行住院 DGRs 点数法付费，是破解医联体内医保资金财务管控建设的有效方法。由于病例难度不同，各 DGR 分组的点数则不同，诊疗水平不同，收费标准也就不同，因此，除疑难杂症诊疗项目以外，DGRs 点数法可以使得"医院病组点数"成为客观的量化指标。

（4）加强信息化、数字化预算管控建设。F 公立医院医联体在预算具体执行环节中，应利用信息化软件，通过构建网上平台，形成医联体内预算严格监控体系。首先，各级医疗组织单位按照计划编制为基础，财务预算编制为核心，业务预算编制为主、资本预算编制为辅的原则进行预算编制，将分解后的细项指标录入系统。其中，计划编制包括事业、医疗计划和项目库信息等，事业计划按照人、事、物标准进行配置，内容包括建筑物占地面积、人员安排、器械设备和物资配置标准、床位安排等；业务预算编制包括药品费、人员经费、卫生材料费、固定资产折旧、无形资产摊销等预算的编制；财务预算编制包括院级和科室级收入和支出预算、直接人工和物资预算、管理费用预算等的编制；资本预算编制包括固定资产预算、无形资产预算以及大型修缮项目预算等的编制。待各科室部门产生费用时，由各责任部门财务负责人在预算系统中填写费用申请单，系统自动识别预算超额与否，若不超预算，则由部门负责人审核预算的有效性、科学性，再经相关科室审批方可执行；若超出预算，则根据实际情况核定预算是否需要调整及是否要调整金额，并按预算调整相应流程进行申报，金额较大的预算调整，需上报医联体财务领导办公小组，待商讨决议后再申报执行。其次，将各级医疗组织单位网络预算平台同单位财务系统相连接，并将各级医疗组织单位财务系统同医联体财务系统相连接，提升各部门、科室报销效率的同时，加强了定期对预算执行情况和预算数的对比动态监管。最后，利用系统自动形成季度和年度分析报表，方便医联体财务领导办公小组及时了解医联体内资金使用状况，确保医联体整体经营运作持续发展。

由此，按照预算编制方案对预算执行情况实时管控，从内容和模式上加强医联体的预算信息化管控体系建设，加强 F 医院对医联体的经营活动的引领作用，并不断完善医联体的预算管控组织保障体系，这样才能有效提高医联体预算信息化管控体系的精细化程度，进而增强医联体预算管控的科学性、准确性和可靠性。

2. 医联体利益分配优化对策

（1）打破财政体制障碍，建立利益共享机制。为了让医联体能更好地在经济利益上产生协同效应，F 医院应积极带头主动承担医联体引领推动作用，破除行政体制机制困局和利益藩篱，在"连体"的基础上"连心"，在医联体内部形成共享激励机制，实现资源的合理配置和有效流通，破除"联而不动，动而乏力"的局面，打造强管控紧密型医联体。

首先，利用供给型政策工具、需求型政策工具和环境型政策工具推动医联体内各级医疗机构上下联动。第一，供给型政策工具是从供给面推动医联体制度的实施发展，内容包括：①对医联体建设给予财政支持；②通过教育和培训加强医联体内部人才队伍建设；③促进医联体内医疗资源配置和共享；④构建医联体信息化平台，促进医联体内信息资源共享等。第二，需求型政策工具是从需求面拉动医联体制度的实施发展，内容包括：①对医保支付制度的有效改革；②明确医联体内各级医疗组织机构病种目录、治疗范围和转诊标准等；③细化医联体内不同级别医疗组织机构药品目录，加强基层与上层机构药品衔接；④建立医联体绩效评价体系等。第三，环境型政策工具是通过改善医联体制度实施的外部环境来推动医联体的建设发展，内容包括：①针对区域特点，对医联体建设进行目标规划；②制定相关法律法规约束医联体内各级医疗组织单位；③建立医联体内各级组织之间的协调工作机制，完善配套措施，对医联体建设进行监督评价；④积极开展政策宣传等。

其次，建立健全利益共享、责任共担等机制，改变原有的利益补偿渠道和人、财、物等各项管理权限。各级参与医院的利益分配额应与医联体整体综合技术水平正相关，保证医联体总体综合技术水平增加的收益要大于为其增加的成本；医联体内部的利益分配要能体现各参与医院在医联体中的重要程度，重点关注医联体总体综合技术水平的发展及其成本的节约，结合实际情况，以实现医联体帕累托最优利益为目标，激励各级医疗组织单位协力提高医联体总体综合技术水平。鼓励各级医疗单位追求利益共同，不断完善利益分配机制，才能真正实现医联体的可持续发展。

最后，医联体的推行，倘若没有实质性改革的机制做保障，在利益分配中是很难真正实现公平的，只有在政府相关部门的领导下，通过财政拨款、管理机制、人事制度、领导（院长）任命等一系列相关改革，打破利益藩篱，才能真正整合医疗服务、学科建设、人才培养和机构建设之间的有机联系，从而形成更高层次的利益共同体。

（2）设立医联体专项保障经费，增强各级医疗单位工作的积极性。为了保证医联体健康运营，福建省财政部门及其他相关部门应设立医联体专项经费对接项目并安排负责人员处理医联体设立专项保障经费事项，保障F公立医院所隶属的区卫生健康委将上级财政部门下拨的专项保障经费（按类别划分为基本管理类、绩效考评类、科研创新类等）按年度计划定时划拨给F公立医院，用于支持F公立医院作为医联体牵头单位对整个医联体经济进行有序管理和健康稳定运营。在经费保证基础上，推进分级诊疗、双向转诊、医生下基层等工作，出台考核奖励办法。医联体内设立财政专项补助经费用于医联体建设的考核奖励，印发《医疗联合体基层帮扶工作手册》给医联体内工作人员，凡下沉帮扶者，通过记录考勤、工作内容、问题反馈等，作为医联体年度考核的凭据；完善薪酬分配，制定医联体内部医疗组织机构薪酬实施方案，控制工资总额、明确工资构成，将实际发放的绩效年薪同年度考核机制挂钩，有效增强医联体内各级医疗组织机构人员的工作积极性。

（3）加快建立医联体医保付费模式，探索利益分配新机制。医保支付方式改革是医疗卫生保险体系改革中的重要一环，而加快建立医联体内医保总额付费制度，对于推动医联体建设则是至关重要的一步。

F医院应当依托市级医联体和分级诊疗制度，建立结余留用、超支合理分担机制，对医联体内的十家医疗组织单位，以医保总额打包的方式，由F公立医院根据各家医疗卫生机构的实际服务情况统筹管理医疗保险额度总额，实现医疗保险与医联体牵头单位的统一结算，支持医联体在省规定的药品采购平台上进行医联体整体物资的统一采购，从而促进各家医疗卫生机构的合理分工和资源配置。同时，确保包括F公立医院在内的医联体内的大医院获得足够利益，促使医联体内经济动力充足，医疗资源整合更顺畅，探索适合医院属性的利益分配新机制，如固定收取型，上级医院根据下级医院的规模大小，按固定比例收取总收入的1.5%～4%作为管理费用；利润抽成型，上级医院收取下级医院医疗收入（不含药品收入）增长部分的10%左右作为管理费用；业务协同型，意在从下级医院转诊中获取急危重症的患者，提升医疗收入的含金量，在分级诊疗门诊量下降的情况下优化病种结构及、升病源质量。

3. 医联体成本费用管控优化对策

（1）建立科室成本管控体系，明确成本责任中心。要明确医联体总成本目标并对其进行有效管控。首先，要明确责任划分，各级医疗组织机构以具体的责任部门为对象，控制各责任部门承担的责任范围内当期发生的可控总成本，例如，将临床服务类科室作为利润中心，将医疗技术类科室作为准利润中心；医疗辅助类科室的成本取决于当期的医疗服务量，所以可作为准成本中心，行政后勤类科室有较大的成本发生控制权，所以可作为成本中心。其次，各医疗组织机构归集后的成本汇总上报，医联体财务成本管控领导小组根据历史成本数据及实际情况，设计医联体总目标成本管控指标并督促各医疗组织机构设计各责任中心成本管控指标，最终确定医联体年度成本管控任务。

（2）规范医疗服务行为，打出控本增收"组合拳"。第一，医联体内部财务监管部门和外部卫生监督部门应加强对医联体内各级医疗组织机构医疗卫生服务工作的监管，严肃处理医务人员开大处方、过度医疗等违反职业道德的行为。医联体内以各级医疗组织机构的成本控制率、医药费用控制、患者满意度、药品差价补偿情况、资金使用率等为指标进行综合打分评价。第二，仅调整医疗服务价格和药品零差价补偿绝非破除"以药养医"长久之计，要想从根本上解决问题，还应打好"控本增收"组合拳，包括：①加强供应链上游改革，规范药品采购秩序，降低医院药品采购成本；②推进医保支付改革，实行按人头支付或点数法等复合支付方式，发挥医疗保险对医药费用的制约作用；③加快医联体内医务人员薪酬制度改革，提高参与基层定点的门诊医生、家庭服务医生等的薪酬待遇。医联体的建设和发展是以人民为中心、以公益性为导向的，其最终目标是为人民群众谋福利，而非追求利益放弃公益。

4.医联体绩效考核优化对策

（1）破除改革壁垒，推动改革实际落实。F公立医院医联体建设存在医保支付、行政划区、财政投入等方面的障碍，因此，在绩效考核上的改革壁垒也颇为明显。首先，从调整绩效考核价值取向入手，厘清绩效考核与促进医联体发展之间的关系，摆脱传统绩效考核方法，将原本对医院内科室的绩效考核变为对医联体内各级医疗组织单位的绩效考核。其次，设置F医院牵头的医联体财务管控主管部门，从转变绩效考核态度、调整绩效考核重点、区分不同层次医疗组织单位绩效考核方法三方面出发，增强医联体内绩效考核体系设计的顶层意识，采纳医联体内各级医疗单位对绩效考核的意见和建议，尤其倾听基层医疗组织的实际呼声，结合F医院医联体属性特点，优化现有绩效考核体系框架，有针对性地、区别性地突出考核各级医疗单位的医疗质量。例如，对上级医疗单位着重考核医疗服务质量，对下级医疗单位突出考核业务帮扶质量或门诊处置质量等。最后，完善与医联体相适应的绩效工资政策，健全与工作职责、工作业绩和实际贡献密切相关的分配和激励机制。

（2）建设信息化精细化管理，推动医联体管理"提质增效"。以F医院为牵头单位的医疗联合体，在绩效考核工作上需要满足现代医疗对信息互联互通的需求，加强对病人的个人资料、诊断和治疗信息以及医学知识信息的共享，可以使来自各级医疗组织机构的专家、设备、床位等资源更加合理地分配，促进医联体内医疗资源的高效利用。首先，就医联体信息化建设业务需求而言，第一，针对医联体业务协同的需求，应建立医疗协同信息共享平台，将医联体内各级医院组成一个"医疗网络"，传输和共享患者的诊疗信息，减少患者就医费用和时间耗费；第二，针对医联体一体化管理需求，应通过医疗协同信息共享平台来保障药品供应、医保费用控制、医务人员流动管理、利益核算和结算等，有效地对各种机制的改革和创新提供可靠的技术保障；第三，针对实时监管的需求，医联体的信息化、精细化管理，需要各参与医院提供具体、准确、真实的数据，通过医疗协同信息共享平台实时抽取医院的运营数据，各种慢性病、传染病、危重病等医疗质量信息，实现对医联体运作情况、医疗质量情况等的动态监管，提高医疗卫生服务水平与监管能力。其次，医联体信息建设内容包括建设临床数据中心、管理数据中心、影像数据中心，应用的建设方面则包括医联体患者病历共享、医联体检查预约、医联体双向转诊、医联体多学科影像会诊、医联体运营与质量监管等。最后，积极推行"互联网+"智慧医联体，同有关公立医院和单位合作建设"5G+智慧医联体创新基地"，助力医疗信息化全面升级。医联体机构之间可建构起双向转诊高速通道，实现患者信息实时传送、专家随时指导抢救，推进传统医疗模式向智慧型医疗模式转变。另外，要推动绩效考核工作动态、科学发展，还可以考虑建立基于流程引擎建立的绩效管理体系，将公立医院目标拆解为可量化的指标，减少考核过程中80%以上的烦琐工作，以此来提高绩效管理效率。

（3）强化绩效薪酬改革的杠杆作用，多维度探索绩效应用。F医院牵头的医联体绩效考核，要将原本对医院内科室的绩效考核变为对医联体内各级医疗组织单位的绩效考核，强化医联体内部绩效薪酬改革的杠杆作用。绩效考核主要分为综合考核和配套政策落实情况的考核，考核指标体系的构建主要围绕运行机制、内部分工协作、区域资源共享、发挥技术辐射作用、可持续发展等方面。通过建立考核体系，将管理目标逐一分解，各部分考核目标细化到相应的人员，从而实现总体目标。利用平衡计分卡，从客户（患者）、内部运营、财务和学习与成长维度对医联体进行绩效考核。第一，从客户角度对各级医疗单位的医疗服务质量进行考核，考核指标涵盖岗位性质、工作效率、服务态度和水平、纪律规范和技术难度等。第二，从内部运营角度对医联体内各级医疗单位内部工作运营流程对医疗服务质量和成本的影响进行考核，考核指标包括：①质量考核——岗位职责履行、业务难度、诊疗能力、工作纪律遵守、管理缺陷等，②专项考核——医疗诊疗规范、服务态度和水平、业务执行力、制度遵守等。第三，从财务维度出发，对医联体内各级医疗单位的全成本进行全方位的考核。第四，从学习与成长维度出发，对各级医疗单位人员工作积极性和工作质量提高情况进行考核，考核指标包括目标任务完成质量、业务可持续发展力、员工服务能力提升状况、专科建设和人才培养、新技术研发情况、科研立项和论文撰写等。

除此之外，医联体建设的考核体系，需要相应资金的维持才能得以实现，因此，又涉及医联体财务指标考核的问题。例如在预算管控方面，要注意将预算绩效理念和方法深度融入预算编制、执行和监督全过程，通过创新预算绩效评价方法，实现绩效目标管理和绩效评价成果的应用，只有利用财务指标考核和建立经济指标，才能够真正确保医联体建设中财务管控目标的顺利实现。

第十二节　公立医院信息化建设业务
内部控制建设

一、公立医院信息化建设业务概述

（一）公立医院信息系统的内涵

信息系统是由计算机硬件、软件、数据通信装置、规章制度和有关人员等组成的人造系统，通过及时、正确地收集、加工、存储、传递和提供信息，系统性管理与公立医院活动有关的信息，以支持公立医院的变革与发展以及各级管理决策与各项业务活动。而公立医院信息化是指将前沿的计算机通信技术和数据库技术与公立医院业务相结合，对医院的业务流、财务流、信息流进行重新优化和重组，打造新的管理模式，提高公立医院的运营效率，从而获得更大的管理效益、经济效益和社会效益。

公立医院信息化建设的本质是利用信息系统技术对公立医院的医疗业务过程产生的信息进行收集、传输、加工、储存、更新和维护，以达到实现医院战略目标、提升运营效益和效率的目标。

医院信息系统主要由硬件系统和软件系统两大部分组成。在硬件方面，要有高性能的中心电子计算机或服务器、大容量的存储装置、遍布医院各部门的用户终端设备以及数据通信线路等，组成信息资源共享的计算机网络；在软件方面，需要具有面向多用户和多种功能的计算机软件系统，包括系统软件、应用软件和软件开发工具等，要有各种医院信息数据库和数据库管理系统。

（二）公立医院信息系统的基本特点[①]

公立医院信息系统的子系统种类繁多，管理复杂，流程走向交互关联，数据之间交换频繁，所以，与其他软件系统相比，具有以下基本特点：

---

① 本部分改编自：王一敏．公立医院信息化建设评价及其改进策略研究——以甘肃省人民医院为例［D］．兰州：兰州大学，2016．

（1）专业性强。公立医院信息系统与医疗业务活动紧密相连，涉及各类医学知识的使用，各医学学科的知识有其各自的特性，医技科室的业务各有各的特色，行政后勤科室具有的各个专业又和临床医技科室有所不同，因此，系统的专业性极高，需要信息技术人员与各专业医务人员共同参与和完成。

（2）复杂度高。公立医院信息管理系统采集的信息种类繁多，如文字、图像、电生理信号等，存储和管理都较复杂，例如，医学影像信息系统需要与超声机器、病理显微镜、X线机、CT机、MR等各类医疗设备相连，信息系统的接口种类繁多，难度大。

（3）实时性强。公立医院信息系统是医院的神经中枢，在病人就医的过程中，无处不和系统亲密接触，数据的实时性必须具备。比如，病人就医检查，检查结果要在第一时间传输到医生端系统中，以备医生及时制定治疗方案。

（4）安全性强。公立医院信息系统中存放着病人就诊的所有信息，从门诊就医到住院治疗，每一个环节都不能缺少，数据的安全性要求极高。每一个病人的就医信息都是个人隐私，要充分地做好保密工作，因此，公立医院信息系统的安全性必须比一般行业的等级要高。

（5）异构性强。公立医院信息系统包含很多子系统，各个子系统之间的专业性极强，很难由一家软件厂商垄断或由一个开发平台完成。公立医院也肯定选择在专业方面做得精而强的公司的产品。因此，公立医院信息系统在系统平台的多融合、多集成方面要具备更强的功能。

（三）公立医院信息系统的主要内容[①]

医院信息系统一般由医院收费管理信息系统、临床信息系统、医院资源管理信息系统和患者服务信息系统组成。医院收费管理信息系统一般包括门诊挂号系统、收费管理系统、住院管理系统、费用结算管理系统、药品管理系统和药房发药系统等子系统。临床信息系统一般包括临床路径系统、实验室信息系统、医学影像信息系统、心电信息系统、护理（监护）信息系统、危重监护系统、手术麻醉监护系统、病人转诊系统、医疗护理质量管理系统、临床知识库决策系统等子系统。医院资源管理信息系统包括人力资源管理系统、绩效考核管理系统、预算管理系统、财务核算管理系统、科研教学管理系统、办公自动化系统、数据统计与决策分析系统等子系统。患者服务信息系统一般包括排队叫号系统、掌上医院、患者自助查询系统、网上客服中心等子系统。

---

① 本部分改编自：陈春涛.数字化医院信息系统建设与实证研究［D］.武汉：华中科技大学，2008.

二、公立医院信息化建设业务的主要业务流程

（一）公立医院信息系统设计开发流程

1. 信息系统的规划与准备

根据公立医院整体目标和发展战略，明确公立医院总体信息需求，确定信息系统的发展战略，制订信息系统建设总计划，其中包括确定拟建系统的总体目标、功能、大致规模和粗略估计所需资源，并根据需求的轻、重、缓、急程度及资源和环境的约束，把系统建设内容分解成若干开发项目，以分期分批进行系统开发。主要工作包括 IT 战略规划、IT 技术规划、投资管理、质量管理、项目管理和人力资源管理等。

2. 信息系统设计与实施

这一阶段的主要工作是根据系统规划阶段确定的拟建系统总体方案和开发项目的安排，分期分批进行系统设计。信息系统开发是公立医院信息活动的重要基础，直接决定着公立医院的信息技术水平。首先，进行需求分析，调查信息系统应具备的属性和功能，并将其用适当的形式表达出来；其次，根据信息系统需求，对系统架构、内容、模块、界面和数据等进行定义和实施。主要工作包括需求分析、应用系统设计、基础设施获取、运行准备、测试与发布等。

（二）信息系统运行维护流程

1. 信息系统运行管理

信息系统交付使用开始，开发工作即告结束，运行工作随即开始。信息系统的运行管理就是控制信息系统的运行，记录其运行状态，保证系统正常运行，并进行必要的修改与扩充，以便及时、准确地向公立医院提供必要的信息，以满足业务工作和管理决策的需要。主要工作内容包括日常运行管理（如数据记录与加工、设备管理、安全管理等）、运行情况的记录以及对系统的运行情况进行检查和评价。

2. 信息系统维护管理

为保证信息系统正常而可靠地运行，并使系统性能不断得到改善和提高，我们可以将对应用系统、数据、代码和硬件的维护管理分为纠错性维护、适应性维护、完善性维护和预防性维护。纠错性维护是指对系统进行定期或不定期检修，更新易损部件、排除故障、消除隐患等工作；适应性维护是指由于管理或技术环境发生变化，系统中某些部分已不能满足需求，对这些部分进行适当调整的维护工作；完善性维护是指用户对系统提出了某些新的需求，因而在原有系统的基础上进行适当的修改，完善系统的功能；预防性维护是

预防系统可能发生的变化或受到的冲突而采取的维护措施。

一般来说,信息系统运行维护是系统生命周期中历时最久的阶段,也是信息系统实现其功能、发挥效益的阶段,科学的组织与管理是系统正常运行、充分发挥其效益的必要条件,而及时、完善的系统维护是系统正常运行的基本保证。据统计,有些信息系统在运行和维护阶段的开支占整个系统成本的2/3左右,而这一阶段需要用的专业技术人员占信息系统专业技术人员的50%~70%。主要工作包括运行管理、事件管理、问题管理、配置管理、连续性管理、可用性管理和能力管理等。

(三)信息系统安全管理流程

信息系统安全管理即针对当前公立医院面临的病毒泛滥、黑客入侵、恶意软件、信息失控等复杂环境制定相应的防御措施,保护公立医院信息和信息系统不被未经授权的访问、使用、泄露、中断、修改和破坏,为公立医院信息和信息系统提供保密性、完整性、真实性、可用性、不可否认性服务。

安全管理手段分为技术类手段和管理类手段两大类,技术类手段和管理类手段是确保信息系统安全不可分割的两个部分。技术类手段与信息系统提供的技术安全机制有关,主要通过在信息系统中部署软硬件并正确地配置其安全功能来实现,从物理安全、网络安全、应用安全和数据安全几个层面提出;管理类手段与信息系统中各种角色参与的活动有关,主要通过控制各种角色的活动,从政策、制度、规范、流程以及记录等方面做出规定来实现,从安全管理制度、安全管理机构和人员安全管理等几个方面提出。

(四)信息系统岗位职责管理

信息系统建设与运营是一个长期持续的过程,需要一个专门的机构负责,并能够不断完善该部门的职能,以适应公立医院发展的需要。信息技术部门作为公立医院的一个职能部门,需要清楚了解自己的角色定位,才能明白自己拥有的权利和担负的职责,进而有效地执行任务。信息技术部门并不产生直接利润或收益,但可以通过信息化的手段提高其他部门的效益,降低运行成本,同样为公立医院创造了价值,也就体现了自身的价值所在。

三、公立医院信息系统开发的内部控制建设

(一)信息系统开发的控制目标

(1)制定科学的信息系统战略规划,以便有效地指导信息系统建设工作,有效整合信息系统的各种功能,保证信息系统能够满足现在和将来的业务需求。

（2）通过信息系统投资及投资组合的有效决策，以及合理的信息系统预算，保证与信息系统战略的一致性，并持续地改进成本的有效性，提高对业务收益率的贡献率。

（3）及时并按质量标准完成信息系统开发与验收工作，灵活响应医院管理与业务需求，将信息系统与业务流程有效集成。

（4）制定并执行科学的信息系统实施方案，保证初始数据的准确完整、知识转移的充分有效，使信息系统顺利地转交给系统使用部门。

（5）保证符合国家和监管部门有关信息系统开发的法律法规要求。

（二）信息系统开发的主要风险点

（1）缺乏信息系统规划与方案，或规划与方案不合理，可能无法有效地指导信息系统建设工作，易造成信息孤岛，无法满足现在和将来的业务需求。

（2）信息系统投资决策和预算管理失误，可能造成信息系统投资超支或浪费，降低对业务收益率的贡献，甚至无法有效支持信息系统的战略规划。

（3）信息系统开发组织工作定位不合理、职责不明确、流程与政策不明晰，可能造成工作盲区或工作重复，影响信息系统的开发效率与效果。

（4）缺乏有胜任能力和工作热情的信息系统专业人员，无法为信息系统开发工作提供人力资源保障，可能影响信息系统开发工作的顺利开展。

（5）缺乏有效的信息系统质量管理、风险管理、绩效测评等体系，项目群或项目管理水平不足，可能造成无法在约定的时间、预算和质量内完成项目的交付。

（6）业务功能和控制需求调研不充分，可能无法把业务功能和控制需求转化成有效的解决方案以及系统功能，造成信息系统不能满足业务要求。

（7）信息系统设计流程或方法不当，可能造成无法及时并以合理成本提供应用软件，甚至造成信息系统存在较多的设计缺陷。

（8）信息系统基础设施不完整或达不到标准要求，可能无法为应用系统提供与既定信息系统架构和技术标准相一致的合适平台。

（9）信息系统测试不充分或不科学，或缺乏有效的验收工作，可能无法保证新开发的或变更的系统上线后不会出现大的问题。

（10）操作手册不详细、用户培训等知识转移和数据初始化工作不到位，可能影响信息系统运行维护工作的正常进行。

（三）信息系统开发的关键控制措施

针对上述主要风险点，信息系统开发的关键控制点主要包括以下几方面：

1. 制定和实施战略规划

公立医院应当根据事业发展战略和业务活动需要，编制中长期信息化建设规划和年度工作计划，从全局角度对经济活动及相关业务活动的信息系统建设进行整体规划，提高资金使用效率，防范风险。信息系统战略规划帮助关键利益相关者更好地理解信息系统的机遇及其限制，该战略规划应评估当前绩效、识别信息系统能力和人力资源的需求，明确必需的投资规模、优先级，并通过战术计划实施。信息技术部门牵头负责制定和实施信息系统战略规划。

首先，调研公立医院业务战略规划以及其对信息系统的战略需求，从业务贡献、功能性、稳定性、复杂性、成本等方面分析评估当前信息系统的能力，了解相关技术的最新发展趋势，分析信息系统与战略需求存在的差距，及时将调研、评估和分析等工作成果与相关部门沟通和向医院管理层汇报。调研分析过程中，需求部门必须提供有效的配合，才能保证信息系统战略规划与医院战略需求保持高度一致。其次，协调业务和信息系统各方意见，与有关的利益相关方共同编制战略规划，并通过公立医院的审批。同时，建立信息系统战略规划和业务战略规划的双向协调机制，及时修订信息系统战略规划，保证与医院战略需求保持动态的一致。信息系统战略规划应指明信息系统目标如何协助达成公立医院的战略目标，包括但不限于以下几点：

（1）确定信息系统的远景与目标。

（2）设定信息系统的整体架构，如技术架构、信息架构等。

（3）建立信息系统的中长期计划，如3年计划、5年计划等。

（4）对投资规模、人员、时间等因素进行分析，并制订实施计划。

2. 信息系统开发组织工作

（1）建立财务管理规范。财务部门牵头负责建立和实施财务管理规范，与利益相关方协商，以识别和控制在信息系统战略规划和战术计划中的总成本和收益，评价和管理财务价值、未交付所需能力的风险以及未实现预期收益的风险，建立、维护和管理信息系统投资项目群的财务管理框架。在财务管理框架中，应确认投资优先级，以确认强制性、支持性和自主性的投资；应清晰分配和监控实现收益和控制成本的责任；该流程既要支持编制和实施整个信息系统预算，又要能够根据项目内信息系统组件的具体情况，支持编制和实施单个项目群的预算。

（2）搭建开发组织。在公立医院治理层可建立信息系统战略委员会，建立由医院管理层、业务管理层和信息系统管理层组成的信息系统管理委员会；人力资源部门负责招聘、培训并激励开发人员，建立支持业务需要的信息系统开发团队，并实施角色和职责的分离，降低单个成员危及关键流程安全的可能性，还要建立定期检查开发组织的流程，以调整人员配备需求，满足预期目标需求和适应环境变化。

（3）定义工作流程。医院管理层可以授权相关责任部门定义信息系统战略规划和项目计划的执行流程，优化和整合面向信息系统的各个业务流程，并整合在内部控制框架之中。所有职责都应具备适当的流程、管理政策，并将组织职责整合到决策和执行等工作流程中。

（4）建立项目管理体系。为了管理信息系统项目，公立医院需要建立项目管理体系。这个体系应确保项目间的优先级和相互协调，应包括主计划、资源分配、交付物的定义、用户的核准、交付方式、质量保证、正式的测试计划以及实施后的评审。其主要表现形式为项目计划，由信息技术部门负责制定和完善。

项目计划包括协调多项目之间的活动和相互依赖关系、管理所有项目对期望成果的贡献、解决资源需求和冲突、确保单个项目与项目群的目标保持一致。该计划定义了项目管理的范围、边界以及在每个项目中采用的方法，应集成到项目群管理流程之中。项目管理的具体内容包括项目管理方法、项目范围说明书、项目启动、项目计划、项目资源、项目风险管理、项目质量计划、项目变更控制、项目绩效测评、报告和监控、项目关闭。信息技术部门制订项目或项目群计划，并上报医院信息系统战略委员会审批，并以此作为控制和评价项目的标准。在项目计划实施过程中，信息技术部门应定期编写并上报进展报告，信息系统战略委员会将进展报告与项目计划对比，开展目标考核工作；若实际进展与计划偏差较大，就需要修订项目计划并完成审批程序。监督部门应以被批准的项目计划为基础制订监督计划，全程跟进项目计划制订和执行过程，开展阶段性检查和临时性检查，并及时向董事汇报，与管理委员会沟通。

3. 识别功能需求

为了确保有效地满足业务需求，在获取和研发新的信息系统或功能之前，需要进行需求分析，识别、划分优先等级，详细说明并批准业务功能和技术需求，涵盖了为达到预期成果所需的全部因素。此项工作需要由信息技术部门和需求部门共同完成或成立专门项目组负责。

首先，信息技术部门制定需求识别方案，并配合需求部门开展需求识别、提炼和分析等工作；需求部门依据识别方案开展需求收集，将可能使用产品的用户分成不同组别，在每组用户中选择数位能真正代表他们需求的代表进行需求调研，了解和观察用户执行业务的过程。然后，需求部门提炼和分析收集到的需求，并确定需求的优先顺序，将它们编成需求文档，包括业务需求说明书；需求部门还需编写验收测试案例。其次，信息技术部门验证需求是完整的、一致的、明确的，确定是否所有的需求和软件需求规格说明书达到要求，解决利益相关者之间对需求的不同意见和矛盾，解决需求和可用资源之间的矛盾；信息部门还需编写系统测试案例。最后，将需求信息上报管理委员会评审，形成技术评审报告，抄送相关部门领导确认需求真实性与完整性，最终确定需求内容。在需求转化过程中，信息技术部门还需跟踪需求实现情况，形成需求跟踪矩阵，并及时将其向有关人员沟通、汇报。

完成需求识别后，不可避免会发生需求变更。当发生需求变更时，由需求部门提出需求变更申请，经本部门负责人审批同意后，报信息技术部门审核。信息技术部门评估变更的影响，分析潜在影响和成本变化，并与用户沟通以确定哪些需求可以变更。如果变更影响较大或需求部门与技术部门无法达成一致，则需报信息系统战略委员会审批。需求变更实施后，信息技术部门需变更相关文档，必要时修订项目实施方案。

4. 设计解决方案

设计解决方案的主要任务是在各种技术和实施方法中权衡利弊、精心设计、合理使用资源，设计出新系统的详细设计方案，主要内容包括系统总体架构设计、功能模块设计、数据库设计、输入输出设计、处理流程及硬件选择。该项工作是由信息技术部门或下设的专门项目组负责。

首先，信息技术部门制订系统设计计划并报负责人审批，对系统设计工作进行全面部署；其次，进行概要设计，开发系统流程图和实体关系图模型，确定应用系统的设计方法、过程步骤，确定数据文件或数据库文件设计，描述输入输出要求，形成概要设计说明书；最后，根据概要设计说明书进行详细设计，细化开发方案和系统功能要求，形成详细设计说明书。概要设计和详细设计都需要经管理委员会和各需求部门评审通过方可执行。详细设计完成后，就可以把设计方案交给系统开发人员进行编程了。

5. 开发应用系统

信息系统必须按照业务需求予以开发，跟踪并记录每一个需求（包括所有被拒绝的需求）的状态，并严格遵循设计说明书、开发及文档标准。在适当的位置，利用自动控制手段来执行业务控制和应用控制，落实应用安全和可用性的需求，响应已识别的风险。该项工作是由信息技术部门或下设的专门项目组负责的。

在开发过程中，开发人员需制订系统实现计划并报负责人审批，然后搭建开发测试环境，开展编码工作。在编码过程中，需要制定单元测试和集成测试等质量保证措施，以检测并修订编程等类型的错误，达到需求所定义的、医院质量策略和程序所要求的软件质量标准。在开发后期，编写用户操作手册和安装维护手册。

6. 配备基础设施

基础设施配备需要与已经批准的技术战略和开发及测试环境的有关规定相一致，确保为业务应用系统提供持续的技术支持，满足既定的业务功能和技术需求，并符合组织的技术发展方向。此项工作需要信息技术部门与物资采购部门共同负责。

根据信息系统要求和公立医院物资采购管理规定，信息技术部门制定技术基础设施的配备需求，并建立验证环境以支持对基础设施组件的测试及集成测试，物资采购部门制订和实施采购计划。在硬件和基础设施软件的配置、集成和维护过程中，执行内部控制、安全和审计措施，如招投标采购制度、供应商管理制度等，以保护资源并确保其可用性和完整性，明确定义配置敏感基础设施组件的职责，让开发和集成基础设施组件的人员理解这些职责，并且监控和评估他们的工作情况。

7. 运维前期保障

编制相关文件和手册，并提供培训，使新系统的知识具备可用性，以确保应用系统和基础设施的正确使用和操作。该项工作是由信息技术部门或其下设的专门项目组负责。

信息技术部门制订并实施"传、帮、带"的知识传授计划，以透明方式培训新人、传授知识、移交责任，培训对象包括业务管理者、系统使用者和维护者。向业务管理层转移知识，以确保他们掌握应用系统和数据的所有权，并对服务的交付与质量、内部控制、应用系统的管理行使职责。向系统使用者转移知识，以确保他们在支持业务流程的过程中能够有效地和有效率地使用应用系统。向运营维护人员转移知识，以确保他们能够根据服务要求，有效地且有效率地交付、支持和维护应用系统及相关的基础设施。

8. 信息系统测试

信息系统测试工作将信息系统的软硬件及外部支持设备、数据和人员等元素结合在一起，对计算机系统进行一系列的组装测试和确认测试，一般包括恢复测试、安全测试、压力测试和性能测试，然后将测试结果与预期结果进行对比，分析解决测试中发现的系统问题。该项工作是由信息技术部门或下设的专门项目组负责。

信息技术部门制订基于已定义的任务、职责和输入输出等标准的系统测试计划，对测试过程中使用的资源与方法进行描述，包括涉及的人员和信息设施，并确保该计划被相关部门正式批准。然后，建立测试环境，实施信息系统测试，形成测试报告，并经测试人员签字确认。在测试过程中，如果发现测试方法有错误或不规范，就需要将测试计划重新加以设计和实施，直至顺利完成测试，达到所需要的结果。

9. 变更管理

所有变更（包括紧急维护和补丁，以及与生产环境相关的基础设施和应用系统的变更）均以正式的、可控制的方式进行管理；变更实施前（包括对程序、流程、系统和服务参数变更）均获记录、评估和授权；变更实施后，按既定的计划审核变更的结果，确保变更对生产环境的稳定性和完整性造成负面影响的风险降至最低。该项工作是由信息技术部门或下设的专门项目组负责。

有关部门提出变更请求后，信息技术部门进行记录、过滤和归类定级，并组织专业团队进行分析，形成处理意见。涉及重大变更或处理意见影响大，信息技术部门需将变更申请及处理意见上报信息系统战略委员会审批，并根据审批意见执行。实施变更后，信息技术部门还需跟踪评估变更运行情况，启动配置管理程序，及时修改配置项属性数据。若运行效果不佳，则启动还原计划，将变更影响降低到最小。另外，建立一个非常规的变更流程，用于处理紧急变更的提出、测试、记录、评估和授权。

10. 信息系统实施

当开发与测试人员完成必需测试，准备交付信息系统时，进入验收上线阶段，相应地还要进行实施后评审，确保运营系统达到与预期一致的结果。该项工作是由信息技术部门牵头负责的。

首先，信息技术部门制订验收和上线计划并上报信息系统战略委员会审批，并开展组件验收，同时，系统运行部门进行功能验收；其次，信息技术部门汇总测试结果形成验收报告，经信息技术部门和系统运行部门签字确认后报信息系统战略委员会审批。测试完成后，实施上线方案，控制系统转换到运营环境的迁移，将系统运行的初始数据成功地转换并导入信息系统中，并形成上线报告。如有必要，新、旧系统应并行运行一段时间，并且比较运行情况和结果。信息系统战略委员会组织有关部门进行实施后的评估工作，并将上线和评估情况上报医院最高决策层。

四、公立医院信息系统运行维护的内部控制建设

（一）信息系统运行维护的控制目标

（1）保证信息系统正常、可靠、安全地运行，充分发挥信息系统的作用。

（2）不断完善信息系统，延长系统的生命周期，增强系统的生命力。

（3）保证符合国家及监管部门有关信息系统运行维护的法律法规要求。

（二）信息系统运行维护的主要风险点

（1）信息系统响应时间和停机时间过长，其性能和容量无法满足业务需

求，可能影响医院运营管理活动的效率，降低了医院竞争力。

（2）信息从灾难中恢复时间过长或者无法恢复，使信息系统服务中断，可能影响医院运营管理活动的正常运行。

（3）信息系统安全管理技术与制度不健全，可能将信息资产的脆弱性暴露在危险境地，给医院带来无法挽回的损失。

（4）运行维护遇到的事件、问题无法在规定时间内得到有效解决，影响信息系统的有效运行，可使医院相关业务无法正常开展。

（5）缺乏一个准确而全面的配置库，无法确保硬件和软件配置信息的完整性，可能导致信息系统维护工作无序、低效。

（三）信息系统运行维护的关键控制措施

（1）公立医院应制定信息系统使用操作程序、信息管理制度以及各模块子系统的具体操作规范，及时跟踪、发现和解决系统运行中存在的问题，确保信息系统按照规定的程序、制度和操作规范持续稳定运行。

（2）公立医院要重视信息系统运行的日常维护，在硬件方面，日常维护主要包括各种设备的保养与安全管理、故障的诊断与排除、易耗品的更换与安装等。这些工作应由专人负责。

（3）切实做好信息系统运行记录，尤其是对于系统运行不正常或无法运行的情况，应将异常现象、发生时间和可能的原因详细记录下来。

（4）配备专业人员负责处理信息系统运行中的突发事件，必要时应会同系统开发人员或软硬件供应商共同解决。

五、公立医院信息系统岗位管理的内部控制建设

（一）信息系统岗位管理的控制目标

（1）建立明晰的、灵活的、响应及时的信息系统组织架构，并为每一个岗位准确定义职责，为信息系统管理工作提供有效的组织保证。

（2）信息系统部门和最终用户部门应有充分的职责分离，包括部门之间及各部门内部，以提高在日常工作中及时发现信息系统错误的可能性。

（二）信息系统岗位管理的主要风险点

（1）信息系统部门的组织模式不合理，如权力集中度与分散度不平衡，可能无法有效调动各方面的积极性，及时响应信息系统运行需求。

（2）信息系统组织层级过多，汇报关系过于复杂，可能导致各层管理者

之间沟通不畅，影响信息系统建设与维护的效率。

（3）信息系统组织内部角色和职责定义不清，存在重叠或空白，可能造成推诿扯皮现象，影响信息系统团队的合作。

（4）信息系统部门和最终用户部门未实现充分的职责分离，可能无法及时发现工作中发生的错误与舞弊问题。

（三）信息系统岗位管理的关键控制措施

1. 信息系统岗位管理的总体要求

信息系统岗位管理不仅涉及信息技术部门，还有公立医院高层团队以及相关财务、人事等支持部门的职责与定位。公立医院信息化建设应当实行归口管理，明确归口管理部门和信息系统建设项目牵头部门，建立相互合作与制约的工作机制。

公立医院可成立类似信息系统战略委员会的组织，由医院管理层成员及外部专家组成，负责在信息系统战略目标、预算以及业务匹配等方面提供建议，对信息系统战略管理进行指导，确保信息技术成为公立医院高层会议日程的常规内容之一，并通过结构化的方式得到处理。

公立医院需要明确信息技术部门的具体职责。信息技术部门的职能包括运行管理、技术支持、应用系统开发、质量与安全管理、数据管理和用户服务六大职能，每个职能下又分设不同的岗位以分解并实现工作任务与目标。

1）运行管理

运行经理负责计算机操作人员的管理，包括准确有效地运行信息处理设施所需的所有员工，如资料库管员和设备维护员。

（1）设备维护员负责对信息处理设施中的计算机及其他设备进行日常操作与管理。

（2）资料库管员负责登记、发布、接收和保管所有的程序和数据文件。

2）技术支持

技术支持经理负责对维护系统软件的系统管理员、系统程序员和网络管理员的工作进行管理。

（1）系统管理员负责维护主要的计算机系统，典型职责包括增加和配置新的工作站、设置用户账号、安装系统级软件、执行病毒保护程序、分配海量存储空间。

（2）网络管理员负责管理网络基础设施中的关键组成部分，如路由器、防火墙、远程访问等。

（3）系统程序员负责维护系统软件，包括操作系统软件。该职位可能被赋予无限制地访问整个系统的权限。

3）应用系统开发

应用系统经理负责管理实施新系统和维护现有系统的程序员和分析员。

（1）应用系统分析员在系统开发的初始阶段参与工作，了解用户的需求，开发需求和功能定义，制定高级设计文档。

（2）应用系统程序员负责开发新系统和维护过程中使用的系统。

4）质量与安全

安全管理员的职责通常包括：维护对数据和其他信息系统资料的访问规则；在分配和维护授权用户 ID 和口令时，保护其安全性和保密性；监测违反安全规定的行为并采取纠正行动；定期审查和评估安全政策并向管理层提出必要的修改意见；计划和推动面向所有员工的安全知识宣讲活动并进行监督；测试安全架构，评价安全的健全性，发现可能的威胁。安全架构师负责评价安全技术、物理防护边界设计、访问控制、用户身份识别等安全措施，并建立安全政策和安全需求。质量保障经理负责在所有的信息技术领域协调和推动质量管理活动。

5）数据管理

数据经理负责数据资产管理和大型信息系统环境下的数据结构设计。数据库管理员负责定义和维护公司数据库系统的数据结构，主要职责包括：确定面向计算机的物理数据定义；调整物理数据定义，以优化性能；选择和使用数据库优化工具；测试和评估程序员的操作和优化工具的使用；回答程序员的咨询，培训程序员数据库结构方面的知识；实施数据库定义控制、访问控制、更新控制和并发控制；监测数据库的使用、收集运行统计数据和调整数据库；定义和启动备份和恢复程序。

6）用户服务

用户支持经理负责联系信息系统部门和最终用户。

（1）最终用户负责业务应用系统的具体操作，是产品和服务的最终使用者。

（2）用户使用应用系统和改善软件及信息处理设施，主要活动包括：替用户采购硬件和软件等；帮助用户解决硬件和软件困难；培训用户使用硬件、软件和数据库；回答用户的问询；监督技术开发和通知用户与其有关的进展；确定与应用系统有关的问题来源并启动更正行动；启动提高效率的变更等。

2.信息系统岗位的职责分离

公立医院要合理设置信息系统建设管理岗位，明确其职责权限。信息系统建设管理不相容岗位包括但不限于信息系统规划论证与审批、系统设计开发与系统验收、运行维护与系统监控等，还可以进一步细化（表4-24）。

表 4-24　信息系统岗位的职责分离表

项目	控制组	系统分析员	应用程序员	帮助台和支持经理	最终用户	数据录入员	计算机操作员	数据库管理员	网络管理员	系统管理员	安全管理员	系统程序员	质量保证人员
控制组		×	×	×	×	×	×	×	×	×	×	×	×
系统分析员	×		×	×	×	×	×	×	×	×	×	×	×
应用程序员	×	×		×	×	×	×	×	×	×	×	×	×
帮助台和支持经理	×	×	×		×	×	×	×	×	×	×	×	×
最终用户	×	×	×	×		×	×	×	×	×	×	×	×
数据录入员	×	×	×	×	×		×	×	×	×	×	×	×
计算机操作员	×	×	×	×	×	×		×	×	×	×	×	×
数据库管理员	×	×	×	×	×	×	×		×	×	×	×	×
网络管理员	×	×	×	×	×	×	×	×		×	×	×	×
系统管理员	×	×	×	×	×	×	×	×	×		×	×	×
安全管理员	×	×	×	×	×	×	×	×	×	×		×	×
系统程序员	×	×	×	×	×	×	×	×	×	×	×		×
质量保证人员	×	×	×	×	×	×	×	×	×	×	×	×	

注：× 表示职能合并可能会产生潜在的控制风险。

以上职责分离并不是一个绝对标准，在使用时不要绝对化。由于各公立医院的规模大小和人员配备情况不同，职责分离程度也不同。

3. 补偿控制

由于资源限制等原因，公立医院可合并部分的分离职责，但同时必须建立补偿控制来减轻因缺乏职责分离造成的风险。补偿性措施包括但不限于以下几方面：

（1）审计踪迹。审计踪迹是所有设计优良的系统的基本组成部分，它通过提供追踪线索来帮助信息技术部门、用户部门和审计师跟踪信息处理的来龙去脉。

（2）核对。在绝大多数情况下，核对是用户的责任。同时，应用程序可以通过控制总计和平衡表来完成有限的核对工作。这种验证提高了信息系统成功运行的置信度。

（3）监督性审核和独立性审核。可以通过现场观察和问询来执行监督性审核和独立性审核，可以在一定程度上防止因缺乏职责分离而造成的错误与舞弊问题。

（4）例外报告。对于在核对、审核及日常运行中发现的特殊事项，应及时形成例外报告并上报有关主管领导。例外报告需及时处理，且留有处理痕迹。

六、信息系统安全管理的内部控制建设

（一）信息系统安全管理的控制目标

通过信息系统安全管理工作，不断发现、堵塞系统安全漏洞，预防、发现、制止利用或者针对系统进行的不法活动，预防、处置各种安全事件和事故，提高系统安全系数，确保计算机信息系统安全可用。

（二）信息系统安全管理的主要风险点

（1）信息系统硬件和软件存在内在缺陷，可能直接造成信息系统故障，还会为恶意攻击提供机会，降低系统安全性能。

（2）信息系统硬件和软件受到人为恶意攻击，可能导致运行效率下降甚至异常或中断，破坏数据的有效性和完整性，也可能导致敏感数据的泄漏和滥用。

（3）信息系统使用与维护管理不当，可能导致系统安全性能下降甚至系统异常，使信息系统运营效率降低。

（4）自然灾害，如雷电、鼠害、火灾、水灾、地震、停电、违章施工等，

可能对信息系统安全构成现实威胁。

（三）信息系统安全管理的关键控制措施

加强信息系统的安全管理，建立用户管理制度、系统数据定期备份制度、信息系统安全保密和泄密责任追究制度等措施，确保信息系统安全、可靠，提高信息安全保障能力。公立医院信息系统安全管理的关键控制措施包括以下几方面：

1. 信息系统的制度与组织管理

（1）授权专门的部门或人员负责制定由总体方针、安全策略、管理制度、操作规程等构成的全面的信息安全管理制度体系，说明安全工作的总体目标、范围、原则和安全框架等。

（2）应组织相关人员对制定的安全管理制度进行论证和审定；通过正式、有效的方式发布；应定期或不定期对安全管理制度体系的合理性和适用性进行检查和审定，对存在不足或需要改进的安全管理制度进行修订。

（3）应设立信息安全管理工作的职能部门，设立系统管理员、网络管理员、安全管理员等岗位，并定义各个工作岗位的职责、分工和技能要求。

（4）应定期对各个岗位的人员进行安全技能和安全认知的考核；应对关键岗位的人员进行全面、严格的安全审查和技能考核；应对各类人员进行安全意识教育、岗位技能培训和相关安全技术培训。

2. 信息系统建设中的安全管理

（1）制定和审核安全设计方案。首先，信息技术部门统一考虑总体安全策略和总体规划，制定安全技术框架、安全管理策略和详细设计方案；其次，管理委员会组织相关部门和有关安全技术专家对总体安全策略、安全技术框架等文件的合理性和正确性进行论证和审定，并且经过批准后实施。

（2）制定和实施软件开发管理制度。通过一系列管理制度，明确开发过程的控制方法和人员行为准则，确保开发环境与实际运行环境物理分开，开发人员和测试人员分离，测试数据和测试结果受到控制，对程序资源库的修改、更新、发布进行授权和批准。

（3）软件开发过程中，开发人员要参照指定代码编写安全规范编写代码，形成软件设计的相关文档和使用指南；软件完成开发后，检测软件质量，检测软件包中可能存在的恶意代码和后门，要求开发单位提供软件的源代码、相关设计文档和使用指南。

（4）制定产品采购和使用管理制度。信息技术部门负责产品的采购，预先对产品进行选型测试，确定产品的候选范围，并确保安全产品采购和使用符合国家的有关规定。

（5）制定详细的工程实施方案和管理制度，明确说明实施过程、控制方法、行为准则，以控制实施过程，并且在实施过程中，信息技术部门全程跟进工程实施管理。

（6）根据设计方案或合同要求等制定测试验收方案，由信息技术部负责组织公司有关部门人员参与系统验收工作，在测试验收过程中应详细记录测试验收结果，并形成测试验收报告。必要时，委托第三方测试单位对系统进行安全性测试，并出具安全性测试报告。

3. 信息系统运行安全管理

1）环境控制

（1）机房和办公场地应选择在具有防震、防风、防雷击和防雨等能力的建筑内，但应避免设在建筑物的高层或地下室，以及用水设备的下层或隔壁；采取措施防止水蒸气结露和地下积水转移与渗透，不得穿过机房屋顶和在活动地板下安装水管。

（2）机房应设置火灾自动消防系统，能够自动检测火情、自动报警，并自动灭火；应设置温度、湿度自动调节设施，使机房温、湿度的变化在设备运行所允许的范围之内。

（3）在机房供电线路上配置稳压器和过电压防护设备，建立备用供电系统，提供短期的备用电力供应，至少满足主要设备在断电情况下的正常运行要求。

（4）应采用接地方式防止外界电磁干扰和设备寄生耦合干扰；应对关键设备和磁介质实施电磁屏蔽，电源线和通信线缆应隔离铺设，避免互相干扰；采用防静电地板，主要设备应采用必要的接地防静电措施。

（5）在机房门口设置门禁系统和监控报警系统，并配备机房安全管理人员，控制、鉴别和记录进入机房的人员，进入机房的来访人员应经过申请和审批流程，并限制和监控其活动范围。

2）访问控制

（1）身份鉴别信息应具有不易被冒用的特点，口令应有复杂度要求并定期更换；应提供用户身份标识唯一和鉴别信息复杂度的检查功能，保证应用系统中不存在重复用户身份标识，身份鉴别信息不易被冒用。

（2）应启用访问控制功能，依据安全策略控制用户对信息资源的访问，严格控制用户对有敏感标记的重要信息资源的访问；授予不同账户为完成各自承担任务所需的最小权限，并实现管理用户的权限分离。

（3）对登录信息系统的用户进行身份鉴别，重要管理员终端登录限制应设定终端接入方式、网络地址范围等条件，主要系统组件应对同一用户选择两种或两种以上组合的鉴别技术来进行身份鉴别。

（4）根据安全策略设置登录失败处理功能，可采取结束会话、限制非法登录次数和网络登录连接超时自动退出等措施；应及时删除多余的、过期的账户，及时终止离岗员工的所有访问权限。

3）数据控制

（1）应保证存储用户鉴别信息、系统内的文件、目录和数据库记录等资源的空间，被释放或再分配给其他用户前得到完全清除，无论这些信息是存放在硬盘上还是在内存中。

（2）在通信双方建立连接之前，应利用密码技术进行会话初始化验证，并对通信过程中的整个报文或会话过程进行加密，防止鉴别信息在网络传输过程中被窃听，保证通信过程中数据的完整性和保密性。

（3）应具有在请求的情况下为数据原发者或接收者提供数据原发证据和接收证据的功能，并结合电子签章等技术手段，提高数据的抗抵赖性。

（4）应能够检测到系统管理数据、鉴别信息和重要业务数据在传输和存储过程中完整性受到破坏，并在检测到完整性错误时采取必要的恢复措施。

4）设备控制

（1）编制并保存与信息系统相关的资产清单，建立资产安全管理制度，规定信息系统资产管理的责任人员或责任部门，并规范资产管理和使用的行为。

（2）应建立介质安全管理制度，对介质的存放环境、使用、维护和销毁等方面做出规定；确保介质存放在安全的环境中，对各类介质进行控制和保护，并实行存储环境专人管理；对介质在物理传输过程中的人员选择、打包、交付等情况进行控制；对存储介质的使用过程、送出维修以及销毁等进行严格的管理。

（3）对带出工作环境的存储介质进行内容加密和监控管理，对送出维修或销毁的介质应首先清除介质中的敏感数据，保密性较高的存储介质未经批准不得自行销毁；应对重要介质中的数据和软件采取加密存储的方式，并根据所承载数据和软件的重要程度对介质进行分类和标识管理。

（4）应建立基于申报、审批和专人负责的设备安全管理制度，对信息系统的各种软硬件设备的选型、采购、发放和领用等过程进行规范化管理。

（5）应建立配套设施、软硬件维护方面的管理制度，对其维护进行有效的管理，包括明确维护人员的责任、涉外维修和服务的审批、维修过程的监督控制等。

（6）应对终端计算机、工作站、便携机、系统和网络等设备的操作和使用进行规范化管理，按操作规程实现主要设备（包括备份和冗余设备）的启动／停止、加电／断电等操作。

5）入侵防范

（1）充分利用技术手段监视端口扫描、强力攻击、木马后门攻击、拒绝服务攻击、缓冲区溢出攻击、IP碎片攻击和网络蠕虫攻击等入侵攻击，记录攻击源IP、攻击类型、攻击目的、攻击时间，在发生严重入侵事件时应报警。

（2）采取安装防恶意代码软件等有效措施检测和清除恶意代码，并定期维护恶意代码库的升级和检测系统的更新，对主机防病毒产品、防病毒网关和邮件防病毒网关上截获的危险病毒或恶意代码进行及时分析处理，并形成书面的报表和总结汇报。

（3）操作系统应遵循最小安装的原则，仅安装需要的组件和应用程序，并定期对网络系统进行漏洞扫描，对发现的网络系统安全漏洞进行及时的修补。

（4）应提高所有用户的防病毒意识，及时告知防病毒软件版本，在读取移动存储设备上的数据和网络上接收的文件或邮件之前，先进行病毒检查，对外来计算机或存储设备接入网络系统之前也应进行病毒检查。

6）安全审计

（1）应对网络系统中的网络设备运行状况、网络流量、用户行为等进行日志记录，并保护审计进程，避免受到未预期的中断；保护审计记录，避免受到未预期的删除、修改或覆盖等。

（2）审计范围应覆盖服务器和重要客户端上的每个操作系统用户和数据库用户；审计记录应包括事件的日期和时间、用户、事件类型、事件是否成功及其他与审计相关的信息。

（3）提供对审计记录数据进行统计、查询、分析及生成审计报表的功能，并指定专人负责运行日志的日常维护和报警信息的分析与处理工作，以便及时发现异常行为。

7）安全事件处置

（1）应制定安全事件报告和处置管理制度，明确安全事件的类型，规定安全事件的现场处理、事件报告和后期恢复的管理职责，任何情况下用户均不应尝试验证弱点。

（2）应制定安全事件报告和响应处理程序，确定事件的报告流程，响应和处置的范围、程度，以及处理方法等，分析和鉴定事件产生的原因，收集证据，记录处理过程，总结经验教训，制定防止再次发生的补救措施。

（3）应在统一的应急预案框架下制定不同事件的应急预案，应急预案框架应包括启动应急预案的条件、应急处理流程、系统恢复流程、事后教育和

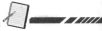

培训等内容。

七、公立医院信息化建设业务的案例分析

（一）HD 医院及管理会计信息系统的基本情况 [①]

HD 医院始建于 1909 年，至今已有百年历史，现已成为所在市最大规模的集医疗、教学、科研、预防保健、康复功能为于一体的三级甲等综合医院，现有两个院区。

HD 医院拥有 20 多个科室，3 000 多名职工，实际开放 2 300 余张床位，医院固定资产总值近 17 亿元。医院目前拥有 1 个国家级临床重点专科建设单位，1 个河北省重点学科，4 个省级医学重点学科，2 个省级医学重点发展学科等。它是国家级和省级住院医师规范化培训基地，同时承担国家自然科学基金和省自然科学基金项目，承接了省级、市级多项科研课题，获得多项国家专利和省、市科技成果，并积极拓展对外交流渠道，与多个国家开展了学术交流与合作。

为了优化业务流程和业务信息转化为核算信息的需要，HD 医院自 2011 年开始全面推进医院信息系统（HIS）建设。在 HIS 系统应用成熟的基础上，HD 医院从 2016 年年底开始实施管理会计信息系统，目的在于提高医院管理效率和医院领导决策的有效性。

HD 医院在管理会计信息系统筹建过程中，将各部分数据接口统一，在实际应用时，既可以通过统一的数据接口自动采集财务和业务数据，也可以手工录入需要补充的数据。接下来利用各个模块预先建立好的模型对采集的数据进行分析处理。最后输出数据报告，为管理者提供参考决策。HD 医院根据医院的自身需求选择了预算管理、成本管理、绩效管理和决策管理四个模块进行应用。

（二）HD 医院管理会计信息系统应用中存在的主要风险

1. 管理会计信息系统目标定位模糊

HD 医院对于应用管理会计信息系统的整体目标缺乏具体的认知，且未与 HD 医院的发展战略目标相结合。

HD 医院仅在管理会计信息系统构建初始提出了全员信息服务和全网信息交互两点大方向上的目标，这两个目标都仅仅是针对信息系统本身的目标，

---

① 本案例改编自：李灿. 公立医院管理会计信息系统应用研究——以 HD 医院为例［D］. 石家庄：河北经贸大学，2019.

对于应用信息系统到何种程度和达到什么效果都没有设定具体目标，包括预算、成本、绩效和决策四个系统模块应用后想要达到的目标也没有设定。不知构建相关管理会计工具应用的具体目标是什么是阻碍 HD 医院管理会计信息系统进一步发挥作用的重要原因。其次，医院自身对战略目标与管理会计信息系统应用目标结合的重要性缺乏正确认识。从这一方面讲，首先，医院管理者对于应用管理会计信息系统的目标缺乏深刻认知，管理会计信息系统在管理中应用的终极目标是优化医院资源配置，提高医院运行效率，帮助管理者进行决策；其次，HD 医院的发展战略目标是以患者为中心，重视患者权益，HD 医院未以管理会计目标为基础，将医院战略管理目标与管理会计信息系统应用目标相结合，致使 HD 医院未将管理会计信息系统的价值充分利用。

2. 管理会计信息系统存在安全隐患

管理会计信息系统的顺利应用是以系统的流畅运行和保证信息安全为基础的。如今各行各业都处于信息时代，数据信息在各个单位都属于重要资产，医院也不例外，管理会计信息系统的数据信息对于 HD 医院是重大财富。网络化的运营环境使财务信息的安全无法得到完全的保护，系统瘫痪、病毒入侵或者突然断电都可能导致重要数据信息丢失。无论信息技术多发达，其客户端和网络依旧存在安全风险。并且管理会计信息系统主要为管理者服务，其数据信息多属于医院的机密信息，若信息遭到泄露，将造成不可估量的后果。现阶段，HD 医院虽设有信息中心，信息中心下属信息科的主要责任是负责 HD 医院管理会计信息系统的顺畅运行，但其负责的仅仅是计算机网络的顺畅运行，缺乏对于信息安全的监管。因此，保证信息数据的安全是 HD 医院管理会计信息系统进一步应用的重要前提。

3. 管理会计信息系统与内部控制体系未完全融合

医院相较于企业而言是更加复杂的经济主体，HD 医院集医疗、科研、教学等责任于一体，其管理非常复杂，因此，需要更加严格的内部控制体系。HD 医院的内部控制体系中存在的主要问题是没有完全构建与管理会计信息系统相应的内部控制体系。管理会计信息系统的控制环境较为薄弱，对于风险评估存在滞后的情况，尽管组织架构上有审计处，但对管理会计信息系统的专项审计方面有缺陷，内部控制建设未完全落实，阻碍了管理会计信息系统进一步发挥作用。管理会计信息系统与 HD 医院内部控制管理体系应当是紧密联系、互相促进的，如果两者毫无联系就会导致管理会计信息系统无法完全发挥作用。严格的内部控制体系可以使医院的管理更加健全，也为管理会计信息系统的应用提供制度上的保障和系统上的控制，良好的内部控制体系还能有效避免财务工作中的风险。因此，HD 医院的内部控制体系未与管理会

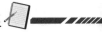

计信息系统完全融合阻碍了管理会计信息系统进一步发挥其作用。

（三）HD医院管理会计信息系统主要风险的应对策略

1. 明确应用管理会计信息系统的目标

明确管理会计信息系统应用的具体目标有利于管理会计信息系统发挥更大作用。HD医院的战略发展目标与管理会计信息系统应用目标相互结合，能够使管理者更好地利用管理会计信息系统，使HD医院顺利开展管理会计工作。战略发展目标和管理会计信息系统应用目标密不可分、相互联系，应用管理会计信息系统的终极目标是实现医院的战略发展目标，而应用管理会计信息系统是医院的战略发展目标完成的有效途径。因此，HD医院应当明确应用管理会计信息系统的目标，该目标需要与医院战略发展目标相结合。要提高对于目标的认识，在确定系统应用目标时应首先树立好面向医院各层级管理者的意识。其次，管理与业务密不可分，管理会计信息系统应用的基本目标应与业务相关，它的应用需要指引医疗业务顺畅发展，满足医院各方管理需求。总而言之，管理会计信息系统的进一步完善需要确立具体的应用目标。除此之外，管理会计信息系统还应建立具体模块的应用目标，比如，成本模块实现客观准确的成本核算，预算模块实现完善的全面预算管理等。

2. 加强管理会计信息系统安全建设

HD医院的管理会计信息系统是以信息技术为依托，使得预算、成本、绩效和决策工作得以更高效地开展，最终实现帮助管理者提升管理效率的目标。由于管理会计信息系统的数据储存于电子化介质之上，以网络为工具进行信息的传递，信息安全的重要性不言而喻。针对HD医院的信息安全问题，首先从组织架构职能上调整。原有信息中心的信息科只负责网络运行通畅问题，建议设立信息安全处室或者在原有信息科的职能上添加监管数据安全的职能，对信息系统进行实时监控，发现安全风险问题及时修正汇报。除此之外，还要对管理会计信息系统使用者加强管理。用户在使用系统的过程中可能会出现操作不当，或者有些使用者故意为之，这些情况都可能造成数据泄露，对医院利益造成损害。针对这一点，HD医院应加强对系统使用者的操作培训，同时信息安全部门对用户进行实时监控，尽量减少人为的信息安全事故。最后，还要定期对系统进行升级维护，既可以保证系统运行流畅，又可以增强系统的安全性。

3. 优化HD医院内部控制体系

HD医院的管理会计信息系统若想进一步发挥作用，优化其内部控制体系是不可缺少的一个措施，内部控制体系的优化有利于其发挥管理控制作用，

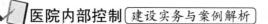

发挥管理会计信息系统效用，从而进一步提高 HD 医院的管理效率。

管理会计信息系统的管理控制职能需要依托单位内部环境存在，脱离单位良好的内部环境，管理会计信息系统无法发挥其管控职能。因此，建议 HD 医院首先优化医院的控制环境，加强医院高层领导对于管理会计信息化优势及趋势不可逆的认知，持续提升高层对管理会计信息系统建设的支持力度。风险控制也是内部控制体系中很重要的一环，在加强风险控制方面，HD 医院应首先建立健全风险控制方面的规章制度，使其完善且易于执行。其次，要设立风险控制部门。该部门不能由财务部代替，风险控制部门的职责是收集医院风险状况、评估医院风险情况、与领导层沟通风险状况和制定风险应对预案。除此之外，建议 HD 医院综合会计多种内部控制方法强化管理会计信息系统的内部控制管理，除了不相容岗位相分离等常用方法外，对于预算控制、归口管理等新手段也要灵活运用。最后，建议 HD 医院强化内部审计，加强对审计部门的管理，强化内部审计部门对管理会计信息系统的审计，保证内部控制措施在医院能够得到有效执行。

第五章
公立医院内部控制评价与监督体系建设

第一节 公立医院内部控制评价与监督

一、公立医院内部控制评价

（一）公立医院内部控制评价的内涵

《管理办法》规定，内部控制评价是指医院内部审计部门或确定的牵头部门对本单位内部控制建立和实施的有效性进行评价，出具评价报告的过程。我国财政部从 2016 年 6 月起相继颁布了多个与行政事业单位内部控制评价相关的制度规范，希望通过开展内部控制评价工作来促进行政事业单位内部控制制度的建设与实施。

（二）公立医院内部控制评价的目标

评价目标是公立医院内部控制评价体系的起点，它与内部控制的目标紧密相关。内部控制的目标是公立医院建立和执行内部控制的出发点，也是评价内部控制健全性和有效性的落脚点，因此，内部控制的目标不仅决定了内部控制运行的方式，也决定了内部控制评价目标的确定。如前所述，医院内部控制的目标主要包括保证医院经济活动合法合规、资产安全和使用有效、财务信息真实完整，有效防范舞弊和预防腐败、提高资源配置和使用效益。公立医院内部控制的评价目标就是评价公立医院内部控制的设计以及执行是否能够达到内部控制的各个目标，或者说评价内部控制对其自身目标的实现程度。

（三）公立医院内部控制评价的基本原则

（1）坚持全面性原则。内部控制评价应当贯穿医院的各个层级，确保对单位层面和业务层面各类经济业务活动的全面覆盖，综合反映医院的内部控制水平。

（2）坚持重要性原则。内部控制评价应当在全面评价的基础上，重点关注重要业务事项和高风险领域，特别是涉及内部权力集中的重点领域和关键岗位，着力防范可能产生的重大风险。医院在选取评价样本时，应根据本单位实际情况，优先选取涉及金额较大、发生频次较高的业务。

（3）坚持问题导向原则。内部控制评价应当针对医院内部管理薄弱环节和风险隐患，特别是已经发生的风险事件及其处理整改情况，明确单位内部控制建立与实施工作的方向和重点。

（4）坚持适应性原则。内部控制评价应立足医院的实际情况，与单位的业务性质、业务范围、管理架构、经济活动、风险水平及其所处的内外部环境相适应，并采用以医院的基本事实作为主要依据的客观性指标进行评价。

（四）公立医院内部控制评价的主体

开展评价工作，要明确内部控制评价的主体，因为不同的评价主体可能出于不同的目的、站在不同的角度对内部控制进行评价，因此，只有明确评价的主体，才能保证评价结果的有效性。一般而言，内部控制评价可以分为内部评价和外部评价两个方面，因而评价的主体也不一样。

对公立医院而言，内部评价主要是指内部专职监督部门，如内部审计部门对内部控制开展的监督检查和自我评价活动；外部评价主要是由外部的监督部门，如财政部门、审计部门、监察部门等对内部控制开展的评价和监督活动。

《管理办法》规定，医院内部控制评价工作可以自行组织或委托具备资质的第三方机构实施。已提供内部控制建设服务的第三方机构，不得同时提供内部控制评价服务。

（五）公立医院内部控制评价的对象

公立医院内部控制评价是评价内部控制目标的实现程度，是对内部控制的有效性进行检验，即评价对象是内部控制的有效性。医院内部控制评价分为内部控制设计有效性评价和内部控制运行有效性评价。

1.公立医院内部控制设计有效性评价

内部控制的设计是其运行有效的前提。没有设计的有效性，就谈不上运行的效率效果。评价内部控制设计有效性时，主要关注与单位层面和业务层面相关的内部控制要素是否全面具体且满足相关的制度标准，在经济活动的重大风险点上是否存在内部控制设计缺陷。

公立医院内部控制设计有效性评价应当关注以下几方面：

（1）内部控制的设计是否符合《行政事业单位内部控制规范（试行）》等规定要求。

（2）是否覆盖本单位经济活动及相关业务活动、是否涵盖所有内部控制关键岗位、关键部门及相关工作人员和工作任务。

（3）是否对重要经济活动及其重大风险给予足够关注，并建立相应的控制措施。

（4）是否重点关注关键部门和岗位、重大政策落实、重点专项执行和高风险领域。

（5）是否根据国家相关政策、单位经济活动的调整和自身条件的变化，适时调整内部控制的关键控制点和控制措施。

2. 公立医院内部控制运行有效性评价

内部控制在有效设计的条件下，更要得到有力执行，才能保证内部控制目标的实现。内部控制运行的有效性主要是检查单位层面和业务层面的内部控制是否按设计的制度、程序、标准得到贯彻执行，是否存在部分执行或完全没有执行的情况。内部控制运行有效性评价应当关注以下几方面：

（1）各项经济活动及相关业务活动在评价期内是否按照规定得到持续、一致的执行。

（2）内部控制机制、内部管理制度、岗位责任制、内部控制措施是否得到有效执行。

（3）执行业务控制的相关人员是否具备必要的权限、资格和能力。

（4）相关内部控制是否有效防范了重大差错和重大风险的发生。

（六）公立医院内部控制评价的标准

评价标准是衡量内部控制效果的一把标尺，是进行评价活动的依据。当前尚未出台具体的评价行政事业单位内部控制的配套指引，公立医院也缺乏统一的内部控制评价标准。借鉴行政事业单位内部控制评价标准建议[①]，公立医院内部控制评价标准分为单位层面内部控制评价重点和业务层面内部控制评价重点，具体如下。

---

① 本部分主要参考：唐大鹏，吉津海，支博. 行政事业单位内部控制评价：模式选择与指标构建［J］. 会计研究，2015（1）.

1. 公立医院单位层面的内部控制评价重点

单位层面内部控制主要反映了内部控制要素，从宏观角度提出要使内部控制合理运行应具备的基础条件。在目标层面上反映单位内部控制目标——工作组织、机制建设、制度完善、关键岗位与人员设计等受国家法律法规要求规范、权力限定较多、内部管理结构与责任落实有较强的约束性；在决策、风险评估情况与监督等指标的设计上又突出了内部控制目标中对防止贪污腐败、滥用权力的要求，强调权力的分立与制衡，从内部控制制衡监督与激励本质出发，发挥组织层级的作用。单位层面内部控制评价重点如下。

（1）组织架构下评价内部控制机构设置、单位负责人任职、内部监督部门设置三个方面。内部控制机构设置的考核应围绕是否成立内部控制及风险评估领导小组、是否单独设置内部控制职能部门等；单位负责人任职考核应围绕单位主要负责人是否出任内部控制及风险评估领导小组组长；内部监督部门设置的考核应围绕是否设立内部审计、纪检监察等内部监督机构或专职岗位，并且独立于其他管理部门与业务部门。

（2）内部控制制度与工作机制下评价集体决策制度建设、管理制度建设、内部监督制度建设三项指标。针对集体决策制度建设，应该重点评价单位是否制定本单位的工作规则或重大事项议事决策制度，是否建立"三重一大"事项一贯执行的认定标准以及决策执行的追踪问效；针对管理制度建设，应重点评价六大经济业务活动是否缺少相应管理制度流程，人、财、物等主要管理活动是否制定综合性管理制度及业务流程；针对内部监督制度建设，应重点评价是否建立明确的内部审计与纪检监察制度。

（3）关键岗位设置下评价关键岗位责任制与人员考评轮岗情况，责任制应关注主要经济业务活动和人事、财务、审计、纪检监察等主要监督活动是否存在未编制业务管理监督流程和岗位责任书的情况，申请、审核审批、业务执行、信息记录及内部监督等是否存在不相容岗位未分离的情况；人员考评应关注是否对从事主要经济业务活动和人事、财务、审计、纪检监察等主要管理监督活动的关键岗位人员制订定期考评计划，在关键岗位是否进行了定期轮岗等。

（4）风险评估情况评价风险评估组织机制的保障与风险评估实施两个方面。组织机制中应重点观测单位是否制定风险评估制度，首次风险评估时是否形成业务流程图并确定关键风险点；在实施过程中应重点观测单位是否按风险评估制度对风险进行定期评估，近三年对单位主要经济业务活动是否未逐一进行风险评估的情况。

（5）信息技术应用下评价会计核算系统建设与内部控制管理信息系统建设两个方面。前者主要关注是否运用电子信息技术对单位经济活动情况进行会计核算并定期对数据备份；后者主要关注主要经济业务活动及其内部控制流程是否已嵌入信息系统内，信息系统开发、运行和维护等信息系统建设工作是否实施了归口管理，数据是否定期备份等。

2. 公立医院业务层面内部控制评价重点

（1）预算控制评价重点包括预算编审、批复、执行、决算与考评。编审环节，重点评价编制内容是否包含全口径收支预算、资产配置预算和政府采购预算；预算是否依据以前年度单位收支情况，真实反映单位本年度业务收支计划；是否对预算指标进行分解并下达；对于专业性较强的重大项目，是否有严格的审核过程。批复环节，重点评价是否设置专门机构、专人专岗来进行专项管理；预算批复是否附依据等。执行环节，重点评价是否执行重要开支事项事前申报审批；是否出现无预算支出、超预算额度或超开支范围支出；是否定期对预算执行情况进行分析并在单位内部各部门通报；是否明确预算调整的条件、申报审批程序并得到有效实施。决算和考评环节，重点评价是否按规定公开决算并且开展绩效评价试点工作。

（2）收支控制评价重点包括收入管理、支出管理以及债务管理三个方面。在收入管理中，具体观察银行账户管理是否归口财务部门管理，银行账户开立、变更是否符合规定；是否按规定制定了项目和标准收费，不存在违规收费；单位收入是否实现归口管理；具体控制是否有涉及票据和印章的管控措施。在支出管理中，具体观察支出事项是否实行归口管理；支出事项是否有相应的事前申请、审核、审批环节；是否明确不同审批人的权限和责任；是否对支出范围、开支标准进行判断，有无超出审批权限和违反支出业务程序的情况；"三公"经费支出是否有效控制在批复预算额度内。在债务管理中，具体观测大额债务的举借和偿还是否进行充分论证，并且经过领导层集体决策；债务是否及时清理，有无逾期未偿还债务情况。

（3）采购控制评价重点包括采购预算和计划的编制与考核、采购组织方式、采购方式、政府采购代理机构的确定、政府采购计划实施、自行采购计划实施、合同签订与备案、组织验收和采购支付九个方面。而在评价过程中，应结合具体指标重点关注以下几方面：单位是否设置了采购计划的审批权限、程序和相关责任；是否对大额采购申请进行专项评估审核；是否按照规定的政府采购方式发布政府采购信息；政府采购进口产品是否履行备案手续；是否根据实际需求和相关标准编制政府采购预算，并按照已批复的预算安排政府采购计划等。

（4）资产控制评价重点包括资产的配置、新购、更新与处置四个方面的活动，主要关注资产的购置与处置环节，评价时关注资产新购是否符合单位资产购置标准和资产预算；资产更新是否与资产使用年限保持一致，保证资产更新与日常保养、维护和报废相关联；资产处置应评价归口部门管理权是否下放到各部门，从而加强对资产处置的整体审批和监控。

（5）工程项目控制评价重点包括前期管理、具体实施与完工交付三个方面，涵盖了立项、设计与预算、招标、建设、竣工验收、项目核算六个方面具体指标。评价中应重点关注立项的合法合理性，立项是否有相应的可行性研究作为支撑；单位是否根据职责分工和审批权限对建设项目管理进行决策，并具有严格的审核审批制度等；是否存在重大导致财政资金极大浪费或者违纪的项目；项目设计是否合理，是否存在预算脱离实际、无技术支持，从而导致质量存在隐患、投资失控的项目；是否按照程序实施招标，招投标过程是否合规，有无串通、暗箱操作或商业贿赂行为；建设项目资金管理是否严格，支付审批手续是否齐全，是否按预算对项目资金实现专款专用，是否存在资金截留、挪用及超批复内容使用资金情况；竣工决算环节，是否及时组织竣工验收；单位是否根据批复的竣工决算及有关规定办理移交、资产入账的工作。

（6）合同控制评价重点涵盖合同控制职责分工，合同的订立、履行、后续管理及特殊事项管理五个具体指标。在评价时，具体观测单位是否建立执行了合同归口管理情况，是否根据自身情况确定归口管理部门对合同业务实行统一管理。针对订立过程，关注是否出现违反本单位合同管理制度的规定流程及权限审批的情况；超出单位权限的合同是否获得上级部门的批复等。针对履行过程，关注单位是否存在未按已签合同履行的情况；经济合同文本是否提交财务部门作为账务处理依据，是否根据合同履行情况办理付款和及时催收到期欠款。另外，须注意单位合同归档机制和合同纠纷处理机制的建立。

（七）公立医院内部控制评价的方法

在对公立医院内部控制进行现场测试时，可以单独或者综合运用个别访谈法、调查问卷法、专题讨论法、穿行测试法、实地查验法、抽样法和比较分析法，充分收集公立医院内部控制设计和运行是否有效的证据，按照评价的具体内容，如实填写评价工作底稿，研究分析内部控制缺陷。

1. 个别访谈法

个别访谈法主要用于了解医院内部控制的现状，在单位层面和业务层面内部控制评价的了解阶段经常使用。访谈前应根据内部控制评价需求形成访谈提纲，撰写访谈纪要，记录访谈的内容。为了保证访谈结果的真实性，应尽量访谈不同岗位的人员以获得更可靠的证据。如分别访谈人力资源部主管和基层员工，医院是否建立了员工培训长效机制，培训是否能满足员工和业务岗位需要。

2. 调查问卷法

调查问卷法主要用于单位层面内部控制评价。调查问卷应尽量扩大对象范围，包括医院各个层级员工，应注意事先保密，题目尽量简单易答（如答案只需为"是""否""有""没有"等）。比如，你对医院的核心价值观是否认同？你对医院未来的发展是否有信心？

3. 专题讨论法

专题讨论法主要是集合有关专业人员就内部控制执行情况或控制中存在的问题进行分析，既可以是控制评价的手段，也是形成缺陷整改方案的途径。对于同时涉及财务、业务、信息技术等方面的控制缺陷，往往需要由内部控制管理部门组织召开专题讨论会议，综合内部各部门、各方面的意见，研究确定缺陷整改方案。

4. 穿行测试法

穿行测试法是指在内部控制流程中任意选取一笔交易作为样本，追踪该交易从最初起源直到最终在财务报表或其他管理报告中反映出来的过程，即该流程从起点到终点的全过程，以此了解控制措施设计的有效性，并识别出关键控制点的方法。

5. 实地查验法

实地查验法主要针对业务层面内部控制评价，它通过将统一的测试工作表与实际的业务、财务单证进行核对的方法进行控制测试，如实地盘点某种存货。

6. 抽样法

抽样法分为随机抽样法和其他抽样法。随机抽样法是指按随机原则从样本库中抽取一定数量的样本的方法；其他抽样法是指人工任意选取或按某一特定标准从样本库中抽取一定数量的样本的方法。使用抽样法时，内部控制管理部门首先要确定样本库的完整性，即样本库应包含符合控制测试要求的所有样本；其次要确定抽取样本的充分性，即样本的数量应当能检验所测试的控制点的有效性；最后要确定抽取样本的适当性，即获取的证据应当与所测试控制点的设计和运行相关，并能可靠地反映控制的实际运行情况。

7. 比较分析法

比较分析法是指通过数据分析，识别评价关注点的方法。数据分析可以与历史数据、行业（公司）标准数据或行业最优数据等进行比较。

在实际评价工作中，以上这些方法可以配合使用。此外，还可以使用观察、检查、重新执行等方法，也可以利用信息系统开发检查方法，或利用实际工作和检查测试经验。对于医院通过系统采用自动控制、预防控制的，应在方法上注意与人工控制、发现性控制的区别。

（八）公立医院内部控制评价的实施步骤

（1）制定评价工作方案。拟定的内部控制评价工作方案，要明确评价范围、工作任务、人员组织、进度安排和费用预算等相关内容。年度内部控制评价工作方案需报医院管理层批准同意后实施。

（2）组成评价工作组。评价工作组要保持与医院内部控制建设工作组的独立性。评价工作组成员由医院内部相关部门或熟悉单位情况、参与日常监控的负责人或其他管理人员参加，必要时可聘请业务和管理方面的专家或具备资质的中介机构。评价工作组成员应具备独立性、业务胜任能力和职业道德素养。评价工作组成员对本部门或单位的内部控制评价工作实行回避制度。

（3）组织内部控制自我评估。医院各部门可以自行填写内部控制自我评估表，并撰写内部控制自我评估报告。各部门填报内部控制自我评估表和内部控制自我评估报告应真实、完整，不得瞒报和虚报。评价工作组结合各部门内部控制自我评估报告，确定评价内容及重点，实施内部控制评价。

（4）实施现场测试。评价工作组综合运用个别访谈法、调查问卷法、专题讨论法、穿行测试法、实地查验法、抽样法和比较分析法，对被评价单位内部控制设计与运行的有效性实施现场测试，充分收集被评价部门、单位内部控制设计和运行是否有效的证据，按照评价的具体内容，如实填写评价工作底稿，研究分析内部控制缺陷。内部控制评价工作底稿，要详细记录执行评价工作的内容，包括评价要素、主要风险点、采取的控制措施、实际运行结果以及认定结论等。

（5）认定控制缺陷。评价工作组根据现场测试获取的证据，对内部控制缺陷进行初步认定。

（6）汇总评价结果。评价工作组编制内部控制缺陷认定汇总表，对内部控制缺陷及其成因、表现形式和影响程度进行综合分析和全面复核，提出认定意见，经评价工作组组长签字确认后，报医院管理层。

（7）编报评价报告。评价工作组根据内部控制评价工作底稿和内部控制缺陷汇总表等资料，按照规定的程序和要求，及时编制内部控制评价报告，准确反映内部控制评价结果。

（九）内部控制缺陷的认定

1.内部控制缺陷的定义及其分类

内部控制缺陷包括设计缺陷和运行缺陷。设计缺陷是指缺少为实现控制目标必需的控制，或现存控制设计不适当，即使正常运行也难以实现控制目标。运行缺陷是指设计完好的控制没有按设计意图运行，或因执行者没有获得必要授权或缺乏胜任能力而无法有效实施控制。

评价工作组根据现场测试获取的证据，对内部控制缺陷进行初步认定，并按其影响程度分为重大缺陷、重要缺陷和一般缺陷。

重大缺陷，是指一个或多个控制缺陷的组合，可能导致医院内部控制严重偏离控制目标。

重要缺陷，是指一个或多个控制缺陷的组合，其严重程度和经济后果低于重大缺陷，但仍有可能导致医院内部控制偏离控制目标。

一般缺陷，是指除重大缺陷、重要缺陷之外的其他缺陷。

重大缺陷、重要缺陷和一般缺陷的具体认定标准，由公立医院管理层根据上述要求确定。

2. 内部控制缺陷认定的一般程序

缺陷认定是一个过程，这一过程通常包括建立标准、缺陷识别、严重程度评估、最终认定 4 个环节。

（1）建立内部控制缺陷认定标准。医院内部控制缺陷具体认定标准的设定基于医院管理层的风险偏好和风险容忍度。而风险的偏好和容忍度在内部控制体系建立之初以及制定战略目标时业已确定，并且通过"自上而下"的方式演化成细化了的目标体系。该目标体系即为内部控制缺陷的识别和评估的依据。重大缺陷、重要缺陷和一般缺陷的具体认定标准一般由医院自行确定。当然，缺陷认定标准可能因具体目标的变化做出相应的调整。

（2）识别内部控制缺陷。识别内部控制缺陷的主要工作是，将敞口风险与对应岗位或层级的风险容忍度对比。其中，风险容忍度与内部控制的预期目标相对应，敞口风险则与内部控制的实际效果相关联。需要核查的敞口风险有两类：因内部控制制度不健全导致的纯粹敞口风险；因内部控制有效性的欠缺导致的剩余风险。核查敞口风险同样涉及医院的各个层级。与风险容忍度分解不同的是，敞口风险的核查应当采取基于风险组合观的"自下而上"的方式。

（3）评估缺陷严重程度。如前所述，根据缺陷导致医院偏离控制目标的可能性大小将缺陷分为重大缺陷、重要缺陷和一般缺陷，缺陷应对措施和报告方式都有赖于缺陷严重程度的评估。

（4）缺陷的最终认定。不同层级的管理部门和人员拥有的缺陷认定权限不同，他们将依据相应的权限对不同影响程度的缺陷进行最终的认定。

简而言之，内部控制缺陷认定的过程可以归纳为：将目标未实现的或可能未实现的差异（即敞口风险）在不同层级范围内予以汇总，考察敞口风险是否低于所属层级的可容忍水平。如果超出可容忍水平，则依据既定的缺陷认定标准判断缺陷的严重程度。在缺陷认定的基础上，医院管理层还应当采取行之有效的应对措施以修正和弥补控制缺陷，并且按照法规的要求对内部控制缺陷加以报告。

3. 内部控制缺陷识别方法

在内部控制缺陷中，有些缺陷仅表现为控制过程偏离控制目标的可能但并未造成现实的危害，还有些缺陷则表现为控制系统已发生偏离控制目标的现实。对这两种缺陷的识别应分别采用测试识别和迹象识别。

（1）测试识别。测试识别是指采用控制过程技术分析、符合性测试、实质性测试等手段识别内部控制的设计缺陷和运行缺陷。

如果管理层和员工遵循内部控制政策和程序进行交易和事项的处理，也不能为内部控制目标的实现提供合理保证，这类缺陷归为设计缺陷。设计缺陷应该从以下两个角度识别：缺失和设计不当。缺失是指缺少某一方面的内部控制政策或程序，例如，会计估计变更没有必要的审批程序。设计不当是指虽然针对某一交易或事项制定了内部控制政策和程序，但采用了不正确的控制手段（例如，在货币资金内部控制中规定由出纳核对银行日记账和银行对账单，并由出纳员编制银行存款余额调节表）或者控制政策或程序未能涵盖影响控制目标实现的所有风险（例如，资产减值内部控制制度设计过于简单，无法为资产减值计提的合理性和资产计价的可靠性提供合理保证）。

运行缺陷需要通过对内部控制执行过程的穿行测试来发现。例如，某笔资金需经医院院长签字授权后方可使用，但医院以急需使用资金为由在先使用的情况下再追补院长审批手续，则可判断资金授权审批控制存在运行缺陷；再比如，测试中发现会计人员对医院会计制度缺乏准确的理解，则有理由认定财务报告内部控制存在运行缺陷，财务报表存在错报的可能。

（2）迹象识别。迹象识别是指通过发现的已背离内部控制目标的迹象识别内部控制的设计缺陷和运行缺陷。迹象识别实际上是基于内部控制的运行结果对内部控制有效性的判断。严重背离内部控制目标迹象的发生本身表明现有的内部控制无法为控制目标的实现提供合理保证。表明内部控制缺陷的迹象包括但不限于：①医院管理层的舞弊行为，内部控制系统未能发现或虽已发现但不能给予有效的制止；②因决策过程违规、违法使用资金受到监管部门的处罚或责令整改；③内部审计部门或者外部审计师发现财务报表存在错报；④医院资产出现贪污、挪用等行为；⑤某个业务领域频繁地发生相似的重大诉讼案件。

表明内部控制缺陷的迹象尽管能够直接判断缺陷的严重程度，但并不能直接表明缺陷所处的环节。因此，医院应以迹象为突破口测试内部控制的设计与运行情况，进行缺陷定位。

4.内部控制缺陷严重性评估的方法

如前所述，内部控制缺陷按其影响程度的不同可分为重大缺陷、重要缺陷和一般缺陷。

（1）以偏离目标的可能性和偏离目标的程度作为衡量缺陷严重性的标准。根据迹象识别出的缺陷，可直接根据目标偏离度（这里特指"消极偏离"，即目标未实现，而不是超额实现）判断其严重程度，对处于潜在风险期的缺陷可以从偏离目标的可能性和偏离目标的程度两个维度进行缺陷严重程度评估。评价方法可以是定性分析，也可以是定量分析。定性分析是直接用文字描述偏离目标的可能性和偏离目标的程度，如"极低""低""中等""高"和"极高"等。当然，定性指标可以利用技术方法（例如 Likert 等级量表法）转化成为定量指标。定量分析是用数值衡量偏离目标的可能性（如概率）和偏离目标的程度（如可能的损失额或损失额占净利润的百分比、可能的错报额或错报额占资产的百分比）。表 5-1 列举了医院可采取的内部控制缺陷严重程度评估标准，诸如 1%、3%、5% 以及 10% 这样的偏离值的选择，是我们给出的示例，医院自身具有自由量裁权。

表 5-1　内部控制缺陷严重程度评估标准

评估方法	一般缺陷			重要缺陷	重大缺陷
	轻微	较轻	中等		
定量判断（偏离目标的程度）	$\leqslant 1\%$	1%~3%	3%~5%	5%~10%	$\geqslant 10\%$
定性判断（偏离目标的可能性）	对存在的问题不采取任何行动可能导致较小范围的目标偏离			对存在的问题不采取任何行动有一定的可能导致较大的负面影响	对存在的问题不采取任何行动有较大的可能导致严重的偏离控制目标的行为

（2）充分考虑缺陷组合和替代性控制。缺陷严重程度评估必须充分考虑以下两点对评估结论的影响：①关注和分析缺陷组合风险。缺陷与偏离目标可能性之间不仅存在着一一对应关系，还存在着缺陷组合的风险叠加效应。例如，在其他控制环节严密的情况下，由出纳核对银行日记账和银行对账单是一个重要的缺陷，但是，如果同时与银行印鉴管理不严、支票管理漏洞相组合，则构成重大缺陷。②替代性控制（补偿性控制）的作用。替代性控制

是其他正式或非正式的控制对某一控制缺陷的遏制或弥补。

5. 内部控制缺陷认定与应对

缺陷识别和严重性评估很大程度上属于技术层面的问题，但缺陷认定则属于医院管理层面的问题。医院可以建立内部控制缺陷分级授权认定制度和纠偏责任落实制度，并将其嵌入内部控制评价体系之中。缺陷认定与负责采取纠偏措施两者间要权责对应。不同严重程度的缺陷由于风险、控制层次、纠偏难度（纠偏所涉及的部门或动用的资源）存在着差别，需要由医院的不同层级来认定和承担纠偏责任。对于认定的属于运行环节的缺陷，应通过加强监督、加大执行力度的方法来解决；属于设计环节的缺陷，应在采取纠正措施的同时，着手修订内部控制制度。缺陷严重程度判断标准、认定机构及纠偏措施间的对应关系如表5-2所示。

表5-2　内部控制缺陷的认定标准与应对措施

缺陷影响程度	判定标准	认定并负责纠偏的机构	应对措施
一般缺陷	对存在的缺陷不采取任何行动可能导致较小范围的目标偏离	内部控制评价部门	给予常规关注，将目前状况调整至可接受的水平
重要缺陷	对存在的缺陷不采取任何行动有一定的可能导致较大的负面影响	管理层	管理层应采取行动或者督促有关部门采取行动解决存在的缺陷，阻止对控制目标产生较大负面影响的事件的发生；属于设计环节的缺陷，应在采取纠正措施的同时，着手修订关键控制措施
重大缺陷	对存在的缺陷不采取任何行动有较大的可能导致严重的偏离控制目标的重大影响	领导层	医院领导层给予关注，并督促有关部门立即进行原因分析、采取纠错行动；属于设计环节的缺陷，应在采取纠正措施的同时，着手修订关键控制措施

二、公立医院内部控制监督

《管理办法》规定，内部控制监督是指内部审计部门、内部纪检监察等部门对医院内部控制建立和实施情况进行的监督。医院内部审计部门和纪检监察部门应当制定内部控制监督制度，明确监督的职责、权限、程序和要求等，有序开展监督工作。

三、公立医院内部控制评价案例分析

（一）D公立医院概况 [①]

D公立医院创建于20世纪50年代，经过近70年的不断发展，已经成为一家医疗资源力量雄厚、医疗设备配置齐全、先进的区域骨干医疗机构，是一家集常规医疗、教学、科研、康复保健医疗、急救于一体的三级甲等地方性综合医院。医院地处市中心位置，区位优势条件得天独厚，交通便捷，医院布局错落有致，环境幽雅，是云南省园林单位。医院占地面积达5.51万平方米，门诊大楼等建筑面积已经达到9.25万平方米，其中，业务用房面积8万平方米，资产总额3.6亿元。

医院现有纳入编制的科室有73个，下属企业1家。实际拥有开放床位1 200张。2019年年底，有在职工作人员1 545人，其中编制内人员857人，编外聘用人员688人；另有医院后勤服务托管方聘用人员近300人。有高职专业技术职务人员161名、中职327名，硕士（研究生）导师5名；研究生学历48人，本科学历934人。2019年，医院门诊量77.68万人次，手术1.67万台次，出院病人6.16万人次。医院学科设置齐全，技术力量雄厚，专科发展均衡，有省级临床重点专科建设项目7个，州级临床重点专科建设项目3个。其中，儿科和神经外科分获地方"重症新生儿救护创新团队"和"神经重症救治团队"称号；医院一贯倡导"科技兴院、人才强院"战略，实行医、教、研有机结合、相互影响、相互促进的方针，在地方医疗卫生教学、科研方面均获得了令人骄傲的成绩，建成临床教学管理体系和教学质量评价应用体系，为推动当地医疗技术水平的整体进步发挥了积极作用。

随着外科住院楼、内科住院楼、中医医业务楼的先后建成投入使用，先进医疗设备不断引入，医院信息化建设逐步实施，D公立医院正朝着建设规范化、科学化大型综合医院的目标迈进。医院坚持"爱与生命同在""病人至上，关爱职工"的核心价值理念，扎实推进医疗服务质量建设，以精湛的医疗技术为患者和社会提供优质的服务，为当地各项事业发展做出应有的贡献。

（二）D公立医院内部控制现状

D公立医院根据《行业事业单位内部控制规范（试行）》的要求，积极探

[①]　本案例改编自：杨墨. 公立医院内部控制评价指标体系构建研究——以D医院为例［D］. 昆明：云南经贸大学，2021.

索、勇于实践，从单位层面和业务层面积极推行医院的内部控制工作，在内部控制制度的设计、内部控制流程、内部控制信息管理等方面取得了一定进展，具体表现为以下几方面。

（1）D公立医院初步建立了内部控制制度。为了贯彻实施财政部2012年11月下发的《行政事业单位内部控制规范（试行）》，D公立医院聘请了知名的会计师事务所人员担任医院的财务内部控制顾问，协助医院建立和完善内部控制制度。D公立医院还成立了独立的内部审计机构，除对日常的财务管理工作进行独立审计外，还就其遇到的各种问题以及医院的内部控制制度进行了梳理，了解和检查D公立医院是否建立健全了相应的内部控制制度，已建立的内部控制制度是否有效执行，从而初步找出了D公立医院内部控制缺陷。

（2）内部控制管理信息系统初步实现功能覆盖。D公立医院启用了新的会计财务系统，目前该财务系统已经可以将两个分院的财务数据全部纳入医院统一的会计核算系统。医院基础数据模块、工资核算模块、财务处理模块、出纳核算模块、固定资产核算模块及财务报表模块构成了医院整个财务信息系统，该系统对医院科室进行相应的辅助核算，以便于对医院财务状况进行分析、了解。目前，医院的医院信息管理系统HIS系统实现了对医疗收入、药品、耗材的核算统计；第三方支付平台、扫描支付平台与医院的HIS系统做了接口。D公立医院与多家银行合作，由银行免费投入多台智能自助机放置在南北两院门诊和住院处大厅，经过半年多的调试顺利完成了机器代替人工传统挂号、收费的工作流程，前来就诊患者只需借助智能自动机就可办理就诊卡、查看打印化验单及收据等事项。通过智慧医院信息化投入建设，医疗服务的全程自助大大减少了患者的排队现象，极大缩短了患者的就诊时间，医疗服务效率大幅提升，改善了患者的就医体验。

（3）会计核算机构设置基本健全。D公立医院下设的财务部、门诊收费处、出入院处、绩效办、医疗保险办公室等科室部门专门对医院往来的经济业务事项开展核算和监督，各部门之间既相互独立又互相合作，分工明确。还通过内部公开竞聘的方式选拔了数名优秀会计人才进入财务部门，扩充了医院会计队伍。

（4）医院成立了独立的内部审计机构。审计室原来属于财务部下设的二级科室，独立性较弱。为了更好地监督医院的经济活动，D公立医院成立了监察审计室，将原属于财务部的内部审计室人员调入新科室。主要负责医院的经济合同审计、财务收支审计以及公开招投标和院内评审过程的监督、基建工程审计、领导干部经济责任审计、人员招聘等业务活动的内部监督等。

通过财务监理定期对医院财务管理和内部控制方面的薄弱环节严格把关，监察审计室对发现的问题进行整改复查和成效追踪，起了正本清源的作用，实现了内外部监督的良好配合，使管理层认识到了内部控制和财务管理的重要性，并具有了初步的风险防范意识。

（三）D 公立医院内部控制评价标准

1. 单位层面各指标的评价标准

（1）内部控制决策机构建设情况 C1 的评价标准。内部控制建设工作在医院是否已经启动，并成立医院内部控制领导小组；单位领导对待医院内部控制建设的态度是怎样的；在建立健全内部控制机制方面，单位领导的分工是否明确，是否发挥了应有的有效作用；在医院的重大事项决策方面，是集体研究决策还是一言堂。

（2）内部控制职能牵头部门建设情况 C2 的评价标准。为了顺利推进医院的内部控制建设工作，医院是否专门独立成立内部控制职能牵头机构；医院财务处、审计处、纪律监察部门、药品采购部门、资产管理处、基建处等职能机构在医院内部控制建设中是否发挥出相互配合的协同作用。

（3）内部审计、纪检监察等内部监督机构建设情况 C3 的评价标准。医院为开展内部审计工作，是否专门成立独立的职能机构来负责此事，如果是，该机构在运转过程中的独立性又如何；是否设立纪检监察机构；管理层对建立内部审计工作的态度及对内部审计报告的关切程度；建立内部控制联席工作机制并开展工作。

（4）医院组织开展内部控制专题培训情况 C4 的评价标准。医院为了有效开展内部控制工作，是否紧扣国家相关政策，进行有针对性的专题培训，培训的内容及培训的批次情况。

（5）权力运行机制建设情况 C5 的评价标准。医院的权力运行机制是否按照"分事行权、分岗设权、分级授权"的原则进行；医院的决策权、执行权、监督权在医院行政管理过程中是否真正实现了分离，三者之间相互制衡程度如何。

（6）议事决策及问责工作机制建设情况 C6 的评价标准。医院集体研究议事决策是否存在摆过场、走形式的现象，是否积极采纳技术专家的意见；医院议事决策制度有没有完全有效涵盖"三重一大"决策事项；"谁决策、谁负责"的原则在医院对相关责任人进行责任追究的过程中是否得到很好的贯彻执行。

（7）相关部门沟通协调机制建设情况 C7 的评价标准。医院为了有效发挥各职能部门之间的协同作用，是否建立了相应的沟通协调机制；各部门之间能否做到内部控制工作信息流畅、沟通顺利。

（8）关键岗位控制建设情况 C8 的评价标准。关键岗位的设置是否全面反映了医院的经济活动；医院是否全面系统地对医院业务流程中涉及的不相容岗位进行梳理；是否对不相容岗位采取相应的分离措施，形成各司其职、分工明确、相互制衡的机制。

（9）关键岗位人员控制建设情况 C9 的评价标准。医院是否出台了关键岗位任职条件及要求的相关规定；为了使员工能够胜任关键岗位职责，是否抽调员工开展轮岗、轮训工作；从事关键岗位工作的员工是否真正有胜任能力；医院是否对关键岗位员工的业务技能水平进行定期考核评价，并建立起相应的激励与惩罚机制。

（10）风险评估机制建设情况 C10 的评价标准。医院目标设定是否明确、可行；医院风险评估工作人员是否有能力对医院可能产生的风险进行识别、分析和应对；医院是否专门成立了独立的风险评估机构或工作组；在开展风险评估工作的过程中，评估流程是否规范，采用的方法是否恰当；当风险评估工作完成时提供的风险评估报告能否引起医院相关领导的关注；定期风险评估工作执行得如何；单位是否制定了内部控制手册。

（11）医疗风险、财务风险防范机制建设情况 C11 的评价标准。管理层是否关注本单位可能存在的医疗风险；医院对患者安全的风险关注程度如何；医院在重大医疗事故和公共卫生事件中应急反应能力如何；医疗服务流程是否按照规定进行；有没有对特殊患者实施人文关怀的制度；财务风险预警机制是否健全，是否采取了有效的防控措施。

（12）医疗管理信息系统建设情况 C12 的评价标准。医院临床业务系统、就诊辅助系统和运营管理系统的功能是否完整覆盖或反映医院的各项经济业务控制流程；医疗业务信息系统与财务信息系统是否实现业财融合；会计核算系统与预算系统是否实现有效融合；是否嵌入了内部控制模块，是全部还是局部嵌入。

（13）医院信息系统安全控制情况 C13 的评价标准。信息系统能否平稳运行；系统数据是否完整，输出结果是否正确；员工和患者的信息是否存在泄露或被篡改的现象；是否定期备份、保存相关数据。

2. 业务层面各指标的评价标准

（1）预算编制合理情况 C14 的评价标准。医院开展预算编制工作是否准备充分；医院预算编制人员是否严格按照政府财政部门预算编制要求和规定进行；医院预算编制的规范性如何；提交的预算建议数据和基础数据是否经过相关领导的审批；预算编制的依据是否充分、可靠；预算编制内容的完整性如何，预算项目细化程度如何；预算编制的数据准确程度如何。

（2）预算批复恰当情况 C15 的评价标准。是否建立预算批复的有效机制，即医院财务部门是否按照医院各部门对资金的需求量将财政部门批复的预算指标数据层层分解到各业务部门；是否明确了预算调整的申请审批程序，预算调整是否频繁。

（3）预算执行情况 C16 的评价标准。医院在预算执行分析方面的制度建设情况如何；在预算的执行过程中能否严格根据上级批复的预算额度和支出范围要求进行；医院能否定期披露预算执行情况；医院能否根据预算执行分析的结果提出相应的整改措施。

（4）预算绩效评价情况 C17 的评价标准。是否建立了预算绩效评价机制，以降低医院成本，提高资金使用率；绩效评价结果是否得到应用。

（5）预算执行差异率 C18 的评价标准。根据医院近 3 年的预算执行差异率求出平均数，然后按照计算结果给出相应评分等级：当差异率绝对值小于5% 时，评分等级为优秀；当差异率绝对值的取值是（5%,10%）时，评分等级为良好；当差异率绝对值的取值是（10%,15%）时，评分等级为中等；当差异率绝对值大于 15% 时，评分等级为差。

（6）门诊收入、住院收入归口管理制度 C19 的评价标准。医疗收费是否合理，医院各项收入归口财务部门管理核算情况如何；医院财务部门是否定期检查按照合同收取的收入金额与合同约定的金额是否相符；医院按照规定建立的票据台账制度如何；是否做到对各类票据的处置，如领用、核销等进行及时记录。

（7）支出内部管理制度建设情况 C20 的评价标准。医院各项支出归口财务部门管理职责是否做出明确规定；在安排各类支出时所需提供的原始单据材料是否齐全，是否明确单据审核之重点；是否建立实施支出分类核算管理；能否经过对医院各项支出加以分析控制，及时发现医院支出管理中存在的问题，并找出有效解决问题的办法。

（8）债务内部管理制度 C21 的评价标准。医院举借债务时是否经过深思熟虑的管理层集体决策，是否是医院发展所必需的；债务规模是否在可控范围内；是否定期核实医院债务余额情况如何。

（9）药品及医疗设备采购管理制度建设情况 C22 的评价标准。药品及医疗设备采购管理制度是否健全，流程是否合规、规范，采购相关岗位设置是否合规，是否做到"无预算不采购、无论证不采购"；本单位采购货物、服务和工程是否严格按照年度医院集中采购目录及标准的规定执行。每存在一项应采未采或违反年度医院集中采购目录规定的事项进行相应扣分，直至扣完。

（10）高值医用耗材全程追踪与管理情况 C23 的评价标准。对于价值较高的医用耗材，是否做到从采购论证到购买及后续使用的全程追踪管理，是否建立了高值耗材管理制度。

（11）货币资金管理控制情况 C24 的评价标准。医院是否明确规定了货币资金管理者的责任，是否建立印章保管使用制度，是否明确资金收付审批程序，单位银行账户的开立、变更等行为是否严格遵守了相关规章制度。

（12）药品及库存物资管理控制情况 C25 的评价标准。是否实现资产归口管理并明确使用责任；医用药品等物资在办理入库和出库时是否及时记录在案，做到有据可查。

（13）专属医疗设备等固定资产管理控制情况 C26 的评价标准。负责专属医疗设备管理的员工的责任是否明确；是否对重要资产实行条形码等信息化管理手段；针对医院诸如贵重资产、具有一定危险因素的资产等特殊资产的管理制度是否健全，是否采取了特别的措施进行专门的管理；固定资产的入库、出库及盘存等是否及时记录在案，做到有据可查。

（14）建设项目组织情况 C27 的评价标准。医院建设项目的投资立项决策机制是否健全；是否严格按照建设项目的审批程序规定进行；建设项目在设计和功能上是否可行合理并能够较好地满足科室使用需求、符合医院工作流程的实际需要；建设资金的使用情况如何，是否与项目建设进度相匹配。

（15）招投标控制机制情况 C28 的评价标准。采用的招投标方式是否正确；是否符合财政相关制度要求；招投标工作的保密情况怎样，是否有泄密、串标或其他舞弊行为。

（16）建设项目变更及竣工验收控制 C29 的评价标准。对建设项目的投资概算进行调整报批时，是否按照正常合规的报批流程；工程投资金额是否超出了投资概预算；每当一个建设项目竣工后，竣工决算和审计工作是否及时跟进。

（17）合同订立及归口管理制度 C30 的评价指标。合同订立及归口管理制度的规范性如何，相关部门的权责划分是否清晰、明确；合同签订的授权审批的情况如何。

（18）合同履行监督审查机制 C31 的评价指标。是否有专人专门负责对合同履行情况进行检查、分析和验收，出现特殊情况是否制定了相应的应对

措施和制度

（19）医疗合同纠纷协调机制 C32 的评价指标。医院是否成立专门的医疗纠纷调解委员会；是否明确指定负责患者投诉接待的部门及职责；是否成立了技术委员会专门负责对医疗事故的鉴定并做出权威结论；当发生医疗合同纠纷时，所采取的协调解决方式是否恰当。

（四）D 医院综合（总目标）评价结果

为了更好地获得 D 公立医院内部控制建设的第一手评价资料，专门到 D 公立医院进行了有针对性的实地调研。通过实地调研与咨询，对 D 公立医院的业务流程特点和内部控制运行的具体情况有了更进一步的了解。在参照《D 公立医院内部控制管理手册》《D 公立医院内部控制制度汇编》《D 公立医院内部控制基础性评价报告》等基本材料的基础上，根据 D 公立医院内部控制建设的实际情况和存在的问题，借鉴 D 公立医院内部控制自评报告和上级部门审计报告中合理因素，对照评价标准，并依据前文构建的内部控制评价指标体系，逐个对 D 公立医院在单位层面和业务层面的内部控制情况进行评分，再根据各个指标的评分结果计算出总体最终评价得分（表 5-3）。

表 5-3　D 公立医院内部控制评价指标分项评分和综合评分情况

评价指标	指标评分（分）	权重	分项得分（分）
内部控制决策机构建设情况 C1	90	0.148 7	13.383
内部控制职能牵头部门建设情况 C2	86	0.057 4	4.936 4
内部审计、纪检监察等内部监督机构建设情况 C3	83	0.057 4	4.764 2
医院组织开展内部控制专题培训情况 C4	85	0.022 2	1.887
权力运行机制建设情况 C5	80	0.063 5	5.08
议事决策及问责工作机制建设情况 C6	85	0.015 9	1.351 5
相关部门沟通协调机制建设情况 C7	80	0.015 9	1.127 2
关键岗位控制建设情况 C8	85	0.047 6	4.046
关键岗位人员控制建设情况 C9	80	0.047 6	3.808
风险评估机制建设情况 C10	75	0.079 4	5.955

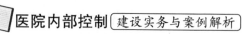

（续表）

评价指标	指标评分（分）	权重	分项得分（分）
医疗风险、财务风险防范机制建设情况 C11	80	0.015 9	1.272
医疗管理信息系统建设情况 C12	81	0.047 6	3.855 6
医院信息系统安全控制情况 C13	86	0.047 6	4.093 6
预算编制合理情况 C14	90	0.021 5	1.935
预算批复恰当情况 C15	90	0.003 4	0.306
预算执行情况 C16	90	0.008 1	0.729
预算绩效评价情况 C17	85	0.021 5	1.827 5
预算执行差异率 C18	95	0.008 1	0.769 5
门诊收入、住院收入归口管理制度 C19	90	0.028 4	2.556
支出内部管理制度建设情况 C20	95	0.028 4	2.698
债务内部管理制度情况 C21	80	0.005 7	0.456
药品及医疗设备采购管理制度建设情况 C22	83	0.052 1	4.324 3
高价值医用耗材全程追踪与管理情况 C23	80	0.010 4	0.832
货币资金管理控制情况 C24	90	0.020 8	1.872
药品及库存物资管理控制情况 C25	85	0.020 8	1.768
专属医疗设备等固定资产管理控制情况 C26	90	0.020 8	1.872
建设项目组织情况 C27	90	0.041 7	3.753
招投标控制机制情况 C28	95	0.010 4	0.988
建设项目变更及竣工验收控制 C29	80	0.010 4	0.832
合同订立及归口管理制度 C30	90	0.008 9	0.801
合同履行监督审查机制 C31	90	0.008 9	0.801
医疗合同纠纷协调机制 C32	80	0.003 0	0.24
D 公立医院内部控制评价得分（合计）			85.064 6

（五）D 医院分项的评价结果

本案例分别对 D 医院各分项的评分进行计算，结果分别如表 5-4 和表 5-5 所示。

表 5-4 D 医院单位层面内部控制评价指标评分结果

评价指标	指标评分（分）	权重	分项得分（分）
组织架构	87.069 8	0.428 6	37.318 12
工作机制控制建设	80.841 5	0.142 9	11.552 25
关键岗位人员控制建设	82.5	0.142 9	11.789 25
风险评估机制建设	75.833 5	0.142 9	10.836 61
信息系统建设	83.5	0.142 9	11.932 15
D 公立医院单位层面内部控制评价得分（合计）			83.428 38

表 5-5 D 医院业务层面内部控制评价指标评分结果

评价指标	指标评分（分）	权重	分项得分（分）
预算业务控制	88.925	0.187 5	16.673 44
收支业务控制	91.354 5	0.187 5	17.128 97
采购业务控制	82.499 9	0.187 5	15.468 73
资产管理控制	85.082 4	0.187 5	15.952 95
建设项目控制	88.324 5	0.187 5	16.560 84
合同控制	88.58	0.062 5	5.536 25
D 公立医院业务层面内部控制评价得分（合计）			87.321 18

（六）评价结果分析

根据表 5-3 的计算结果，D 公立医院内部控制评价的得分为 85.064 6，说明该医院的评级结果总体为良好。从表 5-4 和表 5-5 的计算结果可知，风险评估机制建设是医院内部控制建设的短板，评价等级最低，仅为中，究其原因就是 D 公立医院风险评估机构还没有完全建立起来，牵头部门的职责不清，专门人才匮乏，评估信息的收集有一定的困难；而其他的指标评价等级均为良好，说明医院内部控制机制的建设与执行基本上是完善的。

（七）对所构建评价指标体系的评价

本案例中构建的公立医院内部控制评价指标体系将有利于优化和完善公立医院内部控制评价制度，是公立医院实施内部控制评价制度的前提，也是公立医院加强自身的监督审查的手段，避免评价工作过程中的随意性。通过在D公立医院的具体应用，该评价指标体系的优点主要体现在：①具有较强的可操作性，操作简便；②具有较好的适应性，该指标体系较为全面地反映了公立医院所有业务的风险点；③考虑了公立医院业财融合的要求，促进了单位业财融合体系的建设；④指标体系的逻辑框架结构是科学合理的，评价结果较好地反映了D公立医院内部控制的真实情况。

（八）D公立医院内部控制改进建议

1. 内部控制环境的优化改进

首先，医院领导大多数是从医疗一线上提拔起来的干部，主要精力和关注重点自然是围绕医疗技术管理进行，对内部控制不甚了解或没有关注的积极性动机，所以，医院领导积极了解内部控制相关政策，重视内部控制建设对提升医院管理水平的重要性是十分必要的；其次，注重顶层设计，增设风控管理委员会作为风险和内部控制的管理部门，在条件成熟的情况下，考虑设立审计委员会或总审计师，对医院的管理层、执行层进行有效监督；再次，为了有效防止医院执行层拥有绝对权力，强化决策层对执行层的领导和控制，医院应注重突显监察审计师的独立性；最后，强化内控工作机制建设，清晰界定医院各部门的职责权限，特别是内部控制牵头部门和负责人的职责权限，杜绝医院部门之间职能交叉现象的出现。

2. 制度管理体系的优化改进

明确院办作为医院制度体系建设的归口部门；制定关于医院制度管理的办法，明确各类制度的层级，修订、发布以及废止流程，执行监控等管理要求；梳理现有管理制度体系，补充与修订存在缺失或不完善的制度；明确制度宣导与培训的要求，包括负责培训的部门、频率、方式方法、效果评估等内容。

3. 加强风险管控机制建设

风险管控机制建设是D公立医院内部控制建设的一个短板，加强改进的措施是：首先，医院应当合理分析、准确把握医院高层管理人员、关键岗位员工的风险偏好，采取适当的措施，以有效避免因个人风险偏好而给医院带来重大损失；其次，加大专门人才的引进力度，增强医院风险评估的能力和机制建设；最后，完善危机处理制度和流程。

D公立医院应建立应对危机的组织，并制定危机管理的流程、策略和计划，其中包括重大医疗事故、医患纠纷、自然灾害、消防及舆论等，同时针对已制定的应急机制定期进行相关科室、部门的协同演练，确保危机预案得以切实落地；根据监管要求和医院内部发展状况、危机总结等定期更新完善已有应急预案，确保相关方案更好地服务于医院经营管理的可持续性。

4. 财务体系的优化改进

建立健全财务部门，鼓励会计人员提高自身专业技术水平；理顺医院财务管理体制，实行适当的财务集中管控制度，对关键岗位实行定期轮岗制度；对医院原有的财务规章制度进行动态修订与完善，并根据最新法律法规的规定，及时出台新的医院财务管理办法，使经办人员能够有章可循，依法依规地开展工作；完善医院关键岗位责任制，真正实现医院不相容岗位之间的相互分离、制衡和监督；通过引入各大医院广泛使用的成本管理和预算管理系统，并高薪聘请优秀管理会计人才，能有效弥补D公立医院这一存在多年的内控短板，并为今后HRP信息系统在医院的全面推行奠定基础；设立总会计师，推动医院从粗放式的管理转变为精细化管理，也是推动"一把手"实施内部控制建设和风险管理的关键，有利于实现医院医疗业务活动与财务活动的双向制约，进而有效地防止医院医疗业务风险和财务风险的发生。

5. 经济业务活动控制的优化改进

现阶段，加强单位层面业务活动的控制是D公立医院内部控制的重点。首先，要以医院的预算管理为主线，以医院货币资金管理、成本管理为核心，绩效考核为抓手，有助于强化医疗收支管理。同时，医院的各类收入应该及时收缴入账，避免和杜绝账外资金循环、私设小金库的现象；其次，以财务管理为载体跟踪内控实施，将财务与医疗业务活动有机地结合起来，有助于经济活动风险管控的全面覆盖；最后，以医院采购、建设项目和资产管理为重点，引入第三方独立监理机构对采购和建设项目进行跟踪监督，明确资产产权，对资产登记台账，账实分开，这样可以有效突破医院管理的瓶颈。

6. 医院文化建设的优化

首先，以塑造医院核心价值观为先导。核心价值观是医院的灵魂，体现着医院核心团队的精神，会渗透到医院行为的方方面面。医院应秉承"爱与生命同在""病人至上"的核心价值观，继续深化医院内部控制改革。其次，积极打造医院文化品牌。D公立医院拥有独特的地理区位优势、一个医疗技术精湛的医疗服务团队和配置较为齐全的先进医疗设备，在当地老百姓中有着良好的口碑。所以，D公立医院应优化医疗服务流程，做到服务人性化，让病人满意、职工满意、政府满意和社会满意，进而提升医院的品牌价值。

最后，积极树立榜样的作用。医院应通过各种媒体大力宣传医院涌现出来的受到患者喜爱尊重的、被上级政府部门表彰的先进个人和集体，要让单位和社会知道他们的先进事迹，要让他们无私奉献、爱岗敬业、勇于创新、敢于担当和不怕牺牲的精神深入人心，发扬光大。

第二节　公立医院内部控制报告

一、公立医院内部控制报告概述

《管理办法》规定，内部控制报告是指医院结合本单位实际情况，按照相关部门规定编制的、能够综合反映本单位内部控制建立与实施情况的总结性文件。

内部控制报告一般包括下列内容：①被评价单位对内部控制的真实性声明；②内部控制评价工作的总体情况；③内部控制评价的依据；④内部控制评价的范围；⑤内部控制评价的程序和方法；⑥内部控制缺陷及其认定情况；⑦内部控制缺陷的整改情况或对重大缺陷拟采取的整改措施；⑧内部控制评价结论、意见、建议等。

二、公立医院内部控制报告的主体

医院是内部控制报告的责任主体。单位主要负责人对本单位内部控制报告的真实性和完整性负责。

三、公立医院内部控制报告的编制原则

医院内部控制报告编制应当遵循全面性原则、重要性原则、客观性原则和规范性原则。

1. 全面性原则

内部控制报告应当包括医院内部控制的建立与实施、覆盖单位层面和业务层面各类经济业务活动，能够综合反映医院的内部控制建设情况。

2. 重要性原则

内部控制报告应当重点关注医院重点领域和关键岗位，突出重点、兼顾一般，推动医院围绕重点开展内部控制建设，着力防范可能产生的重大风险。

3. 客观性原则

内部控制报告应当立足医院的实际情况，坚持实事求是，真实、完整地

反映医院内部控制建立与实施情况。

4.规范性原则

医院应当按照规定的统一报告格式和信息要求编制内部控制报告，不得自行修改或删减报告和附表格式。

四、公立医院内部控制报告的编制

1.公立医院内部控制报告的报送程序

医院向上级卫生健康行政部门或中医药主管部门报送内部控制报告，各级卫生健康行政部门或中医药主管部门汇总所属医疗机构报告后，形成部门内部控制报告向同级财政部门报送。

2.公立医院内部控制报告的编制要求

医院应当根据本单位年度内部控制工作的实际情况和取得的成效，以能够反映内部控制工作基本事实的相关材料为支撑，按照财政部门发布的统一报告格式编制内部控制报告。反映内部控制工作基本事实的相关材料一般包括会议纪要、内部控制制度、业务流程图、风险评估报告、内部控制培训材料等。

3.公立医院内部控制报告的使用要求

医院应当加强对本单位内部控制报告的使用，通过对内部控制报告反映的信息进行分析，及时发现内部控制建设工作中存在的问题，进一步健全制度，完善监督措施，确保内部控制有效实施。

参考文献

［1］王兵，杜杨．在风险管理和控制的三道防线中运用 COSO 内部控制
［J］．中国内部审计，2016（4）．

［2］杨林，王雪元．基于风险矩阵的医疗设备采购风险评估［J］．中国
医疗设备，2013（9）．

［3］程曼．我国公立医院内部控制有效性研究——以 BJ-SJQ 医院为例
［D］．北京：北京交通大学，2020．

［4］陆敏．公立医院内部控制体系优化设计研究［M］．上海：上海科学
普及出版社，2020．

［5］涂远超，等．医院经济运营内部控制实务：建立现代医院管理制度
的实现路径［M］．北京：电子工业出版社，2017．

［6］徐元元，田立启，侯常敏，等．医院全面预算管理［M］．北京：企业
管理出版社，2015．

［7］由宝剑．医院全面预算管理理论·实践·信息化［M］．西安：西安
电子科技大学出版社，2017．

［8］王郑东．H 公立医院全面预算管理应用研究［D］．郑州：河南财经
政法大学，2020．

［9］田虹．新医改背景下公立医院全面预算管理研究——以 Z 医院为例
［D］．昆明：云南财经大学，2017．

［10］张楠．XK 公立医院预算业务内部控制研究［D］．西安：西安石油
大学，2020．

［11］韩斌斌，王颖颖，李宗泽．公立医院细化支出预算编制的实践探
索——以河南省肿瘤医院为例［J］．会计之友，2011（6）．

［12］赵郁丹．ZL 公立医院采购业务内部控制研究［D］．苏州：苏州大
学，2019．

［13］陈依．A 公立医院药品采购内部控制研究［D］．衡阳：南华大学，
2019．

［14］杨乐．公立医院医用耗材采购环节内部控制研究——以 S 公立医院
为例［D］．重庆：重庆工商大学，2021．

［15］李晓璐.H集团医院医疗设备采购管理研究［D］.南宁：广西大学，2017.

［16］伍雅雯."零库存"在医院药房存货管理中的应用——以Y医院为例［D］.宜昌：三峡大学，2019.

［17］颜梦平.LD医院大型医疗设备管理体系优化研究［D］.湘潭：湘潭大学，2020.

［18］李媛.公立医院货币资金内部控制制度优化研究［D］.石家庄：河北经贸大学，2014.

［19］张文静.公立医院固定资产内部控制问题研究——以E医院为例［D］.郑州：河南大学，2018.

［20］苏利.公立医院基建项目风险管理问题研究［D］.北京：北京建筑大学，2018.

［21］郑大喜.基本建设项目财务管理研究——以同济医院为例［J］.现代医院管理，2014，12（6）.

［22］罗刚.A医院后勤系统合同管理研究［D］.北京：北京建筑大学，2020.

［23］陈洁.公立医院医疗风险预警研究［D］.天津：天津财经大学，2005.

［24］杨宝林.A医院医疗风险管理方案建设［D］.长春：吉林大学，2015.

［25］黄伊蕴.广东省人民医院科研工作的问题与对策研究［D］.广州：华南理工大学，2016.

［26］赵艺.A医院科研项目管理模式研究［D］.雅安：四川农业大学，2018.

［27］乐琼.综合医院临床护理教学管理问题研究——以武汉市某三级甲等医院为例［D］.武汉：华中师范大学，2016.

［28］连特女.互联网医疗监管问题及对策研究——以好大夫在线为例［D］.杨凌：西北农业科技大学，2019.

［29］程俊.区域性医疗联合体构建探讨［J］.中国农村卫生事业管理，2014（12）.

［30］施文大.扬州大学附属医院医联体建设现状与对策研究［D］.扬州：扬州大学，2018.

［31］袁华亮.初探公立医院发展医联体财务风险控制与对策［J］.财经界，2020（14）.

［32］柯希冉．"医联体"视角下我国公立医院财务管控优化研究——以福建省F医院为例［D］．福州：福建农业大学，2020．

［33］王一敏．公立医院信息化建设评价及其改进策略研究——以甘肃省人民医院为例［D］．兰州：兰州大学，2016．

［34］陈春涛．数字化医院信息系统建设与实证研究［D］．武汉：华中科技大学，2008．

［35］李灿．公立医院管理会计信息系统应用研究——以HD医院为例［D］．石家庄：河北经贸大学，2019．

［36］唐大鹏，吉津海，支博．行政事业单位内部控制评价：模式选择与指标构建［J］．会计研究，2015（1）．

［37］杨墨．公立医院内部控制评价指标体系构建研究——以D医院为例［D］．昆明：云南经贸大学，2021．